U0358686

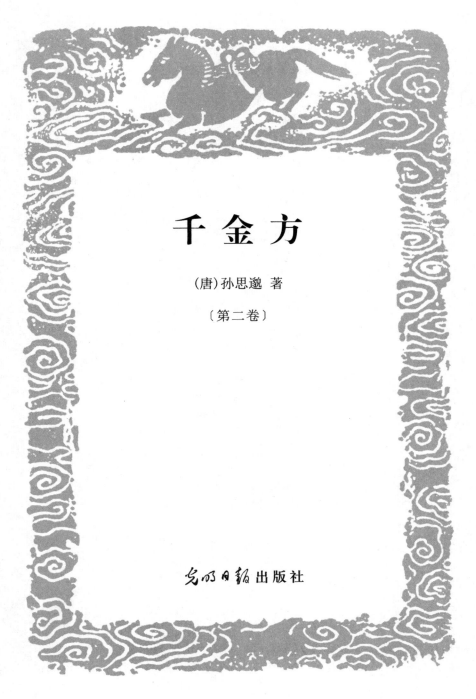

# 千 金 方

（唐）孙思邈 著

〔第二卷〕

光明日报出版社

# 汤液第二

方三十八首

**第一竹沥汤** 治两脚痹弱或转筋，皮肉不仁，腹胀起如肿，按之不陷，心中恶，不欲食，或患冷方：

竹沥五升 甘草 秦艽 葛根 黄芩 麻黄 防己 细辛 桂心 干姜各一两 防风 升麻各一两半 茯苓二两 附子二枚 杏仁五十枚

右十五味，㕮咀，以水七升，合竹沥，煮取三升。分三服，取汗。《千金翼》无茯苓、杏仁，有白术一两。

**第二大竹沥汤** 治卒中风，口噤不能言，四肢缓纵，偏痹挛急，风经五脏，恍惚恚怒无常，手足不随方：

竹沥一斗四升 独活 芍药 防风 茵芋 甘草 白术 葛根 细辛 黄芩 芎劳各二两 桂心 防己 人参 石膏 麻黄各一两 生姜 茯苓各三两 乌头一枚

右十九味，㕮咀，以竹沥煮取四升，分六服。先未汗者，取汗。一状相当即服。

**第三竹沥汤** 治风毒入人五内，短气，心下烦热，手足烦疼，四肢不举，皮肉不仁，口噤不能语方：

竹沥一斗九升 防风 茯苓 秦艽各三两 当归 黄芩《千金翼》作芍药 人参 芎劳《千金翼》作防己 细辛 桂心 甘草 升麻《千金翼》作通草 麻黄 白术各二两 附子二枚 蜀椒一两 葛根五两 生姜八两

右十八味，㕮咀，以竹沥煮取四升，分五服，初得病即须摩膏，日再，痹定止。《千金翼》无麻黄、蜀椒、生姜。

治恶风毒气，脚弱无力，顽痹，四肢不仁，失音不能言，毒气冲心。有人病者，但一病相当即服，第一服此**麻黄汤**，次服第二、第三、第四方。

麻黄一两 大枣二十枚 茯苓三两 杏仁三十枚 防风 白术 当归 升麻 芎劳 芍药 黄芩 桂心 麦门冬 甘草各二两

右十四味，㕮咀，以水九升，清酒二升合煮，取二升半。分四服，日三夜一。覆令小汗，粉之，莫令见风。

第二服**独活汤**方：

独活四两 干地黄三两 生姜五两 葛根 桂心 甘草 芍药 麻黄各二两

右八味，㕮咀，以水八升，清酒二升合煎，取二升半。分四服，日三夜一。脚弱，特忌食瓠子、蕺菜，犯之一世治不愈。

第三服**兼补厚朴汤**，并治诸气咳嗽，逆气呕吐方：

厚朴 芎䓖 桂心 干地黄 芍药 当归 人参各二两 黄耆 甘草各三两 吴茱萸二升 半夏七两 生姜一斤

右十二味，㕮咀，以水二斗，煮猪蹄一具，取汁一斗二升，去上肥，纳清酒三升，合煮取三升。分四服，相去如人行二十里久。

第四服**风引独活汤**兼补方：

独活四两 茯苓 甘草各三两 升麻一两半 人参 桂心 防风 芍药 当归 黄耆 干姜 附子各二两 大豆二升

右十三味，㕮咀，以水九升、清酒三升合煮，取三升半。分四服，相去如人行二十里久更进服。

治脚痹，**防风汤**，并主毒气上冲心胸，呕逆宿癖，积气疝气，一病相当即服之，方：

防风 麻黄 芎䓖 人参 芍药 当归 茯苓 半夏 甘草各一两 鳖甲 生姜 桂心各二两 杏仁一两半 赤小豆一升 贝子五枚 乌梅五枚 大枣二十枚 吴茱萸五合 犀角 羚羊角各半两 橘皮一两 薤白十四枚

右二十二味，㕮咀，以水一斗，煮取三升。分三服，一日令尽。一方用水一斗二升，间食糜。一方云半夏三两，随时用。

治脚痹，**独活汤**方：

独活四两 当归 防风 茯苓 芍药 黄耆 葛根 人参 甘草各二两 大豆一升 附子一枚 干姜三两

右十二味，㕮咀，以水一斗，清酒二升合煮，取三升，分三服。

**越婢汤**治风痹脚弱方：

麻黄六两 石膏半升 白术四两 大附子一枚 生姜三两 甘草二两 大枣十五枚

右七味，㕮咀，以水七升，先煮麻黄，再沸，掠去沫，入诸药，煮取三升，分三服，覆取汗。《胡洽方》只五味，若恶风者加附子一枚，多痰水者加白术四两。

治脚弱神验方：

防己 蜀椒 细辛 桂心 麻黄 石膏各一两 独活 防风 黄芩 茵芋 葛根 芎䓖 芍药 甘草各一两 生姜 茯苓各三两 乌头二枚

右十七味，㕮咀，以竹沥一斗，煮取四升。分六服，令一日一夜服尽。其间可常作赤小豆饮。有人脚弱，先服常用竹沥汤四剂，未觉，增损作此方，后觉得力。又云：脉沉细快，风在内者，作此汤也。

**风引汤** 治两脚疼痹肿，或不仁，拘急，屈不得行方：

麻黄 石膏 独活 茯苓各二两 吴茱萸 秦艽 细辛 桂心 人参 防风 芎䓖 防己 甘草各一两 干姜一两半 白术三两 杏仁六十枚 附子一两

右十七味，㕮咀，以水一斗六升，煮取三升，分三服，取汗佳。

**大鳖甲汤** 治脚弱风毒，挛痹气上，及伤寒恶风、温毒、山水瘴气、热毒，四肢痹弱方：

鳖甲二两 防风 麻黄 白术 石膏 知母 升麻 茯苓 橘皮 芎䓖 杏仁 人参 半夏 当归 芍药 萎蕤 甘草 麦门冬各一两 羚羊角六铢 大黄一两半 犀角 青木香 雄黄各半两 大枣一十枚 贝齿 乌头各七枚 生姜三两 薤白十四枚 麝香三铢 赤小豆三合 吴茱萸五合

右三十一味，㕮咀，以水二斗，煮取四升。分六服，相去十里久，得下止。一方用大黄半两，畏下可只用六铢。一方用羚羊角半两，毒盛可用十八铢。《胡洽》有山茱萸半升，为三十二味。《千金翼》无知母、升麻、橘皮、芎䓖、人参、当归、萎蕤。

**小鳖甲汤** 治身体虚胀如微肿，胸心痞满，有气，壮热，小腹厚重，两脚弱方：

鳖甲 黄芩 升麻 麻黄 羚羊角 桂心 杏仁各三两 前胡四两 乌梅二十枚 薤白三十枚

右十味，㕮咀，以水一斗，煮取二升七合，分三服。此常用。若体强壮，欲须利者，加大黄二两。

**风缓汤** 治脚弱，举体痹不仁，热毒气入脏，胸中满塞不通，食即呕吐方：

独活　麻黄　犀角<sub>各三两，一方用羚羊角</sub>　半夏<sub>一升</sub>　大枣　乌梅<sub>二十枚</sub>　桂心　鳖甲　升麻　橘皮　枳实　甘草　吴茱萸　大黄<sub>各一两</sub>　生姜　石膏<sub>各六两</sub>　贝齿<sub>七枚</sub>

右十七味，㕮咀，以水一斗四升，煮取四升。分五服，日三夜二，不瘥，至三剂必瘥。

治脚气初发，从足起至膝胫骨肿疼者方：

取蓖麻叶切，捣蒸，薄裹之，日二三易即消。蓖麻子似牛蜱虫，故名蓖麻也。若冬月无蓖麻，取荫藋根捣碎，和酒糟三分，根一分，合蒸热，及热封裹肿上，如前法，日二即消。亦治不仁顽痹。此方非汤，不当见此，然以前后三方俱出苏长史，更不分出。

若肿已入膣，至小腹胀，小便涩少者方：

取乌特牛尿一升，一服，日二，取消乃止。《千金翼》云：羸瘦人，二分尿、一分牛乳合煮，乳浮结乃服之。

若肿已消，仍有此候者，急服此汤方：苏长史方，神验。

麻黄　射干　人参　茯苓　防己　前胡　枳实<sub>各二两</sub>　半夏　犀角　羚羊角　青木香　橘皮　杏仁　升麻<sub>各一两</sub>　生姜<sub>五两</sub>　独活<sub>三两</sub>　吴茱萸<sub>一升</sub>

右十七味，㕮咀，以水一斗一升，煮取四升。分五服，相去二十里久，中间进少粥，以助胃气，此汤两日服一剂，取病气退乃止，以意消息之。若热盛喘烦者，加石膏六两、生麦门冬一升，去吴茱萸；若心下坚，加鳖甲一两。

夫脚气之疾，先起岭南，稍来江东，得之无渐，或微觉疼痹，或两胫肿满，或行起涩弱，或上入腹不仁，或时冷热，小便秘涩，喘息，气冲喉，气急欲死，食呕不下，气上逆者，皆其候也。若觉此证，先与**犀角旋复花汤**方：

犀角　旋复花<sub>各二两</sub>　橘皮　茯苓　生姜<sub>各三两</sub>　大枣<sub>十一枚</sub>　香豉<sub>一升</sub>　紫苏茎叶<sub>一握</sub>

右八味，㕮咀，以水八升，煮取二升七合。分三服，相去十里久服之，以气下，小便利为度。《崔氏》名小犀角汤。如其不下，服后大犀角汤。

**大犀角汤**　疗脚气，毒冲心变成水，身体遍肿，闷绝欲死者方：

犀角　旋复花　白术　桂心　防己　黄芩<sub>各二两</sub>　香豉<sub>一升</sub>　生姜　橘皮　茯苓<sub>各</sub>

二两 前胡 桑白皮各四两 紫苏茎叶一握 大枣十枚

右十四味，㕮咀，以水九升，煮取二升七合。分三服，相去十里久，取下气为度。若得气下，小便利，脚肿即消，能食；若服汤竟不下，气急不定，仍服后犀角麻黄汤。《崔氏》又以白前代白术，无防已、黄芩、桑白皮，名旋复花汤。

**犀角麻黄汤**方：

犀角 麻黄 防风 独活《崔氏》用茯苓 防己 芎䓖 白术 当归 羚羊角《崔氏》用附子 黄芩各二两 石膏四两 生姜 甘草 杏仁《崔氏》用细辛 桂心各三两

右十五味，㕮咀，以水二斗，煮麻黄，去沫，取汁八升，下药煎取三升。分三服，相去十里久。服讫，覆取汗。若不瘥，五日后更一剂，取汗同前。

**茱萸汤** 治脚气入腹，困闷欲死，腹胀方：苏长史方。

吴茱萸六升 木瓜两颗，切

右二味，以水一斗三升，煮取三升。分三服，相去如人行十里久进一服。或吐、或汗、或利、或大热闷即瘥。此起死人方。

**小风引汤** 治中风，腰脚疼痛弱者方：《胡洽》名大风引汤。

独活 茯苓 人参各三两 防风 当归 甘草 干姜《胡洽》作桂心 石斛各二两，《胡洽》作黄耆 附子一枚 大豆二升

右十味，㕮咀，以水九升、酒三升，煮取三升。分四服，服别相去如人行十里久。《胡洽》云：南方治脚弱与此别，用升麻一两，半夏、芍药各二两，合十三味。本只有十味，减当归、石斛，名小风引汤。《删繁方》无石斛，以疗肉极寒，肌肉变，舌萎，名曰恶风腰痛脚弱。

风湿相薄，骨节烦疼，四肢拘急，不可屈伸，近之则痛，白汗出而短气，小便不利，恶风不欲去衣，或头面手足时时浮肿，**四物附子汤**主之，方：

附子二枚 桂心四两 白术三两 甘草二两

右四味，㕮咀，以水六升，煮取三升，分三服，微汗愈，大汗烦者，一服五合。体肿者，加防己四两；悸气，小便不利，加茯苓三两，既有附子，今加生姜三两。

治脚弱风毒实，及岭南瘴气面肿，乍寒乍热似疟状，脚肿，气上心闷，咳嗽，摊缓顽痹方：

麻仁 升麻 麻黄 射干 菖蒲 芒硝 甘草 大黄各半两 豉三合

右九味，㕮咀，以水六升，煮取二升半，纳芒硝，又煎三沸。分三服，微利一二行，解毒热。有肿，淳薄之。凡觉气满，辄服一剂佳。

道人深师**增损肾沥汤** 治风虚劳损挟毒，脚弱疼痹或不随，下焦虚冷，胸中微有客热，心虚惊悸不得眠，食少失气味，日夜数过心烦，迫不得卧，小便不利，又时复下。湘东王至江州，王在岭南病悉如此，极困笃，余作此汤令服，即得力。病似此者，服无不瘥，随宜增损之方：

黄耆 甘草 芍药 麦门冬 人参 肉苁蓉 干地黄 赤石脂 地骨白皮 茯神 当归 远志 磁石 枳实 防风 龙骨各一两 桂心 芎劳各二两 生姜四两 五味子三合 半夏一升 白羊肾一具 大枣三十枚

右二十三味，㕮咀，以水二斗，煮羊肾，取汁一斗二升，纳诸药，煮取四升，分为五服。不利下者，除龙骨、赤石脂；小便涩，以赤茯苓代茯神，加白术三两；多热，加黄芩一两；遗溺，加桑螵蛸二十枚。《胡洽方》无黄耆、苁蓉、赤石脂、地骨皮、磁石、枳实、防风、龙骨、半夏，有黄芩，为十五味。

**石膏汤** 治脚气风毒，热气上冲头面，面赤矜急，鼻塞去来，来时令人昏愦，心胸恍惚，或苦惊悸，身体战掉，手足缓纵，或酸痹，头目眩重，眼反鼻辛，热气出口中，或患味甜，诸恶不可名状者方：

石膏 龙胆 升麻 芍药 贝齿 甘草 鳖甲 黄芩 羚羊角各一两 橘皮 当归各二两

右十一味，㕮咀，以水八升，煮取三升，分为三服。

**半夏汤** 治脚气上入腹，腹急上冲胸，气急欲绝方：

半夏一升 桂心八两 干姜五两 甘草 人参 细辛 附子各二两 蜀椒二合

右八味，㕮咀，以水一斗，煮取三升。分为三服，初稍稍进，恐气冲上格，塞不得下，小小服，通人气耳。

**乌头汤** 治风冷脚痹疼痛，挛弱不可屈伸方：

乌头 细辛 蜀椒各一两 甘草 秦艽 附子 桂心 芍药各二两 干姜 茯苓 防风 当归各三两 独活四两 大枣二十枚

右十四味，㕮咀，以水一斗二升，煮取四升，分五服。若热毒，多服益佳。

**迮毒汤** 治脚弱风热，上入心腹，烦闷欲绝方：

半夏四两 黄耆 甘草 当归 人参 厚朴 独活 橘皮各一两 枳实 麻黄 干地黄 芍药各二两 桂心三两 生姜四两 贝子七枚 大枣二十枚

右十六味，㕮咀，以水一斗二升，煮取三升六合。分四服，日三夜一。

治脚弱，体痹不仁，毒气上入脏，胸中满塞不通，食辄吐失味，旧说脚弱上气，**风缓汤**主之方：

独活 甘草 石膏各三两 犀角半两 麻黄 防风 当归 升麻 橘皮 吴茱萸 桂心 半夏 鳖甲各二两 羚羊角半两 枳实一两 生姜六两 大枣二十枚 贝齿七枚 乌头二两，一作乌梅十枚

右十九味，㕮咀，以水一斗四升，煮取四升，一服一升。若有少虚热者，加干地黄二两。

**紫苏子汤** 治脚弱上气。昔宋湘东王在南州，患脚气困笃，服此汤大得力。方：

紫苏子一升 前胡 厚朴 甘草 当归各一两 半夏一升 橘皮三两 大枣二十枚 生姜一斤 桂心四两

右十味，㕮咀，以水一斗三升，煮取二升半。分为五服，日三夜二。

**附子汤** 治湿痹缓风，身体疼痛如欲折，肉如锥刺刀割方：

附子三枚 芍药 桂心 甘草 茯苓 人参各三两 白术四两

右七味，㕮咀，以水八升，煮取三升，分三服。

**防风汤** 治肢体虚风微痉发热，肢节不随，恍惚狂言，来去无时，不自觉悟。南方支法存所用，多得力，温和不损人，为胜于续命、越婢、风引等汤。罗广州一门，南州士人常用。亦治脚弱甚良。方：

防风 麻黄 秦艽 独活各二两 当归 远志 甘草 防己 人参 黄芩 升麻 芍药各一两 石膏半两 麝香六铢 生姜 半夏各二两，一方用白术一两

右十六味，㕮咀，以水一斗三升，煮取四升。一服一升，初服，厚覆取微汗，亦当两三行下，其间相去如人行十里久更服。有热加大黄二两；

先有冷心痛疾者，倍当归，加桂心三两，不用大黄。

**甘草汤** 治脚弱，举身洪肿，胃反，食谷吐逆，胸中气结不安而寒热，下痢不止，小便难。服此汤即益，亦服女曲散利小便，肿消，服大散、摩膏，有验。方：

甘草 人参各一两 半夏一升 桂心 蜀椒各三两 小麦八合 大枣二十枚 生姜八两 吴茱萸二升

右九味，㕮咀，以水一斗三升，煮小麦，取一斗，去小麦，纳诸药，煮取三升，分为六服。女曲散出第十五卷第八篇中。

若寒热日再三发，可服此**恒山甘草汤**方：

恒山三两 甘草一两半

右二味，㕮咀，以水四升，煮取一升半。分三服，相去五里一服。

**丹参牛膝煮散** 治脚痹弱，气满，身微肿方：

丹参 牛膝 桑白皮 杏仁 升麻 猪苓 茯苓各四两 犀角 黄芩 橘皮 防己 白前 泽泻 桂心 秦艽各三两 生姜 李根白皮各二两 大麻仁一升

右十八味，捣粗筛，以水一升半，纳散方寸匕，煮取七合，轻绢滤去滓。顿服，日再。夏月热，不得服丸散，此煮散顷年常用，大验。

治腰髂不随，两脚挛肿方：

蜀椒四升，以水四斗，煮取二斗半，瓮盛，下著火暖之，悬板为桥，去汤二寸许，以脚踏板柱脚坐，以绵絮密塞，勿令泄气，若疲即出，入被以粉摩之一食久，更入瓮。常令瓮下火不绝，勿使汤冷。如此消息，不过七日得伸展，并肿亦消。

# 诸散第三

方七首

例曰：大法春秋宜服散。

**八风散** 治风虚，面青黑土色，不见日月光，脚气痹弱。准经面青黑主肾，不见日月光主肝，补肾治肝方：

菊花三两 石斛 天雄各一两半 人参 附子 甘草各一两六铢 钟乳 薯蓣 续

断 黄耆 泽泻 麦门冬 远志 细辛 龙胆 秦艽 石韦 菟丝子 牛膝 菖蒲 杜仲 茯苓 干地黄 柏子仁 蛇床子 防风 白术 干姜 萆薢 山茱萸<sub>各一两</sub> 五味子 乌头<sub>各半两</sub> 苁蓉<sub>二两</sub>

右三十三味，治下筛。酒服方寸匕，日三服，不知，加至二匕。

**大八风散** 治诸缓风湿痹脚弱方：

巴戟天 黄耆 桂心 细辛 天雄 萆薢 苁蓉 牡荆子 薯蓣 菊花 萎蕤 山茱萸 秦艽 黄芩 石斛 白术 礜石<sub>一作矾石</sub> 厚朴 龙胆 人参 蜀椒<sub>各半两</sub> 附子 五味子<sub>各十八铢</sub> 菖蒲 茯苓 牛膝《千金翼》作干姜 乌喙 远志<sub>各一两</sub> 桔梗<sub>三十铢</sub> 芎䓖 白蔹 芍药<sub>各六铢</sub>

右三十二味，治下筛。酒服半寸匕，日三，不知稍增，令微觉。《胡洽》无桔梗。

**内补石斛秦艽散** 治风虚脚弱，手足拘挛，疼痹不能行，脚趺肿上膝，小腹坚如绳约，气息常如忧恚，不能食饮者，皆由五劳七伤，肾气不足，受风湿故也，悉主之方：

石斛 附子 天雄 桂心 独活 天门冬<sub>各一两</sub> 秦艽 乌头 人参 干姜 当归 防风 杜仲<sub>各三十铢</sub> 山茱萸 莽草 桔梗 细辛 麻黄 前胡 五味子<sub>各十八铢</sub> 蜀椒 白芷 白术<sub>各半两</sub>

右二十三味，治下筛。酒服方寸匕，日再服，不知，稍增至二匕。虚人三建皆炮，实人亦可生用。风气者，本因肾虚，既得病后，毒气外满，则灸泄其气，内满则药驰之，当其救急，理必如此。至于风消退，四体虚弱，余毒未除，不可便止，宜服此散，推陈致新，极为良妙，此既人情可解，无可疑焉。

**秦艽散** 治风无久新，卒得不知人，四肢不仁，一身尽痛，偏枯不随，不能屈伸，洗洗寒热，头目眩倒，或口面㖞僻方：

秦艽 干姜 桔梗 附子<sub>各一两</sub> 天雄 当归 天门冬 人参 白术 蜀椒<sub>各三十铢</sub> 乌头 细辛<sub>各十八铢</sub> 甘草 白芷 山茱萸 麻黄 前胡 防风 五味子<sub>各半两</sub>

右十九味，治下筛。酒服方寸匕，日三，若老人少服之。《胡洽》无天门冬、前胡，有莽草、桂心、防己、萆薢、白蔹、黄耆，为二十三味。

单服松脂，治一切风及大风脚弱风痹方。熏陆法亦同。

松脂三十斤，以棕皮袋盛，系头，铛底布竹木，置袋于上，以石三五颗压之，下水于铛中令满，煮之，膏浮出得尽以后量，更二十沸，接置于冷水中，易袋洗铛，更煮，如此九遍药成，捣筛为散，以粗罗下之。用酒服一方寸匕，日二。初和药以冷酒，药入腹后，饮热酒行药，以知为度，如觉热即减，不减令人大小便秘涩，若涩宜食葱虀，仍自不通，宜服生地黄汁，令取泄痢，除忌大麻子以外无所禁。若欲断米，加茯苓与松脂等分，蜜中为丸，但食淡面馎饦，日两度食，一食一小碗，勿多食也。作馎饦法：硬和面热搜，煮五十沸漉出，冷水淘，更置汤中煮十余沸，然后漉出食之。服松脂三十日后，即觉有验，两脚如似水流下是效。如恐秘涩，和一斤松脂、茯苓与枣栗许大，酥即不涩。服经一百日后，脚气当愈。《仙经》曰：服松脂一年增寿一年，服二年增寿二年，及服之十年增寿十年。

淮南八公**石斛万病散** 主风湿疼，腰脚不随方：

防风 茯苓 菊花 细辛 蜀椒 干姜 云母 苁蓉 人参 干地黄 附子 石斛 杜仲 远志 菟丝子 天雄 萆薢 桂心 牛膝 蛇床子 白术 薯蓣 巴戟 菖蒲 续断 山茱萸各一两 五味子半两

右二十七味，治下筛。酒服方寸匕，日再。

**茱萸散** 主冷风，脚跛偏枯，半身不遂，昼夜呻吟，医所不治方：

吴茱萸 干姜 白蔹 牡荆《千金翼》作牡桂 附子 天雄 狗脊 干漆 薯蓣 秦艽 防风各半两

右十一味，治下筛。先食服方寸匕，日三。药入肌肤中淫淫然，三日知，一月瘥。

# 酒醴第四

例一首 方十六首

例曰：凡合酒，皆薄切药，以绢袋盛药，纳酒中，密封头，春夏四五日，秋冬七八日，皆以味足为度，去滓，服酒。尽后，其滓捣，酒服方寸匕，日三。大法冬宜服酒，至立春宜停。

**石斛酒** 治风虚气满，脚疼痹，挛弱不能行方：

石斛 丹参 五加皮<sub>各五两</sub> 侧子 秦艽 杜仲 山茱萸 牛膝<sub>各四两</sub> 桂心 干姜 羌活 芎䓖 橘皮 黄耆 白前 蜀椒 茵芋 当归<sub>各三两</sub> 薏苡仁<sub>一升</sub> 防风<sub>二两</sub> 钟乳<sub>八两，捣碎，别绢袋盛，系大药袋内</sub>

右二十一味，㕮咀，以清酒四斗，渍三日。初服三合，日再，稍稍加，以知为度。

**乌麻酒方：**

乌麻五升，微熬，捣碎，以酒一斗，渍一宿。随所能饮之，尽更作，甚良。

治风虚劳损，脚疼冷痹，羸瘦挛弱不能行，**钟乳酒方：**

钟乳<sub>八两</sub> 丹参<sub>六两</sub> 石斛 杜仲 天门冬<sub>各五两</sub> 牛膝 防风 黄耆 芎䓖 当归<sub>各四两</sub> 附子 桂心 秦艽 干姜<sub>各三两</sub> 山茱萸 薏苡仁<sub>各一升</sub>

右十六味，㕮咀，以清酒三斗，渍之三日。初服三合，日再，稍稍加之，以知为度。

**枸杞菖蒲酒** 治缓、急风，四肢不随，行步不正，口急及四体不得屈伸方：

枸杞根<sub>一百斤</sub> 菖蒲<sub>五斤</sub>

右二味，细剉，以水四石，煮取一石六斗，去滓，酿二斛米酒熟，稍稍饮之。

**虎骨酒** 治骨髓疼痛，风经五脏方：

虎骨一具，炭火炙令黄色，槌刮取净，捣碎，得数升，清酒六升，浸五宿，随性多少稍饮之。《易》云：虎啸风生，龙吟云起。此亦有情与无情相感，治风之效，故亦无疑。

**蓼酒** 治胃脘冷，不能饮食，耳目不聪明，四肢有气，冬卧脚冷。服此酒十日后，目既精明，体又充壮方：

八月三日，取蓼曝燥，把之如五升大六十把，水六石，煮取一石，去滓，以酿酒如常法。随多少饮之，已用讫，效甚速。

**小黄耆酒** 大治风虚痰癖，四肢偏枯，两脚弱，手不能上头，或小腹缩痛，胁下挛急，心下有伏水，胁下有积饮，夜喜梦，悲愁不乐，恍惚善忘，此由风虚，五脏受邪所致，或久坐腰痛，耳聋，卒起眼眩头重，或举体流肿疼痹，饮食恶冷，澹澹恶寒，胸中痰满，心下寒疝，药皆主之，及妇人产后余疾，风虚积冷不除者方：

黄耆 附子 蜀椒 防风 牛膝 细辛 桂心 独活 白术 芎䓖 甘草各三两 秦艽 乌头《集验》用薯蓣三两 大黄 葛根 干姜 山茱萸各二两 当归二两半

右十八味，㕮咀，少壮人无所熬练，虚老人微熬之，以绢袋中盛，清酒二斗渍之，春夏五日，秋冬七日可。先食服一合，不知可至四五合，日三服。此药攻痹甚佳，亦不令人吐闷。小热，宜冷饮食也；大虚，加苁蓉二两；下痢加女菱三两；多忘，加石斛、菖蒲、紫石各二两；心下多水者，加茯苓、人参各二两，薯蓣三两。酒尽，可更以酒二斗重渍滓服之。不尔，可曝滓，捣下，酒服方寸匕，不知稍增之。服一剂得力，令人耐寒冷，补虚，治诸风冷神良。

**黄耆酒** 治风虚脚疼，痿弱气闷，不自收摄，兼补方：

黄耆 乌头 附子 干姜 秦艽 蜀椒 芎䓖 独活 白术 牛膝 苁蓉 细辛 甘草各三两 葛根 当归 菖蒲各两半 山茱萸 桂心 钟乳 柏子仁 天雄 石斛 防风各二两 大黄 石楠各一两

右二十五味，㕮咀，无所熬练，清酒三斗渍之。先食服一合，不知可至五合，日三。以攻痹为佳。大虚加苁蓉，下痢加女菱，多忘加菖蒲各三两。《胡洽》有泽泻三两、茯苓二两，人参、茵芋、半夏、栝楼、芍药各一两，无秦艽、芎䓖、牛膝、苁蓉、甘草、葛根、当归、菖蒲、钟乳、大黄，为二十二味，名大黄耆酒。

**茵芋酒** 治大风，头眩重，目瞀无所见，或仆地气绝，半日乃苏，口㖞噤不开，半身偏死，拘急痹痛，不能动摇，历节肿痛，骨中酸疼，手不得上头，足不得屈伸，不能蹑履，行欲倾跛，皮中动，淫淫如有虫啄，疹痒搔之生疮，甚者狂走。有此诸病，药皆主之方：

茵芋 乌头 石南 防风 蜀椒 女菱 附子 细辛 独活 卷柏 桂心 天雄 秦艽 防己各一两 踯躅二两

右十五味，㕮咀，少壮人无所熬练，虚老人薄熬之，清酒二斗渍之，冬七日，夏三日，春秋五日。初服一合，不知，加至二合，宁从少起，日再，以微痹为度。《胡洽》无蜀椒、独活、卷柏，为十二味。

**大金牙酒** 治瘴疠毒气中人，风冷湿痹，口㖞面戾，半身不遂，手足拘挛，历节肿痛，甚者小腹不仁，名曰脚气，无所不治方：

金牙一斤 侧子 附子 天雄 人参 苁蓉 茯苓 当归 防风 黄耆 薯蓣 细辛 桂心 萆薢 萎蕤 白芷 桔梗 黄芩 远志 牡荆子 芎䓖 地骨皮 五加皮 杜仲 厚朴 枳实 白术各三两 独活半斤 茵芋 石南 狗脊各二两 牛膝 丹参各三两 磁石十两 薏苡仁 麦门冬各一升 生石斛八两 蒴藋四两 生地黄切，二升

右三十九味，㕮咀，以酒八斗，渍七日。温服一合，日四五夜一。石药细研，别绢袋盛，共药同渍。药力和善，主治极多，凡是风虚，四体小觉有风疹者，皆须将服之，无所不治也。服者一依方合之，不得辄信人大言，浪有加减。

**钟乳酒** 治虚损，通顺血脉，极补下气方：

钟乳五两 附子 甘菊各二两 石斛 苁蓉各五两

右五味，㕮咀，以清酒三斗渍。服二合，日再，稍增至一升。

**秦艽酒** 治四肢风，手臂不收，髀脚疼弱，或有拘急，挛缩屈指，偏枯痿躄痈小，不仁顽痹者，悉主之方：

秦艽 牛膝 附子 桂心 五加皮 天门冬各三两 巴戟天 杜仲 石南 细辛各二两 独活五两 薏苡仁一两

右十二味，㕮咀，以酒二斗渍之，得气味可。服三合，渐加至五六合，日三夜一服。

**术膏酒** 治脚弱风虚，五劳七伤，万病皆主之方：

生白术净洗，一石五斗，捣取汁三斗，煎取半 湿荆二十五束，束别三尺围，各长二尺五寸，径头二寸，烧取沥三斗，煎取半青竹三十束，束别三尺围，各长二尺五寸，径一寸，烧取沥三斗，煎取半 生地黄根五大斗，粗大者，捣取汁三斗，煎取半 生五加根三十六斤，净洗讫，剉于大釜内，以水四石，煎之，去滓澄清，取汁七斗，以铜器中盛，大釜内水上煎之，取汁三斗五升。其煎诸药法，一准五加例。

右件白术等五种药，总计得汁九斗五升。好糯米一石五斗，上小麦曲八斤，曝干末之，以药汁六斗，浸曲五日，待曲起，第一酘净淘米七斗，令得三十遍，下米置净席上，以生布拭之，勿令不净，然后炊之，下馈，以余药汁浸馈，调强弱更蒸之，待馈上痧生，然后下于席上，调强弱冷热

如常酿酒法，酝之瓮中，密盖头，三日后第二酘，更淘米四斗，一如前法投之，三日后即加药如左：

桂心 甘草 白芷 细辛 防风 当归 麻黄 芎䓖各六两 附子五两 牛膝九两 干姜 五加皮各一斤

右十二味，㕮咀讫，第三酘以米四斗，净淘如前法，还以余汁浇馈重蒸，待上痧生，下置席上，调冷热如常酿法，和上件药投之，三日外然后尝甘苦得中讫，密封头二七日，乃压取清酒。一服四合，日再服，细细加，以知为度。温酒不得过热，慎生冷、醋滑、猪、鲤鱼、蒜、牛肉等。

**松叶酒** 主脚弱，十二风痹不能行，服更生散数剂，及众治不得力，服此一剂，便能远行，不过两剂。方：

松叶六十斤，㕮咀之，以水四石，煮取四斗九升，以酿五斗米，如常法，别煮松叶汁以渍米并馈饭酿，泥封头，七日发，澄饮之取醉，得此力者甚众，神妙。

治脚气方：

好豉三斗，蒸一石米下，曝干，如是三上，以酒五斗，渍七日，去滓饮，惟醉为佳。酒尽，更以二斗半渍之，饮如初。

**侧子酒** 治风湿痹不仁，脚弱不能行方：

侧子 牛膝 丹参 山茱萸 萹蓄根 杜仲 石斛各四两 防风 干姜 蜀椒 细辛 独活 秦艽 桂心 芎䓖 当归 白术 茵芋各三两 五加皮五两 薏苡仁二升

右二十味，㕮咀，绢袋盛，清酒四斗，渍六宿。初服三合，稍加，以知为度。患目昏头眩者弥精。

# 膏第五

例一首 方八首

例曰：凡作膏，常以破除日，无令丧孝、污秽、产妇、下贱人、鸡犬禽兽见之。病在外，火炙摩之；在内，温酒服如枣核许。

**神明白膏** 治百病，中风恶气及头面诸病，青盲，风目烂眦管翳，耳聋，鼻塞，龋齿，齿根挺痛，及痈、痔疮、癣疥等，悉主之方：

吴茱萸 蜀椒 芎䓖 白术 白芷 前胡各一升，《崔氏》作白前 附子三十枚 桂心 当归 细辛各二两

右十味，㕮咀，淳苦酒于铜器中，淹浸诸药一宿，以成煎猪膏十斤，炭火上煎三沸，三上三下，白芷色黄为候。病在腹内，温酒服如弹丸一枚，日三；目痛，取如黍米纳两眦中，以目向风，无风可以扇扇之；诸疮痔、龋齿、耳鼻百病主之，皆以膏敷；病在皮肤，炙手摩病上，日三。《肘后》九味，无桂心。

**卫侯青膏** 治百病，久风头眩，鼻塞，清涕泪出，霍乱吐逆，伤寒咽痛，脊背头项强，偏枯拘挛，或缓或急，或心腹久寒，积聚疼痛，咳逆上气，往来寒热，鼠漏瘰疬，历节疼肿，关节尽痛，男子七伤，胪胀腹满，羸瘦不能饮食，妇人生产余疾诸病，病疥恶疮，痈肿阴蚀，黄疸，发背，马鞍牛领疮肿方：

当归 栝楼根 干地黄 甘草 蜀椒各六两 半夏七合 桂心 芎䓖 细辛 附子各四两 黄芩 桔梗 天雄 藜芦 皂荚各一两半 厚朴 乌头 莽草 干姜 人参 黄连 寄生 续断 戎盐各三两 黄野葛二分 生竹茹六升 巴豆二十枚 石南 杏仁各一两 猪脂三斗 苦酒一斗六升

右三十一味，㕮咀诸药，以苦酒渍一宿，以猪脂微火上煎之，三下三上，膏成。病在内，以酒服如半枣；在外，摩之，日三。

**神明青膏** 治鼻中干，灌之并摩服方：

蜀椒五合 皂荚 黄芩 石南 黄连 雄黄 桂心 藜芦各三铢 白术 芎䓖 大黄各七铢 乌头 莽草 续断各五铢 泽泻七铢 半夏 当归各十二铢 干地黄十一铢 萎蕤 细辛各十铢 附子 桔梗各二铢 干姜六铢 人参五铢 戎盐杏子大一枚

右二十五味，㕮咀，以苦酒一斗渍之，羊髓一斤，为东南三隅灶，纳诸药，炊以苇薪，作三聚新好土，药沸即下，置土聚上，三沸三下讫药成，以新布绞去滓。病在外，火炙摩之；在内，温酒服如枣核，日三，稍稍益，以知为度。

**太傅白膏** 治百病，伤寒喉咽不利，头项强痛，腰脊两脚疼，有风痹湿肿，难屈伸，不能行步，若风头眩，鼻塞，有附息肉生疮，身体隐疹风瘙，鼠漏瘰疬，诸疽恶疮，马鞍牛领肿疮，及久寒结坚在心，腹痛胸痹，

烦满不得眠，饮食咳逆上气，往来寒热，妇人产后余疾，耳目鼻口诸疾，悉主之，亦曰**太一神膏**，方：

蜀椒一升 附子三两 升麻切，一升 巴豆 芎䓖各三十铢 杏仁五合 狸骨 细辛各一两半 白芷半两 甘草二两 白术六两，一方用当归三两

右十二味，㕮咀，苦酒淹渍一宿，以猪脂四斤微火煎之，先削附子一枚，以绳系著膏中，候色黄膏成，去滓。伤寒心腹积聚，诸风肿疾，颈项腰脊强，偏枯不仁，皆摩之，日一；痈肿恶疮，鼠瘘瘰疬，炙手摩之；耳聋，取如大豆灌之；目痛炙纱缥，白翳如珠当瞳子，视无所见，取如穄米敷白上，令其人自以手掩之，须臾即愈，便以水洗，视如平复，且勿当风，三十日后乃可行；鼻中痛，取如大豆纳鼻中，并以摩之；龋齿痛，以绵裹如大豆，著痛齿上咋之；中风，面目鼻口㖞僻，以摩之；若晨夜行，避霜雾，眉睫落，数数以铁浆洗，用膏摩之。

**曲鱼膏** 治风湿疼痹，四肢弹弱，偏跛不仁，并痈肿恶疮方：

大黄 黄芩 莽草 巴豆 野葛 牡丹 踯躅 芫花 蜀椒 皂荚 附子 藜芦各一两

右十二味，㕮咀，以苦酒渍药一宿，以成煎猪膏三斤，微火煎三沸一下，别纳白芷一片，三右三下，白芷色黄药成，去滓。微火炙手摩病上，日三。

**野葛膏** 治恶风毒肿，疼痹不仁，瘰疬恶疮，痈疽肿胫，脚弱偏枯，百病方：

野葛 犀角 蛇衔 莽草《外台》作茵芋 乌头 桔梗 升麻 防风 蜀椒 干姜鳖甲 雄黄 巴豆各一两 丹参三两 踯躅花一升

右十五味，㕮咀，以苦酒四升，渍之一宿，以成煎猪膏五斤，微火煎，三上三下，药色小黄去滓，以摩病上。此方不可施之猥人，慎之。

《胡洽》无丹参、踯躅，有细辛。又苏恭以白芷、防己、吴茱萸、附子、当归，代巴豆、雄黄、蛇衔、防风、鳖甲。

**苍梧道士陈元膏** 主一切风湿骨肉疼痹方：

当归 细辛各一两 桂心五寸 天雄三十枚 生地黄三斤 白芷一两半 芎䓖一两丹砂二两 干姜十累 乌头三两 松脂八两 猪肪十斤

右十二味，㕮咀，以地黄汁渍药一宿，煎猪肪，去滓纳药，煎十五沸，去滓，纳丹砂末熟搅。用火炙手摩病上，日千遍瘥。《胡洽》有人参、防风各三两，附子三十枚、雄黄二两，为十五味。《肘后》、《千金翼》有附子二十二铢、雄黄二两半、大醋三升，为十五味。《崔氏》与《千金翼》同。

**裴公八毒膏** 主卒中风毒，腹中绞刺痛，飞尸入脏，及魔寐不寤，尸厥，奄忽不知人，宿食不消，温酒服如枣核大，得下止；若毒气甚，咽喉闭塞不能咽者，折齿，纳葱叶口中，以膏灌葱叶中令下；病肿者，向火摩肿上；若岁中多温，欲省病及行雾露中，酒服之，纳鼻中亦得。方：

蜀椒 当归 雄黄 丹砂各二两 乌头 巴豆各一升 薤白一斤 莽草四两

右八味，㕮咀，苦酒三升，渍一宿，用猪脂五斤，东向灶，苇薪火煎之，五上五下，候薤白黄色，绞去滓，研雄黄，丹砂如粉，纳之，搅至凝乃止，膏成，盛不津器中。诸蜈蚣蛇蜂等毒者，以膏置疮上，病在外，悉敷之摩之，以破除日合。一方用礜石一两、蜈蚣二枚，是名八毒膏。《肘后》不用巴豆、莽草，名五毒膏。

# 备急千金要方卷第八　诸风

朝奉郎守太常少卿充秘阁校理判登闻检院上护军赐绯鱼袋臣林亿等校正

## 论杂风状第一

岐伯曰：中风大法有四，一曰偏枯，二曰风痱，三曰风懿，四曰风痹。夫诸急卒病多是风，初得轻微，人所不悟，宜速与续命汤，依腧穴灸之。夫风者，百病之长。岐伯所言四者，说其最重也。

偏枯者，半身不随，肌肉偏不用而痛，言不变，智不乱，病在分腠之间。温卧取汗，益其不足，损其有余，乃可复也。《甲乙经》云：温卧取汗，则巨取之。

风痱者，身无痛，四肢不收，智乱不甚，言微可知则可治，甚即不能言，不可治。

风懿者，奄忽不知人，咽中塞，窒窒然，《巢源》作噫噫然有声，舌强不能言，病在脏腑，先入阴后入阳。治之，先补于阴，后泻于阳，发其汗，身转软者生。汗不出，身直者，七日死。《巢源》作眼下及鼻人中左右白者，可治；一黑一赤，吐沫者，不可治。

风痹、湿痹、周痹、筋痹、脉痹、肌痹、皮痹、骨痹、胞痹，各有证候，形如风状，得脉别也，脉微涩，其证身体不仁。

凡风多从背五脏腧入，诸脏受病，肺病最急，肺主气息，又冒诸脏故也。肺中风者，其人偃卧而胸满短气，冒闷汗出者，肺风之证也。视目下鼻上两边下行至口色白者，尚可治，急灸肺俞百壮，服续命汤，小儿减之；若色黄者，此为肺已伤，化为血矣，不可复治，其人当妄言，撮空指地，或自拈衣寻缝，如此数日死。若为急风邪所中，便迷漠恍惚，狂言妄语，或少气怏怏，不能复言，若不求师即治，宿昔而死。即觉便灸肺腧及膈腧、肝腧数十壮，急服续命汤，可救也。若涎唾出不收者，既灸当并与汤也。诸阳受风，亦恍惚妄语，与肺病相似，然著缓，可经久而死。

肝中风者，其人但踞坐，不得低头，绕两目连额上，色微有青者，肝风之证也。若唇色青、面黄，尚可治，急灸肝腧百壮，服续命汤；若大青黑，面一黄一白者，此为肝已伤，不可复治，数日而死。

心中风者，其人但得偃卧，不得倾侧，闷乱冒绝汗出者，心风之证也。若唇正赤尚可治，急灸心俞百壮，服续命汤；若唇或青或白或黄或黑者，此为心已坏为水，面目亭亭，时悚动者，不可复治，五六日死。一云旬日死。

脾中风者，其人但踞坐而腹满，身通黄，吐咸汁出者，尚可治，急灸脾俞百壮，服续命汤；若目下青，手足青者，不可复治。

肾中风者，其人踞坐而腰痛，视胁左右末有黄色如饼粢大者，尚可治，急灸肾俞百壮，服续命汤；若齿黄赤鬓发直，面土色者，不可复治。

大肠中风者，卧而肠鸣不止，灸大肠俞百壮，可服续命汤。

贼风邪气所中则伤于阳，阳外先受之，客于皮肤，传入于孙脉，孙脉满则入传于络脉，络脉满则输于大经中成病，归于六腑则为热，不时卧止，为啼哭，其脉坚大为实，实有外坚，充满不可按之，按之则痛也。经络诸脉旁支去者，皆为孙脉也。

凡风之伤人，或为寒中，或为热中，或为疠风，或为偏枯，或为贼风。故以春甲乙伤于风者为肝风，以夏丙丁伤于风者为心风，以四季戊己伤于风者为脾风，以秋庚辛伤于风者为肺风，以冬壬癸伤于风者为肾风。风中五脏六腑之腧，亦为脏腑之风，各入其门户所中，则为偏风。风气循风府而上，则为脑风。风入头，则为目风眼寒。饮酒中风，则为酒风。入房汗出中风，则为内风。新沐中风，则为首风。久风入房中风，则为肠风。外在腠理，则为泄风。故曰：风者，百病之长也。至其变化，乃为他病，无常方焉。是知风者，善行而数变，在人肌肤中，内不得泄，外不得散，因人动静，乃变其性。有风遇寒则食不下，遇热则肌肉消而寒热；有风遇阳盛则不得汗，遇阴盛则汗自出。肥人有风，肌肉厚则难泄，喜为热中目黄；瘦人有风，肌肉薄则常外汗，身中寒，目泪出。有风遇于虚，腠理开则外出，凄凄然如寒状，觉身中有水淋状，时如竹管吹处，此是其证也；有风遇于实，腠理闭则内伏，令人热闷，是其证也。

新食竟取风为胃风，其状恶风，颈多汗，膈下塞不通，食饮不下，胀满形瘦，腹大失衣则愤满食寒即洞泄。新热食竟入水自渍及浴者，令人大腹为水病。

因醉取风为漏风，其状恶风，多汗少气，口干善渴，近衣则身如火烧，临食则汗流如雨，骨节懈惰，不欲自劳。

新沐浴竟取风为首风，其状恶风而汗，多头痛。新房室竟取风为内风，其状恶风，汗流沾衣。

劳风之为病，法在肺下，使人强上而目脱，唾出若涕，恶风而振寒，候之三日及五日中不精明者是也，七八日，微有青黄脓涕如弹丸大，从口鼻出为善，若不出则伤肺。

风邪客于肌肤，虚痒成风疹瘙疮。风邪入深，寒热相搏则肉枯。邪客半身入深，真气去则偏枯。邪客关机中即挛，筋中亦然。邪淫于脏。梦脏大形小；淫于腑，梦脏小形大。邪随目系入脑，则目转眩。邪中睛，则散视见两物。风邪入脏，寒气客于中，不能发则瘖哑喉痹舌缓，不时服药针灸，风逐脉流入脏，使人卒然瘖，缓纵嚜痉致死也。风入阳经则狂，入阴经则癫。阳邪入阴，病则静；阴邪入阳，病则怒。

若因热食汗浴，通腠理得开，其风自出，则觉肉中如针刺，步行运力欲汗，亦如此也。

凡觉肌肉中如刺，皆由腠理闭，邪气在肌中闭，因欲出也，宜解肌汤则安。

夫眼瞤动，口唇动偏喝，皆风入脉，故须急服小续命汤，将八风散，摩神明白膏、丹参膏，亦依经针灸之。

诸痹由风寒湿三气，并客于分肉之间，迫切而为沫，得寒则聚，聚则排分肉，肉裂则痛，痛则神归之，神归之则热，热则痛解，痛解则厥，厥则他痹发，发则如是，此内不在脏，而外未发于皮肤，居分肉之间，真气不能周，故为痹也。其风最多者，不仁则肿为行痹，走无常处；其寒多者，则为痛痹；其湿多者，则为著痹；冷汗濡，但随血脉上下，不能左右去者，则为周痹也；痹在肌中，更发更止，左以应左，右以应右者，为偏痹也。

夫痹，其阳气少而阴气多者，故令身寒从中出；其阳气多而阴气少者，则痹且热也。

诸痹风胜者则易愈，在皮间亦易愈，在筋骨则难痊也，久痹入深，令荣卫涩，经络时疏，则不知痛。

风痹病不可已者，足如履冰，时如入汤，腹中股胫淫泺，烦心头痛，伤脾肾；时呕眩，时时汗出，伤心；目眩，伤肝；悲恐，短气不乐，伤肺；不出三年死。一云三日。

太阳中风，重感于寒湿，则变痉也。痉者，口噤不开，背强而直，如发痫之状，摇头马鸣，腰反折，须臾十发，气息如绝，汗出如雨，时有脱，易得之者，新产妇人及金疮血脉虚竭、小儿脐风，大人凉湿得痉风者皆死。温病热盛入肾、小儿痫热盛皆痉，痉、瘖、厥、癫皆相似，故久厥成癫。宜审察之，其重者患耳中策策痛，皆风入肾经中也。不治，流入肾，则喜卒然体痉直如死，皆宜服小续命汤两三剂也。若耳痛肿、生汁、作痈疖者，乃无害也，惟风宜防耳，针耳前动脉及风府神良。

## 诸风第二

方二十九首 灸法四十首

**小续命汤** 治卒中风欲死，身体缓急，口目不正，舌强不能语，奄奄忽忽，神情闷乱，诸风服之皆验，不令人虚方：

麻黄 防己《崔氏》、《外台》不用防己 人参 黄芩 桂心 甘草 芍药 芎䓖 杏仁各一两 附子一枚 防风一两半 生姜五两

右十二味，㕮咀，以水一斗二升，先煮麻黄三沸，去沫，纳诸药，煮

取三升。分三服，甚良；不瘥，更合三四剂必佳。取汗，随人风轻重虚实也。有人脚弱，服此方至六七剂得瘥。有风疹家，天阴节变，辄合服之，可以防瘖。一本云：恍惚者，加茯神、远志；如骨节烦疼，本有热者，去附子，倍芍药。《小品》、《千金翼》同。《深师》、《古今录验》有白术，不用杏仁。《救急》无芎劳、杏仁，止十味。《延年》无防风。

**大续命汤** 治肝厉风，卒然瘖哑，依古法用大小续命二汤，通治五脏偏枯贼风方：

麻黄八两 石膏四两 桂心 干姜 芎劳各二两 当归 黄芩各一两 杏仁七十枚 荆沥一升

右九味，㕮咀，以水一斗，先煮麻黄两沸，掠去沫，下煮药，煮取四升，去滓，又下荆沥煮数沸，分四服。能言未瘥，后服小续命汤。旧无荆沥，今增之，效如神。《千金翼》有甘草。

**小续命汤** 治中风冒昧，不知痛处，拘急不得转侧，四肢缓急，遗失便利，此与大续命汤同，偏宜产后失血，并老小人方：

麻黄 桂心 甘草各二两 生姜五两 人参 芎劳 白术 附子 防己 芍药 黄芩各一两 防风一两半

右十二味，㕮咀，以水一斗二升，煮取三升，分三服。《古今录验》无桂，名续命汤。《胡洽》、《千金翼》同。

治风历年岁，或歌或哭或大笑，言语无所不及，宜服**小续命汤**方：

麻黄三两 人参 桂心 白术各二两 芍药 甘草 防己 黄芩 芎劳 当归各一两

右十味，㕮咀，以水一斗二升，煮取三升，分三服，日三，覆取汗。

**大续命汤** 治大风经脏，奄忽不能言，四肢垂曳，皮肉痛痒不自知方：

独活 麻黄各三两 芎劳 防风 当归 葛根 生姜 桂心各一两 茯苓 附子 细辛 甘草各一两

右十二味，㕮咀，以水一斗二升，煮取四升。分五服，老小半之。若初得病便自大汗者，减麻黄，不汗者依方；上气者，加吴茱萸二两、厚朴一两；干呕者，倍加附子一两；哕者，加橘皮一两；若胸中吸吸少气者，加大枣十二枚；心下惊悸者，加茯苓一两；若热者，可除生姜，加葛根。

初得风未须加减，便且作三剂，停四五日以后，更候视病虚实平论之，行汤行针，依穴灸之。

**西州续命汤** 治中风痱一作入脏，身体不知自收，口不能言语，冒昧不识人，拘急背痛，不得转侧方：

麻黄六两 石膏四两 桂心二两 甘草 芎䓖 干姜 黄芩 当归各一两 杏仁三十枚

右九味，㕮咀，以水一斗二升，煮麻黄再沸，掠去上沫，后下诸药，煮取四升。初服一升，犹能自觉者，勿熟眠也，可卧，厚覆，小小汗出已，渐减衣，勿复大覆，可眠矣。前服不汗者，后服一升汗，后稍稍五合一服，安稳乃服，勿顿服也，汗出则愈，勿复服。饮食如常，无禁忌，勿见风，并治上气咳逆。若面目大肿，但得卧，服之大善。凡服此汤不下者，人口嘘其背，汤则下过矣。病人先患冷汗者，不可服此汤。若虚羸人，但当稍与五合为佳。有辄行此汤与产妇及羸人，喜有死者，皆为顿服三升，伤多且汤浊不清故也，但清澄而稍稍服，微取汗者，皆无害也。《胡洽方》、《古今录验》名大续命汤。

**大续命汤** 治与前大续命汤同，宜产妇及老小等方：

麻黄 芎䓖各三两 干姜 石膏 人参 当归 桂心 甘草各一两 杏仁四十枚

右九味，㕮咀，以水一斗，煮取三升，分三服。《外台》名续命汤，《范汪》同，云是张仲景方，本欠两味。

**续命煮散** 主风无轻重，皆治之方：

麻黄 芎䓖 独活 防己 甘草 杏仁各三两 桂心 附子 茯苓 升麻 细辛 人参 防风各二两 石膏五两 白术四两

右十五味，粗筛下，以五方寸匕，纳小绢袋子中，以水四升，和生姜三两，煮取二升半。分三服，日日勿绝。慎风冷，大良。吾尝中风，言语塞涩，四肢疼曳，处此方日服四服，十日十夜服之不绝，得愈。

**大续命散** 主八风十二痹，偏枯不仁，手足拘急，疼痛不得伸屈，头眩不能自举，起止颠倒，或卧苦惊如堕状，盗汗，临事不起，妇人带下无子，风入五脏，甚者恐怖，见鬼来收录，或与鬼神交通，悲愁哭泣，忽忽欲走方：

麻黄 乌头 防风 桂心 甘草 蜀椒 杏仁 石膏 人参 芍药 当归 茵茹《千金翼》作芎䓖 黄芩 茯苓 干姜各一两

右十五味，治下筛。以酒服方寸匕，日再，稍加，以知为度。

**排风汤** 治男子、妇人风虚湿冷，邪气入脏，狂言妄语，精神错乱。其肝风发，则面青，心闷乱，吐逆呕沫，胁满，头眩重，耳不闻人声，偏枯筋急，曲拳而卧也；其心风发，则面赤，翕然而热，悲伤嗔怒，目张呼唤也；其脾风发，则面黄，身体不仁，不能行步，饮食失味，梦寐倒错，与亡人相随也；其肺风发，则面白，咳逆，唾脓血，上气奄然而极也；其肾风发，则面黑，手足不遂，腰痛难以俯仰，痹冷骨疼也。诸有此候，令人心惊，志意不定，恍惚多忘，服此汤安心定志，聪耳明目，通脏腑，诸风疾悉主之方：

白鲜皮 白术 芍药 桂心 芎䓖 当归 杏仁 防风 甘草各二两 独活 麻黄 茯苓各三两 生姜四两

右十三味，㕮咀，以水一斗，煮取三升。每服一升，覆取微汗，可服三剂。

**大八风汤** 主毒风顽痹𤺊曳，手脚不遂，身体偏枯，或毒弱不任，或风入五脏，恍恍惚惚，多语喜忘，有时恐怖，或肢节疼痛，头眩烦闷，或腰脊强直，不得俯仰，腹满不食，咳嗽，或始遇病时，卒倒闷绝，即不能语，便失瘖，半身不随不仁沉重，皆由体虚，恃少不避风冷所致，治之方：

当归一两半 升麻 五味子各一两半 乌头 黄芩 芍药 远志 独活 防风 芎䓖 麻黄 秦艽 石斛 人参 茯苓 石膏 黄耆 紫菀各一两 杏仁四十枚 甘草 桂心 干姜各二两 大豆一升，《翼》云二合

右二十三味，㕮咀，以水一斗三升、酒二升，合煮取四升。强人分四服，羸人分六服。

**八风散** 主八风十二痹，猥退，半身不遂，历节疼痛，肌肉枯燥，皮肤瞤动，或筋缓急痛，不在一处，卒起目眩，失心恍惚，妄言倒错，身上瘰疬，面上疱起，或黄汗出，更相染渍，或燥或湿，颜色乍赤乍白，或青或黑，角弓反张，乍寒乍热方：

麻黄 白术<sub>各一斤</sub> 栝楼根 甘草 栾荆 天雄 白芷 防风 芍药 石膏 天门冬<sub>各十两</sub> 羌活<sub>二斤</sub> 山茱萸 食茱萸 踯躅<sub>各五升</sub> 茵芋<sub>十四两</sub> 黄芩<sub>一斤五两</sub> 附子<sub>三十枚</sub> 大黄<sub>半斤</sub> 细辛 干姜 桂心<sub>各五两</sub> 雄黄 朱砂 丹参<sub>各六两</sub>

右二十五味，治下筛。酒服方寸匕，日一，三十日后，日再服。五十日知，百日瘥，一年平复。长服不已佳，先食服。

**小八风散** 治迷惑如醉，狂言妄语，惊悸恐怖，恍惚见鬼，喜怒悲忧，烦满颠倒，邑邑短气不得语，语则失忘，或心痛彻背，不嗜饮食，恶风不得去帷帐，时复疼热，恶闻人声，不知痛痒，身悉振摇汗出，猥退，头重浮肿，爪之不知痛，颈项强直，口面㖞戾，四肢不随，不仁偏枯，挛掣不得屈伸，悉主之方：

天雄 当归 人参<sub>各五分</sub> 附子 防风 天门冬 蜀椒 独活<sub>各四分</sub> 乌头 秦艽 细辛 白术 干姜<sub>各三分</sub> 麻黄 山茱萸 五味子 桔梗 白芷 柴胡 莽草<sub>各二分</sub>

右二十味，治下筛，合相得。酒服半方寸匕，渐至全匕，日三服，以身中觉如针刺者，则药行也。

**乌头汤** 主八风五尸，恶气游走胸心，流出四肢，来往不住，短气欲死方：

乌头 芍药 干姜 桂心 细辛 干地黄 当归 吴茱萸<sub>各一两</sub> 甘草<sub>二两</sub>

右九味，㕮咀，以水七升，煮取二升半，分三服。

**治诸风菜耳散方：**

当以五月五日午时，干地刈取菜耳叶，洗，曝燥，捣下筛。酒若浆服一方寸匕，日三，作散。若吐逆，可蜜和为丸，服十丸，准前计一方寸匕数也。风轻易治者，日再服；若身体有风处皆作粟肌出，或如麻豆粒，此为风毒出也，可以钺针刺溃去之，皆黄汁出尽乃止。五月五日多取阴干之，著大瓮中，稍取用之。此草辟恶，若欲看病省疾者，便服之，令人无所畏；若时气不和，举家服之。若病胃胀满，心闷发热，即服之。并杀三虫肠痔，能进食，一周年服之佳。七月七、九月九皆可采用。

**治心风虚热，发即恍惚烦闷，半身不仁，挛急方：**

荆沥<sub>五升</sub> 竹沥<sub>五升</sub> 枸杞根白皮<sub>一升</sub> 香豉<sub>三合</sub> 生麦门冬<sub>一升</sub> 人参 茯苓 栀子仁 黄芩 芎䓖 桂心 细辛 杏仁 白鲜皮 防风<sub>各二两</sub> 生姜 石膏 甘草<sub>各</sub>

三两

右十八味，㕮咀，以水二斗，和沥，煮取三升。分四服，相去如人行六七里。凡五剂，间三日服一剂。一本用防己三两。

治虚热恍惚，惊邪恐惧方：

荆沥三升 竹沥二升 牛黄十八铢 人参 生麦门冬各三两 香豉三合 升麻 铁精各一两 龙齿 天门冬 茯苓 栀子各二两

右十二味，㕮咀，以水二斗，煮取三升，去滓，下牛黄、铁精，更煎五六沸，取一升七合。分温三服，相去十里久。

**地黄煎** 主热风心烦闷，及脾胃间热，不下食，冷补方：

生地黄汁二升 生姜汁一升 枸杞根汁三升 荆沥 竹沥各五升 酥三升 人参 天门冬各八两 茯苓六两 栀子仁 大黄各四两

右十一味，捣筛五物为散，先煎地黄等汁成煎，次纳散药搅调。一服一匕，日二，渐加至三匕，觉利减之。

又方：

羚羊角五两 干蓝 黄芩 芍药 鼠尾草各三两 生葛 栀子仁各六两 豉一升，绵裹

右八味，㕮咀，以水七升，煮取二升五合，分三服。

治积热风方：

地骨皮 萎蕤 丹参 黄耆 泽泻 麦门冬各三两 清蜜一合 生地黄汁一升 姜汁一合

右九味，㕮咀，以水六升，煮取二升，去滓，纳地黄汁，更缓火煮，减一升，纳蜜及姜汁，又煮一沸，药成。温服三合，日再。

**大防风汤** 治中风，发热无汗，肢节烦，腹急痛，大小便不利方：

防风 当归 麻黄 白术 甘草各十八铢 黄芩三十铢 茯苓 干地黄 附子 山茱萸各一两

右十味，㕮咀，以水九升，煮取二升半，一服七合。大小便不利，纳大黄、人参各十八铢，大枣三十枚，生姜三两，煮取三升，分三服。《深师》加天门冬一两。

治中风发热，**大戟洗汤方**：

大戟 苦参

右二味，等分，末之，以药半升，白醋浆一斗，煮三沸，适寒温洗之，从上下，寒乃止，立瘥。小儿三指撮，浆水四升煮，洗之。

**金牙酒** 疗积年八风五痓，举身弹曳，不得转侧，行步跛躄，不能收摄，又暴口噤失音，言语不正，四肢背脊筋急肿痛，流走不常，劳冷积聚少气，乍寒乍热，三焦不调，脾胃不磨，饮澼结实，逆害饮食，醋咽呕吐，食不生肌，医所不能治者，悉主之方：

金牙碎如米粒，用小绢袋盛 细辛 地肤子无子用茎，苏恭用蛇床子 附子 干地黄 防风 莽草 蒴藋根各四两 蜀椒四合 羌活一斤，《胡洽》用独活

右十味，㕮咀，盛以绢袋，以酒四斗，瓷罂中渍，密闭头，勿令泄气，春夏三四宿，秋冬六七宿，酒成去滓，日服一合。此酒无毒，及可小醉，常令酒气相接，不尽一剂，病无不愈。又令人肥健。酒尽自可加诸药各三两，惟蜀椒五两，用酒如前，勿加金牙也。冷加干姜四两。服此酒胜灸刺，起三十年诸风弹曳，神验。《肘后》、《备急》用升麻、干姜各四两．人参二两，石斛、牛膝各五两，不用蒴藋根，为十四味。苏恭不用地黄，为十三味。一方用蒺藜四两，黄耆三两。《胡洽》用续断四两，为十一味。《千金翼》用茵芋四两，无莽草。

**常山太守马灌酒** 除风气，通血脉，益精华，定六腑，明耳目，悦泽颜色，头白更黑，齿落更生，服药二十日力势倍，六十日志气充盈，八十日能夜书，百日致神明，房中强壮如三十时，力能引弩。年八十人服之，亦当有子。病在腰膝，药悉主之，方：

天雄二两，生用 蜀椒 商陆根各一两 乌头一枚，大者 桂心 白蔹 茵芋 干姜各一两 附子五枚 踯躅一两

右十味，㕮咀，以绢袋盛，酒三斗渍，春夏五日，秋冬七日，去滓。初服半合，稍加至两三合。捣滓为散，酒服方寸匕，日三，以知为度。夏日恐酒酸，以油单覆之，下井中，近水令不酸也。《千金翼》无商陆、桂心，为八味。

**蛮夷酒** 主久风枯挛，三十年著床，及诸恶风，眉毛堕落方：

独活 丹参 礜石 干地黄各一两 附子 麦门冬各二两 白芷 乌喙 乌头 人参 狼毒 蜀椒 防风 细辛 矾石 寒水石 牛膝 麻黄 芎䓖 当归 柴胡 芍药

牡蛎 桔梗 狗脊《千金翼》作枸杞 天雄各半两 苁蓉 茯神《千金翼》作茯苓 金牙 薯蓣 白术 杜仲 石南 款冬各十八铢 干姜 芜荑各一合 山茱萸 牡荆子各十八铢 芫花 柏子仁各一合 石斛 桂心各六铢 甘遂二两 苏子一升 赤石脂二两半

右四十五味，㕮咀，以酒二斗渍，夏三日，春秋六日，冬九日，一服半合。密室中合药，勿令女人、六畜见之，三日清斋乃合。《千金翼》无芎䓖，云加大枣四十枚更佳。

**蛮夷酒** 治八风十二痹，偏枯不随，宿食，久寒虚冷，五劳七伤，及妇人产后余疾，月水不调，皆主之方：

矾石 桂心 白术 狼毒 半夏 石南 白石脂 龙胆 续断 芫花 白石英 代赭 蔄茹 石韦 玄参 天雄 防风 山茱萸 桔梗 藜芦 卷柏 细辛 寒水石 乌头 蹲躅 蜀椒 白芷 秦艽 菖蒲各一两 矾石 附子 远志各二两 石膏二两半 蜈蚣二枚

右三十四味，㕮咀，以酒二斗，渍四日。服一合，日再。十日后去滓，曝干，捣筛为散。酒服方寸匕，日再，以知为度。《胡洽》四十二味，无桂心、细辛、乌头、蹲躅、蜀椒，而有芒硝、恒山、黄芩、黄连、大黄、麻黄、地黄、前胡、甘草、菟丝子、芍药、紫菀各一两，杏仁二十枚，同捣筛，绢袋盛，用水三斗，面三斤，黍米三斗，作饭依如酒法，以药袋酿中，春秋七日，冬十日，夏三日，酒成。服半鸡子壳，日三。并曝药，末之，酒服方寸匕，以身体暖为度。

**鲁王酒** 治风眩心乱，耳聋目暗泪出，鼻不闻香臭，口烂生疮，风齿瘰疬，喉下生疮，烦热厥逆上气，胸胁肩胛痛，手不上头，不自带衣，腰脊不能俯仰，脚酸不仁，难以久立，八风十二痹，五缓六急，半身不遂，四肢偏枯，筋挛不可屈伸，贼风咽喉闭塞，哽哽不利，或如锥刀所刺，行人皮肤中，无有常处，久久不治，入人五脏，或在心下，或在膏肓，游走四肢，偏有冷处，如风所吹，久寒积聚，风湿五劳七伤，虚损百病，悉主之方：

茵芋 乌头 蹲躅各三十铢 天雄 防己 石斛各二十四铢 细辛 柏子仁 牛膝 甘草 通草 桂心 山茱萸 秦艽 黄芩《胡洽》作黄耆 茵陈 附子 瞿麦 杜仲 泽泻 王不留行《胡洽》作天门冬，《千金翼》作王荪 石南 防风 远志 干地黄各十八铢右二十五味，㕮咀，以酒四斗，渍之十日。一服一合，加至四五合，以知为度。《千金翼》名此为鲁公酒，有干姜。《胡洽》无防己，以绢囊盛药，用水二斗，法曲二斗，同渍之三四宿，出药囊，炊二斗黍米，纳汁酿之，酒熟，饮如鸡子大，日二，稍稍饮之，以知为度。

**鲁公酿酒** 主风偏枯半死，行劳得风，若鬼所击，四肢不遂，不能行步，不自带衣，挛躄，五缓六急，妇人带下，产乳中风，五劳七伤方：

干姜 踯躅 桂心 甘草 芎藭 续断 细辛 附子 秦艽 天雄 石膏 紫菀各五两 葛根 石龙芮 石斛 通草 石南 柏子仁 防风 巴戟天 山茱萸各四两 牛膝 天门冬各八两 乌头二十枚 蜀椒半升

右二十五味，㕮咀，以水五升，渍三宿，法曲一斤合渍，秫米二斗合酿三宿，去滓，炊糯米一斗，酝三宿药成。先食服半合，日再。待米极消尽，乃去滓，曝干，末服。

**独活酒** 治八风十二痹方：

独活 石南各四两 防风三两 附子 乌头 天雄 茵芋各二两

右七味，㕮咀，以酒二斗，渍七日。服半合，日三，以知为度。

扁鹊云：治卒中恶风，心闷烦毒欲死，急灸足大趾下横纹，随年壮，立愈。

若筋急不能行者，内踝筋急，灸内踝上四十壮；外踝筋急，灸外踝上三十壮，立愈。

若眼戴睛上插，灸目两眦后二七壮。

若不能语，灸第三椎上百壮。

若不识人，灸季肋头七壮。

若眼反口噤，腹中切痛，灸阴囊下第一横理十四壮。灸卒死亦良。

治久风、卒风、缓急诸风，卒发动不自觉知，或心腹胀满，或半身不随，或口噤不言，涎唾自出，目闭耳聋，或举身冷直，或烦闷恍惚，喜怒无常，或唇青口白戴眼，角弓反张，始觉发动，即灸神庭一处七壮，穴在当鼻直上发际是。

次灸曲差二处各七壮，穴在神庭两旁各一寸半是。

次灸上关二处各七壮，一名客主人，穴在耳前起骨上廉陷者中是。

次灸下关二处各七壮，穴在耳前下廉动脉陷者中是。

次灸颊车二穴各七壮，穴在曲颊陷者中是。

次灸廉泉一处七壮，穴在当头直下骨后陷者中是。

次灸囟会一处七壮，穴在神庭上二寸是。

次灸百会一处七壮，穴在当顶上正中央是。

次灸本神二处各七壮，穴在耳正直上入发际二分是。又作四分。

次灸天柱二处各七壮，穴在项后两大筋外入发际陷者中是。

次灸陶道一处七壮，穴在大椎节下间是。

次灸风门二处各七壮，穴在第二椎下两旁各一寸半是。

次灸心俞二处各七壮，穴在第五椎下两旁各一寸半是。

次灸肝俞二处各七壮，穴在第九椎下两旁各一寸半是。

次灸肾俞二处各七壮，穴在第十四椎下两旁各一寸半是。

次灸膀胱俞二处各七壮，穴在第十九椎下两旁各一寸半是。

次灸曲池二处各七壮，穴在两肘外曲头陷者中，屈肘取之是。

次灸肩髃二处各七壮，穴在两肩头正中两骨间陷者中是。

次灸支沟两处各七壮，穴在手腕后臂外三寸两骨间是。

次灸合谷二处各七壮，穴在手大指虎口两骨间陷者中是。

次灸间使二处各七壮，穴在掌后三寸两筋间是。

次灸阳陵泉二处各七壮，穴在膝下外尖骨前陷者中是。

次灸阳辅二处各七壮，穴在外踝上绝骨端陷者中是。

次灸昆仑二处各七壮，穴在外踝后跟骨上陷者中是。

治风，灸上星二百壮，前顶二百四十壮，百会二百壮，脑户三百壮，风府三百壮。

治大风，灸百会七百壮。

治百种风，灸脑后项大椎平处两厢，量二寸三分，须取病人指寸量，两厢各灸百壮，得瘥。

治风，耳鸣，从耳后量八分半里许有孔，灸一切风，得瘥。狂者亦瘥。两耳门前后各灸一百壮。

治卒病恶风，欲死不能语，及肉痹不知人，灸第五椎，名曰藏输，百五十壮，三百壮便愈。

心俞穴在第五节，一云第七节。对心横三间寸。主心风，腹胀满，食不消化，吐血酸削，四肢羸露，不欲食饮，鼻衄，目眴眴眴不明，肩头胁下痛，小腹急，灸二三百壮。

大肠俞在十六椎两边相去一寸半，治风，腹中雷鸣，肠澼泄利，食不消化，小腹绞痛，腰脊疼强，或大小便难，不能饮食，灸百壮，三日一报。

掖门在腋下攒毛中一寸，名太阳阴，一名掖间，灸五十壮，主风。

绝骨在外踝上三寸，灸百壮，治风，身重心烦，足胫疼。

## 贼风第三

论一首　方三十二首　灸法六首

治肝虚寒，卒然瘖哑不声，踞坐不得，面目青黑，四肢缓弱，遗失便利，厉风所损，**桂枝酒**主之，方：

桂枝　芎䓖　独活　牛膝　薯蓣　甘草各三两　附子二两　防风　茯苓　天雄　茵芋　杜仲　白术　萹蓄根各四两　干姜五两　大枣四十枚　踯躅一升　猪椒叶根皮各一升

右十八味，㕮咀，以酒四斗，渍七日。服四合，日二，加至五六合。

肝风占候，其口不能言，当灸鼻下人中，次灸大椎，次灸肝俞，第九椎下是，五十壮，余处随年壮。眼暗人，灸之得明，二三百壮良。

心气虚悸恍惚，**大定心汤**主之。方在第十四卷中。

治心虚寒风，半身不遂，骨节离解，缓弱不收，便利无度，口面喎邪，**干姜附子汤**方：

干姜　附子各八两　桂心　麻黄各四两　芎䓖三两

右五味，㕮咀，以水九升，煮取三升。分三服，三日后服一剂。

治心寒，或笑或呻，口噤，侧子酒主之。方在第七卷中。

**芎䓖汤**　主卒中风，四肢不仁，善笑不息方：

芎䓖一两半　黄芩　石膏一方用黄连　当归　秦艽　麻黄　桂心各一两　杏仁二十一

枚　干姜　甘草各一两

右十味，㕮咀，以水九升，煮取三升，分三服。

治心虚寒，阴气伤寒损，心惊掣悸，语声宽急混浊，口呙冒昧，好自笑，厉风伤心，**荆沥汤**主之方：

荆沥三升　麻黄　白术　芎劳各四两　防风　桂心　升麻　茯苓　远志　人参　羌活　当归各二两　母姜切，一升，取汁　防己　甘草各二两

右十五味，㕮咀，以水一斗五升，煎麻黄两沸，去沫，次下诸药，煮取三升，去滓，下荆沥、姜汁，煎取四升。分四服，日三夜一。

治心虚寒，气性反常，心手不随，语声冒昧，其所疾源厉风损心，具如前方所说无穷，**白术酿酒**补心志定气方：

白术切　地骨皮　荆实各五斗　菊花二斗

右四味，以水三石，煮取一石五斗，去滓澄清，取汁酿米一石，用曲如常法，酒熟，多少随能饮之，常取半醉，勿令至吐。

凡心风寒，灸心俞各五十壮，第五节两边各一寸半是。

治脾虚寒，厉风所伤，举体消瘦，语音沉涩，如破鼓之声，舌强不转而好咽唾，口噤唇黑，四肢不举，身重，大小便利无度，依源**麻黄汤**主之。方在第七卷中。方本阙。

治脾寒言声忧惧，舌本卷缩，嗔喜无度，愦闷恍惚胀满，温中下气，**半夏汤**方：

半夏　生姜各一升　芍药　茯苓　桂心　橘皮　五味子各三两　附子五两　白术四两　甘草二两　大枣三十枚　大麻仁一升，熬研为脂

右十二味，㕮咀，以水一斗二升，煮取三升，去滓，下大麻脂，更上火一沸，分三服。

治脾虚寒，身重不举，言音沉鼓，厉风伤痛，便利无度，补脾安胃，调气止痛，**当归丸**方：

当归八两　天雄六两　干姜　酸枣仁各八两　黄耆　地骨皮各七两　芎劳　干地黄各六两　桂心　防风　附子　白术各五两　甘草　厚朴　秦艽各四两　大枣二十枚　吴茱萸五合　秦椒叶四两

右十八味，末之，蜜丸如梧子。酒服三十九至四十丸，日再服。

脾风占候，声不出，或上下手，当灸手十指头，次灸人中，次灸大椎，次灸两耳门前脉，去耳门上下行一寸是，次灸两大指节上下各七壮。

治脾风，灸脾腧，侠脊两边各五十壮。凡人脾腧无定所，随四季月应病，即灸脏腧是脾穴，此法甚妙，脾风者总呼为八风。

治肺虚寒，厉风所中，嘘吸战掉，声嘶塞而散下，气息短悫，四肢痹弱，面色青葩，遗失便利，冷汗出，依源**麻黄续命汤**方：

麻黄六两 大枣五十枚 杏仁 白术 石膏各四两 桂心 人参 干姜 茯苓各三两 当归 芎䓖 甘草各一两

右十二味，㕮咀，以水一斗二升煮麻黄，去沫，次下诸药，煎取三升，去滓，分三服。旧方无术、茯苓，今方无黄芩，转以依经逐病增损。

治肺寒虚伤，言音嘶下，拖气用力，战掉，缓弱虚瘠，厉风入肺，**八风防风散**方：

防风 独活 芎䓖 秦椒 干姜 黄耆 附子各四十二铢 天雄 麻黄 石膏 五味子 山茱萸各三十六铢 秦艽 桂心 薯蓣 细辛 当归 防己 人参 杜仲各三十铢 甘草十一铢 贯众二枚 甘菊 紫菀各二十四铢

右二十四味，治下筛。每服方寸匕，酒调，进至两匕，日再服。

治肺虚寒，羸瘦缓弱，战掉嘘吸，胸满肺痿，**温中生姜汤**方：

生姜一斤 桂心四两 甘草 麻黄各三两 橘皮四两

右五味，㕮咀，以水一斗，煮取二升半，分三服。先煎麻黄两沸，去沫，然后入诸药合煮。

治肺寒，灸肺俞百壮。

治肾寒虚，为厉风所伤，语音蹇吃不转，偏枯，胻脚偏跛蹇，缓弱不能动，口喎，言音混浊，便利仰人，耳偏聋塞，腰背相引，**肾沥汤**，依源增损，随病用药方：

羊肾一具 磁石五两 玄参 茯苓 芍药各四两 芎䓖 桂心 当归 人参 防风 甘草 五味子 黄耆各三两 地骨皮二升，切生姜八两

右十五味，㕮咀，以水一斗五升，煮羊肾取七升，下诸药，取三升，去滓。分三服，可服三剂。

治耳聋口㖞等，**茵芋酒**主之。方在第七卷中。

治肾虚，呻吟喜恚怒，反常心性，阳气弱，腰背强急，髓冷，**干地黄丸方**：

干地黄一两半 茯苓 天雄 钟乳各二两 杜仲 牛膝 苁蓉 柏子仁各四十二铢 桂心 续断 山茱萸 天门冬各一两半 松脂 远志 干姜各三十铢 菖蒲 薯蓣 甘草各一两

右十八味，末之，蜜丸梧子大。酒服三十丸，日二服，加至四十丸。

治肾寒，灸肾俞百壮。

**大岩蜜汤** 主贼风，腹中绞痛，并飞尸遁注，发作无时，发即抢心胀满，胁下如锥刀刺，并主少阴伤寒方：

栀子十五枚 甘草 干地黄 细辛 羊脂青羊角亦得 茯苓 吴茱萸 芍药《小品》用芎䓖 干姜 当归 桂心各一两

右十一味，咬咀，以水八升，煮取三升，去滓，纳脂令烊。温分三服，相去如人行十里顷。若痛甚者，加羊脂三两，当归、芍药、人参各一两；心腹胀满坚急者，加大黄三两。《胡洽》不用栀子、羊脂、茯苓、桂心，名岩蜜汤。

**小岩蜜汤** 主恶风，角弓反张，飞尸入腹，绞痛闷绝，往来有时，筋急，少阴伤寒，口噤不利方：

大黄二两 雄黄 青羊脂各一两 吴茱萸二两 当归 干地黄 干姜 桂心 芍药 甘草 细辛各四两

右十一味，咬咀，以水一斗，煮取六升，分六服。重者加药，用水三斗，煮取九升，分十服。

**排风汤** 主诸毒风邪气所中，口噤闷绝不识人，及身体疼烦，面目暴肿，手足肿者方：

犀角 羚羊角 贝子 升麻各一两

右四味，治下筛，为粗散，以水二升半，纳四方寸匕，煮取一升，去滓，服五合。杀药者，以意增之。若肿，和鸡子敷上，日三；老小以意加减之，神良。亦可多合用之。

**乌头汤** 主寒疝，腹中绞痛，贼风入腹攻五脏，拘急不得转侧，叫呼发作，有时使人阴缩，手足厥逆方：

乌头十五枚，《要略》用五枚　芍药四两　甘草二两　大枣十枚　老姜一斤　桂心六两

右六味，㕮咀，以水七升，煮五物，取三升，去滓，别取乌头去皮四破，蜜二升微火煎，令减五六合，纳汤中煮两小沸，去滓。服一合，日三，间食，强人三合，以如醉状为知，不知增之。

治贼风所中，腹内挛急方：

麻黄四两　甘草一尺　石膏鸡子大　鬼箭羽鸡子大

右四味，㕮咀，以东流水二升，煮取一升，顿服之。

论曰：夫历节风著人久不治者，令人骨节蹉跌，变成癫病，不可不知。古今以来，无问贵贱，往往苦之，此是风之毒害者也。治之虽有汤药，而并不及松膏、松节酒，若羁旅家贫不可急办者，宜服诸汤，犹胜不治，但于痛处灸三七壮佳。

**防风汤**　治身体四肢节解如堕脱，肿，按之皮陷，头眩短气，温温闷乱欲吐者方：

防风　白术　知母各四两　生姜　半夏各五两　芍药　杏仁　甘草　芎𦬊各三两　桂心四两

右十味，㕮咀，以水一斗，煮取三升。分四服，日三夜一。《古今录验》方无半夏、杏仁、芎𦬊，用附子二枚，为八味。

**羌活汤**　治中风，身体疼痛，四肢缓弱不遂，及产后中风方：

羌活　桂心　芍药　葛根　麻黄　干地黄各三两　甘草二两　生姜五两

右八味，㕮咀，以清酒三升、水五升，煮取三升。温服五合，日三服。

**防己汤**　治风历节，四肢疼痛如槌锻，不可忍者方：

防己　茯苓　白术　桂心　生姜各四两　乌头七枚　人参二两　甘草三两

右八味，㕮咀，以苦酒一升、水一斗，煮取三升半。一服八合，日三夜一。当觉焦热痹忽忽然，慎勿怪也。若不觉，复合服，以觉乃止。凡用乌头皆去皮、熬令黑乃堪用，不然，至毒人，宜慎之。《翼》不用苦酒。

治湿风体痛欲折，肉如锥刀所刺方：

附子　干姜　芍药　茯苓　人参　甘草　桂心各三两　白术四两

右八味，㕮咀，以水八升，煮取三升，日三服。一方去桂，用干地黄二两。

**大枣汤** 治历节疼痛方：

大枣十五枚 黄耆四两 附子一枚 生姜二两 麻黄五两 甘草一尺

右六味，㕮咀，以水七升，煮取三升。服一升，日三服。

**犀角汤** 治热毒流入四肢，历节肿痛方：

犀角二两 羚羊角一两 前胡 栀子仁 黄芩 射干各三两 大黄 升麻各四两 豉一升

右九味，㕮咀，以水九升，煮取三升，去滓，分三服。

治历节诸风，百节酸痛不可忍方：

松脂三十斤，炼五十遍，酒煮十遍。不能五十遍，二十遍亦可。炼酥三升温，和松脂三升，熟搅，令极调匀。旦空腹以酒服方寸匕，日三。数数食面粥为佳，慎血腥、生冷物、醋果子。百日以后瘥。

**松节酒** 主历节风，四肢疼痛，犹如解落方：

松节三十斤，细剉，水四石，煮取一石 猪椒叶三十斤，剉，煮如松节法

右二味，澄清，合渍干曲五斤，候发，以糯米四石五斗酿之，依家酝法四酘，勿令伤冷热。第一酘时下后诸药：

柏子仁 天雄 草薢 芎𦬊各五两 防风十两 人参四两 独活十五两 秦艽六两 茵芋四两 磁石十二两，末

右十味，㕮咀，纳饭中炊之，如常酘法，酘足讫，封头四七日，押取清。适性服之，勿至醉吐。

治历节风方：

松膏一升，酒三升，浸七日。服一合，日再，数剂愈。

又方：

松叶三十斤，酒二石五斗，渍三七日。服一合，日五六度。

逐风毒，**石膏汤**方：

石膏鸡子大三枚 麻黄三两 杏仁四十枚 鸡子二枚 甘草一尺

右五味，㕮咀，以水三升，破鸡子纳水中，烊令相得，纳药，煮取一升服之。覆取汗，汗不出，烧石熨取汗出。

# 偏风第四

方十二首　针灸法五首

**防风汤** 主偏风，甄权处疗安平公方：

防风 芎䓖 白芷 牛膝 狗脊 萆薢 白术各一两 羌活 葛根 附子《外台》作人参 杏仁各二两 麻黄四两 生姜五两 石膏 薏苡仁 桂心各三两

右十六味，㕮咀，以水一斗二升，煮取三升。分三服，服一剂觉好，更进一剂，即一度针，九剂九针即瘥，灸亦得。

针风池一穴、肩髃一穴、曲池一穴、支沟一穴、五枢一穴、阳陵泉一穴、巨虚下廉一穴，凡针七穴即瘥。

仁寿宫备身患脚，奉敕：

针环跳、阳陵泉、巨虚下廉、阳辅，即起行。

大理赵卿患风，腰脚不随，不能跪起行：

针上窌一穴、环跳一穴、阳陵泉一穴、巨虚下廉一穴，即得跪。

库狄钦患偏风不得挽弓：

针肩髃一穴，即得挽弓，甄权所行。

治猥退风，半身不遂，失音不语者方：

杏仁去双仁及皮尖三斗，洗，入白捣二斗令碎，研如寒食粥法，取汁八升，煎取四升，口尝看香滑即熟，未及此为不熟，惟熟为妙，停极冷，然后纳好曲一斗六升，煎取八升，第一遍酘馈也。次一炊复取杏仁三升，研取一斗二升汁，煎取六升，第二酘也。次一炊准第二酘取杏仁汁多少，为第三酘也。若疑米不足，别更取二升杏仁，研取八升汁，煎取四升，更斟酌炊米酘之。若犹不足，更研杏仁二升，取八升汁，煎取四升，更酘之，以熟为限。一石米，杏仁三斗，所以节次研杏仁者，恐并煎汁醋故也。若冬日，任意并煎。准计三斗杏仁，取汁一石六斗，煎取八斗四升，渍曲，以分之酘馈，酒熟封四七日，开澄取清，然后押糟，糟可干末，和酒服之大验，秘方。

又方：

蓖麻子脂一升，酒一斗，铜钵盛，著酒中一日，煮之令熟，服之。

猥退风，半身不遂，失音不语者，灸百会，次灸本神，次灸承浆，次灸风府，次灸肩髃，次灸心腧，次灸手五里，次灸手髓孔，次灸手少阳，次灸足五里，次灸足髓孔，次灸足阳明，各五百壮。

治大风半身不遂方：

蚕沙两石，熟蒸，作直袋三枚，各受七斗，热盛一袋著患处，如冷，即取余袋一依前法，数数换，百不禁，瘥止。须羊肚、酿、粳米、葱白、姜、椒、豉等混煮，热吃，日食一枚，十日止。千金不传。

又方：

蒸鼠壤土，袋盛熨之，瘥即止。

治四肢缓弱，身体疼痛不遂，妇人产后中柔风及气满，**葛根汤**方：

葛根 干地黄 芍药 桂心 羌活各三两 麻黄 甘草各二两 生姜六两

右八味，咬咀，以清酒三升、水五升，煮取三升。温服五合，日三。

**麻子汤** 治大风，周身四肢挛急，风行在皮肤，身劳强，服之不虚人，又主精神蒙昧者方：

秋麻子三升，净择，水渍一宿 防风 桂心 生姜 石膏用绵裹 橘皮各二两 麻黄三两 竹叶一握 葱白一握 香豉一合

右十味，咬咀，先以水二斗半，煮麻子，令极熟，漉去滓，取九升，别煮麻黄两沸，掠去沫，纳诸药汁中，煮取三升，去滓。空腹，分三服。服讫当微汗，汗出以粉涂身。极重者不过三两剂，轻者一两剂瘥。有人患大风、贼风、刺风，加独活三两，比小续命汤，准当六七剂。

治中风，手足拘挛，百节疼痛，烦热心乱，恶寒，经日不欲饮食，仲景**三黄汤**方：

麻黄三十铢 黄耆十二铢 黄芩十八铢 独活一两 细辛十二铢

右五味，咬咀，以水五升，煮取二升。分二服，一服小汗，两服大汗。心中热，加大黄半两；胀满，加枳实六铢；气逆，加人参十八铢；心悸，加牡蛎十八铢；渴，加栝楼十八铢；先有寒，加八角附子一枚。此方秘不传。

**白蔹薏苡汤** 治风拘挛不可屈伸方：

白薇 薏苡仁 芍药 桂心 牛膝 酸枣仁 干姜 甘草<sub>各一升</sub> 附子<sub>三枚</sub>

右九味，㕮咀，以淳酒二斗，渍一宿，微火煎三沸。服一升，日三，扶杖起行。不耐酒，服五合。《千金翼》有车前子。

治腰背痛，**独活寄生汤** 夫腰背痛者，皆由肾气虚弱，卧冷湿地当风所得也，不时速治，喜流入脚膝，为偏枯冷痹缓弱疼重，或腰痛挛脚重痹，宜急服此方：

独活<sub>三两</sub> 寄生《古今录验》用续断 杜仲 牛膝 细辛 秦艽 茯苓 桂心 防风 芎䓖 人参 甘草 当归 芍药 干地黄<sub>各二两</sub>

右十五味，㕮咀，以水一斗，煮取三升。分三服，温身勿冷也。喜虚下利者，除干地黄。服汤，取蒴藋叶火燎，厚安席上，及热眠上，冷复燎之。冬月取根，春取茎熬，卧之佳，其余薄熨，不及蒴藋蒸也。诸处风湿亦用此法。新产竟便患腹痛不得转动，及腰脚挛痛不得屈伸，痹弱者，宜服此汤，除风消血也。《肘后》有附子一枚大者，无寄生、人参、甘草、当归。

菊花酒 主男女风虚寒冷腰背痛，食少羸瘦无色，嘘吸少气，去风冷，补不足方：

菊花 杜仲<sub>各一斤</sub> 附子 黄耆 干姜 桂心 当归 石斛<sub>各四两</sub> 紫石英 苁蓉<sub>各五两</sub> 萆薢 独活 钟乳<sub>各八两</sub> 茯苓<sub>三两</sub> 防风<sub>四两</sub>

右十五味，㕮咀，以酒七斗，渍五日。一服二合，稍稍加至五合，日三。《千金翼》不用干姜。

杜仲酒 主腰脚疼痛不遂，风虚方：

杜仲<sub>八两</sub> 石南<sub>二两</sub> 羌活<sub>四两</sub> 大附子<sub>五枚</sub>

右四味，㕮咀，以酒一斗，渍三宿。服二合，日再。偏宜冷病妇人服。

# 风痱第五

论三首 方八首 灸法一首

论曰：夫风痱者，卒不能语，口噤，手足不遂而强直者是也。治之以伏龙肝五升末，冷水八升，和搅取其汁饮之，能尽为善。《肘后》此方治心烦恍惚，腹中痛满，绝而复苏。自此以下九方，皆是主此风，用之次第，宜细寻之。

论曰：凡欲医此病，知先后次第，不得漫投汤药，以失机宜，非但杀人，因兹遂为痼疾。亦既得之，当进三味竹沥饮，少似有胜于常，更进汤也。竹沥饮子，患热风者必先用于此制其热毒。

**竹沥汤** 主四肢不收，心神恍惚不知人，不能言方：

竹沥二升 生葛汁一升 生姜汁三合

右三味相和，温暖，分三服，平旦、日晡、夜各一服，服讫觉四体有异似好，次进后汤方：

麻黄 防风各一两半 芎䓖 防己 附子 人参 芍药 黄芩 甘草 桂心各一两 生姜四两 石膏六两 杏仁四十枚 竹沥一升 羚羊角二两 生葛汁五合

右十六味，㕮咀，以水七升，煮减半，纳沥，煮取二升五合。分三服，取汗，间五日更服一剂，频与三剂，渐觉少损，仍进后方：

竹沥三升 防己 升麻 桂心 芎䓖 羚羊角各二两 麻黄三两 防风二两

右八味，㕮咀，以水四升合竹沥，煮取二升半。分三服，两日服一剂，常用，加独活三两最佳。此方神良，频进三剂。若手足冷者，加生姜五两、白术二两。若未除，更进后汤方：

防风 麻黄 芍药各一两半 防己 桂心 黄芩 白术 附子一本作杏仁四十枚 羚羊角 竹沥一升 甘草一本作葛根二两 人参 芎䓖 独活 升麻各一两 生姜 石膏各二两

右十七味，㕮咀，以水八升，煮减半，纳沥，煮取二升半。分三服，相去如人行十里更服。若有气者，加橘皮、牛膝、五加皮各一两。

凡风痱服前汤得瘥讫，可常服煮散除余风方：

防风 独活 防己 秦艽 黄耆 芍药 人参 白术 茯神 芎䓖 远志 升麻 石斛 牛膝 羚羊角 丹参 甘草 厚朴 天门冬 五加皮 桂心 黄芩《千金翼》作薯蓣 地骨皮各一两，一云各四两 橘皮 生姜 麻黄 干地黄各三两 槟榔《千金翼》作甘草 藁本《千金翼》作附子 杜仲《千金翼》作麦门冬 乌犀角各二两，《千金翼》作山茱萸 薏苡仁一升 石膏六两，一云三两

右三十三味，捣筛为粗散，和搅令匀，每以水三升、药三两，煮取一升，绵滤去滓。顿服之，取汗，日一服。若觉心中热烦，以竹沥代水

煮之。

凡患风人多热，常宜服荆沥方：

荆沥 竹沥 生姜汁各三合

右三味相和，暖之，为一服。每日旦服煮散，午后服此，平复好瘥乃止。

**独活煮散** 主诸风痱方：

独活八两 芎䓖 芍药 茯苓 防风 防己 葛根各一两 当归 人参 桂心 羚羊角 石膏 麦门冬各四两 磁石十两 甘草三两 白术三两

右十六味，各切如豆，分二十四份，份安生姜、生地黄切一升，杏仁二七枚，以水二升，煮取七合。日晚或夜中服之，日一服，间日服。无所忌。

凡风服汤药，多患虚热翕翕然，**五补丸**除热方：

防风 人参 苁蓉 干地黄 羚羊角 麦门冬 天门冬各一两半 芍药 独活 干姜 白术 丹参 食茱萸一本云山茱萸 甘草 茯神 升麻 黄耆 甘菊花 地骨皮 五加皮 石斛 牛膝 薯蓣各三十铢 秦艽 芎䓖 生姜屑 桂心 防己 黄芩各一两 寒水石三两 附子十八铢 石膏三两

右三十二味，末之，白蜜和。生姜蜜汤服如梧子大二十丸，日三，稍加至三十丸。忌油、面、蒜、生冷、醋滑、猪、羊、鸡、鱼等。

论曰：古人立方，皆准病根冷热制之，今人临急造次寻之即用，故多不验。所以欲用方者，先定其冷热，乃可检方，用无不效也。汤酒既尔，丸散亦然。凡此风之发也，必由热盛，故有竹沥、葛汁等诸冷药焉。后之学者，不能仔细识其方意，故有兹论，具而述之。其人无密室者，不得与疗风。强人居室不密尚中风，况服药人。

治风痱不能语，手足不遂灸法：

度病者手小指内歧间至指端为度，以置脐上，直望心下，以丹注度上端毕，又作两度，续所注上，合其下，开其上，取其本度，横置其开上，令三合，其状如倒作"厶"字形，男度左手，女度右手，嫌不分了，故上丹注，三处同时起火，各一百壮愈。

# 风懿第六

治风懿不能言，四肢不收，手足掸曳，**独活汤**方：

独活四两　桂心　芍药　栝楼根　生葛各二两　生姜六两　甘草三两

右七味，㕮咀，以水五升，煮取三升。分三服，日三。

论曰：脾脉络胃挟咽，连舌本，散舌下。心之别脉系舌本。今心脾二脏受风邪，故舌强不得语也。

治中风口噤不能言方：

防己　桂心　麻黄各二两　葛根三两　甘草　防风　芍药各一两　生姜四两

右八味，㕮咀，以水六升，煮取二升半，分三服。瘖哑不语，皆治之。

**石南汤** 治六十四种风注走入皮肤中，如虫行，腰脊强直，五缓六急，手足拘挛，隐疹搔之作疮，风尸身痒，卒风面目肿起，手不出头，口噤不能言方：

石南　干姜　黄芩　细辛　人参各一两　桂心　麻黄　当归　芎䓖各一两半　干地黄十八铢　甘草二两　食茱萸三十铢

右十二味，㕮咀，以水六升、酒三升，煮取三升。分三服，大汗勿怪。

治中风口噤不知人方：

白术四两，以酒三升，煮取一升，顿服之。

又方：

服荆沥一升。

又方：

服淡竹沥一升。

又方：

芥子一升　醋三升

右二味，煮取一升，薄头，以布裹之，一日一度。《肘后》以治卒不得语。

又方：

豉五升　吴茱萸一升

右二味，以水七升，煮取三升，渐渐饮之。《肘后》以治不能语。

卒中风，口噤不得开，灸机关《千金翼》名颊车二穴，穴在耳下八分小近前，灸五壮即得语。又灸随年壮，僻者逐僻左右灸之。

中风失瘖，不能言语，缓纵不随，先灸天窗五十壮，息火仍移灸百会五十壮毕，还灸天窗五十壮者。始发先灸百会，则风气不得泄，内攻五脏，喜闭伏，仍失音也，所以先灸天窗，次百会佳，一灸五十壮，悉泄火势，复灸之，视病轻重，重者一处三百壮。大较凡中风，服药益剧者，但是风穴悉皆灸之三壮，无不愈也，神良。决定勿疑惑也，不至心者，勿浪尽灸。

论曰：风寒之气客于中，滞而不能发，故瘖不能言，及喑哑失声，皆风邪所为也，入脏皆能杀人，故附之于治风方末。凡尸厥而死，脉动如故，此阳脉下坠，阴脉上争，气闭故也，针百会入三分，补之，灸熨斗熨两胁下。又灶突墨弹丸大，浆水和饮之。又针足中指头去甲如韭叶，又刺足大指甲下内侧去甲三分。

**桂汤** 治卒失音方：

浓煮桂汁，服一升，覆取汗。亦可末桂著舌下，渐渐咽汁。

又方：

浓煮大豆汁含亦佳，无豆用豉。

治卒不得语方：

酒五合，和人乳汁中半分，为二服。

论曰：夫眼𥆨动，口唇偏㖞，皆风入脉，急与小续命汤、附子散，摩神明膏、丹参膏，依穴灸之，喉痹舌缓亦然。风入脏使人瘖哑卒死，口眼相引，牙车急，舌不转，㖞僻者，与伏龙肝散和鸡冠血及鳖血涂，干复涂，并灸吻边横纹赤白际，逐左右，随年壮报之，至三报。三日不瘥，更报之。

**附子散** 主中风，手臂不仁，口面㖞僻方：

附子 桂心各五两 细辛 防风 人参 干姜各六两

右六味，治下筛。酒服方寸匕，日三，稍增之。

**甘草汤** 治偏风积年不瘥，手脚枯细，面口㖞僻，精神不定，言语倒错方：

甘草 桂心 芎䓖 麻黄 当归 芍药各一两 附子二枚 独活 防己各三两 生姜 石膏 茯神各四两 白术 黄芩 细辛各一两 秦艽 防风各一两半 侧子二枚 菊花一升 淡竹沥四升 人参二两

右二十一味，㕮咀，以水一斗，先煮麻黄去沫，取七升，纳竹沥及药，煮取三升。分四服，服三服讫，问一杯粥，后更服，待药势自汗。慎生冷、醋、蒜、面、乳酪、鱼等。

治凡风著人面，引口偏著耳，牙车急，舌不得转方：

生地黄汁一升 竹沥一升 独活三两

右三味，合煎取一升，顿服之，即愈。

治中风，面目相引，口偏僻，牙车急，舌不可转方：

牡蛎 矾石 灶下黄土 附子各等分

右四味，末之，取三岁雄鸡冠血，和药敷其上，预持镜候之，才欲复故，便急洗去之，不速去，便过不复还也。《千金翼》云偏右涂左，偏左涂右。

又方：

青松叶一斤，捣令汁出，清酒一斗渍二宿，近火一宿。初服半升，渐至一升，头面汗出即止。

又方：

竹沥三升 防风 防己 升麻 桂心 芎䓖各二两 羚羊角三两 麻黄四两

右八味，㕮咀，以水四升，合竹沥，煮取一升半。分三服，日服一剂，常用效。

又方：

酒煮桂取汁，以故布搨病上，正则止。左㖞搨右，右㖞搨左。秘不传，余常用大效。

治口耳僻方：

防风二两 柏实三两 独活 生姜各四两 麻黄三两 杏仁三十枚 附子 葛根各

二两

右八味，㕮咀，以水一斗、酒二升，煮取三升。分四服。

治口喎不止方：

取空青末如豆一枚，含之即愈。

治卒中风口喎方：

炒大豆三升令焦，以酒三升淋取汁，顿服之。《肘后》以治口噤不开。

又方：

大皂荚一两，去皮、子，下筛，以三年大醋和。左喎涂右，右喎涂左，干更涂之。

**枳茹酒** 主诸药不能瘥者方：

枳实上青刮取末，欲至心止，得茹五升，微火炒去湿气，以酒一斗渍，微火暖令得药味。随性饮之。主口僻眼急大验，治缓风、急风并佳。《肘后》以治身直不得屈伸反复者，枳树皮亦得。

治卒中风口喎方：

以苇筒长五寸，以一头刺耳孔中，四畔以面密塞之，勿令泄气，一头纳大豆一颗，并艾烧之令燃，灸七壮即瘥，患右灸左，患左灸右。千金不传。耳病亦灸之。

中风口喎，灸手交脉三壮，左灸右，右灸左，其炷如鼠屎形，横安之两头下火。

# 角弓反张第七

## 方六首

治卒半身不遂，手足拘急，不得屈伸，身体冷，或智或痴，或身强直不语，或生或死，狂言不可名状，角弓反张，或欲得食，或不用食，或大小便不利，皆疗之方：

人参 桂心 当归 独活 黄芩 干姜 甘草各十八铢 石膏一两半 杏仁四十枚

右九味，㕮咀，以井华水九升，煮取三升。分三服，日二，覆取汗，不汗更合，加麻黄五两合服。《古今录验》名八风续命汤。

**仓公当归汤** 主贼风口噤，角弓反张，痉者方：

当归 防风<sub>各十八铢</sub> 独活<sub>一两半</sub> 麻黄<sub>三十铢</sub> 附子<sub>一枚</sub> 细辛<sub>半两</sub>

右六味，㕮咀，以酒五升、水三升，煮取三升。服一升，口不开者，格口纳汤，一服当苏，二服小汗，三服大汗。

又方：

单服荆沥良。

又方：

酒一斗，胶二斤，煮令烊，得六升。一服一升，稍服愈。

**秦艽散** 治半身不遂，言语错乱，乍喜乍悲，角弓反张，皮肤风痒方：

秦艽 独活<sub>《胡洽》用乌头</sub> 黄耆 人参 甘菊花<sub>各二两，《胡洽》用蜀椒</sub> 茵芋<sub>十八铢，《胡洽》用蔄草</sub> 防风 石斛<sub>《胡洽》用草藓</sub> 桂心 山茱萸<sub>各二两半</sub> 附子 芎䓖<sub>《胡洽》用桔梗</sub> 细辛 当归 五味子 甘草 白术 干姜 白鲜皮<sub>《胡洽》用白蔹，各三十铢</sub> 麻黄 天雄 远志<sub>各一两，《胡洽》用防己</sub>

右二十二味，治下筛。酒服方寸匕，日再，渐渐加至二匕。又云治风无新久，并补。

**吴秦艽散** 治风注甚良，角弓反张，手足酸疼，皮肤习习，身体都痛，眉毛堕落，风注入肢体百脉，身肿，耳聋，惊悸心满，短气，魂志不定，阴下湿痒，大便有血，小便赤黄，五劳七伤，万病皆主之方：

秦艽 蜀椒 人参 茯苓 牡蛎 细辛 麻黄 栝楼根<sub>各十八铢</sub> 干姜 附子 白术 桔梗 桂心 独活 当归<sub>各一两</sub> 黄芩 柴胡 牛膝<sub>各半两</sub> 芎䓖 防风<sub>各一两半</sub> 石南 杜仲 莽草 乌头 天雄<sub>各半两</sub> 甘草<sub>一两半</sub>

右二十六味，治下筛，盛以韦袋。食前温酒一升服方寸匕，日三服，急行七百步，更饮酒一升。忌如常法。

# 风痹第八

论一首 方九首

论曰：血痹病从何而得之？师曰：夫尊荣人骨弱、肌肤盛，因疲劳汗出，卧不时动摇，加被微风遂得之，形如风状。《巢源》云：其状如被微风所吹。但以脉自微涩，涩在寸口，关上紧，宜针引阳气，令脉和，紧去则愈。

治风湿脉浮，身重汗出恶风方：

汉防己四两 甘草二两 黄耆五两 生姜 白术各三两 大枣十二枚

右六味，㕮咀，以水六升，煮取三升，分三服。服了坐被中，欲解如虫行皮中，卧取汗。

治三阴三阳，厥逆寒食，胸胁支满，病不能言，气满，胸中急，肩息，四肢时寒热不随，喘悸烦乱，吸吸少气，言辄飞扬，虚损，**铁精汤**方：

黄铁三十斤，以流水八斗，扬之三千遍 炭五十斤，烧铁令赤投冷水，复烧七遍，如此澄清，取汁二斗煮药 半夏 麦门冬各一升 白薇 黄芩 甘草 芍药各四两 人参三两 大枣二十枚 石膏五两 生姜二两

右十味，㕮咀，纳前汁中，煮取六升。服一升，日三，两日令尽。

**黄耆汤** 治血痹，阴阳俱微，寸口关上微，尺中小紧，外证身体不仁，如风状方：

蜀黄耆 人参 芍药 桂心各二两 大枣十二枚 生姜六两

右六味，㕮咀，以水六升，煮取二升。服七合，日三服尽。《要略》五物，无人参。

治游风行走无定，肿或如盘大，或如瓯，或著腹背，或著臂，或著脚，悉主之方：

海藻 茯苓 防风 独活 附子 白术各三两 大黄五两 鬼箭 当归各二两，一本作当陆

右九味，㕮咀，以酒二斗，渍之五日。初服二合，加之，以知为度。

**白蔹散** 治风痹肿，筋急辗转易常处方：

白蔹半两 附子六铢

右二味，治下筛。酒服半刀圭，日三，不知增至一刀圭，身中热行为候，十日便觉。

治风痹，游走无定处，名曰血痹大易方：

萆薢 薯蓣 牛膝 泽泻各二两 白术 地肤子各半两 干漆 蛴螬 天雄 狗脊

车前子各十铢　茵芋六铢　山茱萸三十铢　干地黄二两半

右十四味，末之，蜜和。酒下如梧子十丸，日三，稍稍加之。

治诸风痹方：

防风　甘草　黄芩　桂心　当归　茯苓各一两　秦艽　葛根各二两　生姜五两　大枣三十枚　杏仁五十枚

右十一味，㕮咀，以水、酒各四升，煮取三升。分三服，取汗。

**附子酒**　主大风冷痰癖胀满，诸痹方：

大附子一枚重二两者亦云二枚，酒五升渍之，春五日。一服一合，日二，以痹为度。

**麻子酒**　主虚劳百病，伤寒风湿，及妇人带下，月水往来不调，手足疼痹著床，服之令人肥健方：

麻子一石　法曲一斗

右二味，先捣麻子成末，以水两石著釜中，蒸麻子极熟，炊一石米，须出滓，随汁多少如家酝法，候熟，取清酒随性饮之。

# 备急千金要方卷第九　伤寒上

朝奉郎守太常少卿充秘阁校理判登闻检院上护军赐绯鱼袋臣林亿等校正

## 伤寒例第一

论曰：《易》称天地变化，各正性命。然则变化之迹无方，性命之功难测，故有炎凉寒燠、风雨晦冥、水旱妖灾、虫蝗怪异。四时八节，种种施化不同；七十二候，日月运行各别。终其晷度，方得成年，是谓岁功毕矣。天地尚且如然，在人安可无事？故人生天地之间，命有遭际，时有否泰，吉凶悔吝，苦乐安危，喜怒爱憎，存亡忧畏，关心之虑，日有千条；谋身之道，时生万计，乃度一日。是故天无一岁不寒暑，人无一日不忧喜，故有天行温疫病者，即天地变化之一气也，斯盖造化必然之理，不得无之。故圣人虽有补天立极之德，而不能废之，虽不能废之，而能以道御之。其次有贤人，善于摄生，能知搏节，与时推移，亦得保全。天地有斯瘴疠，还以天地所生之物以防备之，命曰知方，则病无所侵矣。然此病也，俗人谓之横病，多不解治，皆云日满自瘥，以此致枉者，天下大半。凡始觉不佳，即须救疗，迄至于病愈，汤食竞进，折其毒势，自然而瘥。必不可令病气自在，恣意攻人，拱手待毙，斯为误矣。今博采群经，以为上下两卷，广设备拟，好养生者，可得详焉。

《小品》曰：古今相传，称伤寒为难治之疾，时行温疫是毒病之气，而论治者，不判伤寒与时行温疫为异气耳，云伤寒是雅士之辞，天行温疫是田舍间号耳，不说病之异同也。考之众经，其实殊矣。所宜不同，方说宜辨，是以略述其要。

经言：春气温和，夏气暑热，秋气清凉，冬气冰冽，此四时正气之序也。冬时严寒，万类深藏，君子周密，则不伤于寒，或触冒之者，乃为伤寒耳。其伤于四时之气，皆能为病，而以伤寒为毒者，以其最为杀厉之气也。中而即病，名曰伤寒。不即病者，其寒毒藏于肌骨中，至春变为温病，至夏变为暑病。暑病热极，重于温也。是以辛苦之人，春夏多温病、热病者，皆由冬时触冒寒冷之所致，非时行之气也。凡时行者，是春时应暖而反大寒，夏时应热而反大冷，秋时应凉而反大热，冬时应寒而反大温，此非其时而有其气。是以一岁之中，病无长少，多相似者，此则时行之气也。伤寒之病，逐日深浅以施方治。今世人得伤寒，或始不早治，或治不主病，或日数久淹，困乃告师。师苟依方次第而疗，则不中病。皆宜临时消息制方，乃有效耳。

华佗曰：夫伤寒始得，一日在皮，当摩膏火炙之即愈。若不解，二日在肤，可依法针，服解肌散发汗，汗出即愈。若不解，至三日在肌，复一发汗即愈；若不解者止，勿复发汗也。至四日在胸，宜服藜芦丸，微吐之则愈；若病困，藜芦丸不能吐者，服小豆瓜蒂散，吐之则愈也；视病尚未醒醒者，复一法针之。五日在腹，六日入胃，入胃乃可下也。若热毒在外，未入于胃，而先下之者，其热乘虚入胃，即烂胃也。然热入胃，要须下去之，不可留于胃中也。胃若实热为病，三死一生，皆不愈；胃虚热入，烂胃也，其热微者，赤斑出，此候五死一生；剧者黑斑出者，此候十死一生。但论人有强弱，病有难易，得效相倍也。

得病无热，但狂言，烦躁不安，精彩言语不与人相主当者，勿以火迫之，但以猪苓散一方寸匕服之，当逼与新汲水一升若二升强饮之，令以指刺喉中吐之，病随手愈。若不能吐者，勿强与水，水停则结心下也，当更以余药吐之，皆令相主，不尔更致危矣。若此病辈，不时以猪苓散吐解之者，其死殆速耳。亦可先以去毒物，及法针之尤佳。

夫饮膈实者，此皆难治，此三死一生也。病者过日不以时下，则热不得泄，亦胃烂斑出。春夏无大吐下，秋冬无大发汗。发汗法：冬及始春大寒时，宜服神丹丸，亦可摩膏火炙。若春末及夏月、始秋，此热月不宜火炙及重覆，宜服六物青散，若崔文行度瘴散，赤散、雪煎亦善。若无丸散及煎者，但单煮柴胡数两。伤寒、时行，亦可服以发汗。至再三发汗不解，当与汤，实者转下之。其脉朝夕快者，为澼实也。朝平夕快者，非澼也。转下汤为可早与，但当少与，勿令大下耳，少与当数其间也。

诸虚烦热者，与伤寒相似，然不恶寒，身不疼痛，故知非伤寒也，不可发汗。头不痛，脉不紧数，故知非里实，不可下也。如此内外皆不可攻，而强攻之，必遂损竭，多死难全也。此虚烦，但当与竹叶汤；若呕者，与橘皮汤一剂，不愈，为可重与也。此法数用，甚有效验。伤寒后虚烦，亦宜服此汤。

王叔和曰：夫阳盛阴虚《外台》作表和里病，汗之则死，下之则愈。阳虚阴盛《外台》作里和表病，下之则死，汗之则愈。夫如是则神丹安可以误发，甘遂何可以妄攻。虚盛之治《外台》作表里之治，相背千里，吉凶之机，应若影响。然则桂枝下咽，阳盛则毙《外台》作表和则毙；承气入胃，阴盛以亡《外台》作里平以亡。若此阴阳虚实之交错，其候至微；发汗吐下之相反，其祸至速。而医术浅狭，不知不识，病者殒没，自谓其分，至令冤魂塞于冥路，夭死盈于旷野。仁爱鉴兹，能不伤楚？

夫伤寒病者，起自风寒入于腠理，与精气分争，荣卫否隔，周行不通。病一日至二日，气在孔窍、皮肤之间，故病者头痛恶寒，腰背强重，此邪气在表，发汗则愈。三日以上，气浮在上部，填塞胸心，故头痛，胸中满，当吐之则愈。五日以上，气沉结在脏，故腹胀身重，骨节烦疼，当下之则愈。明当消息病之状候，不可乱投汤药，虚其胃气也。经言脉微不可吐，虚细不可下，又夏月亦不可下也。此医之大禁也。脉有沉浮，转能变化，或人得病数日，方以告医，虽云初觉，视病已积日在身，其疹瘵结成，非复发汗解肌所除，当诊其脉，随时形势，救解求免也。不可苟以次第为固，失其机要，乃致祸矣。此伤寒次第，病三日以内发汗者，谓当风解衣，夜卧失覆，寒温所中，并时有疾疫贼风之气而相染易，为恶邪所中也。至于人自饮食生冷过多，腹藏不消，转动稍难，头痛身温，其脉实大者，便可吐下之，不可发汗也。

陈廪丘云：或问得病连服汤药发汗，汗不出如之何？答曰：医经云，连发汗汗不出者，死病也。吾思之，可蒸之如蒸中风法。热湿之气于外迎之，不得不汗出也。后以问张苗，苗云：曾有人作事，疲极汗出，卧单簟中冷得病，但苦寒倦，诸医与丸散汤，四日之内，凡八过发汗，汗不出。苗令烧地布桃叶蒸之，即得大汗，于被中就粉敷身，使极燥乃起，便愈。后数以此发汗，汗皆出也。人性自有难汗者，非惟病使其然也，蒸之则无不汗出也。诸病发热恶寒、脉浮洪者，便宜发汗，温粉粉之，勿令遇风。当发汗而其人适失血及大下利，则不可大汗也，数方与桂枝汤，使体润漐漐，汗出连日，当自解也。

论曰：凡人有少苦，似不如平常，即须早道。若隐忍不治，冀望自瘥，须臾之间，已成痼疾，小儿、女子益以滋甚。若时气不和，当自戒勒。若小有不和，即须治疗，寻其邪由，及在腠理，以时早治，鲜不愈者。患人忍之数日乃说，邪气入脏则难可制止，虽和缓亦无能为也。痈疽疔肿，喉痹客忤，尤为其急，此自养生之要也。

凡作汤药，不可避晨夜时日吉凶，觉病须臾，即宜便治，不等早晚，则易愈矣。服药当如方法，若纵意违师，不须治之也。

凡伤寒，多从风寒得之。始表中风寒，入里则不消矣，未有温覆而当不消也。凡得时气病，五六日而渴欲饮水，饮不能多，不当与也。所以尔者，腹中热尚少，不能消之，便更为人作病矣。若至七八日，大渴欲饮水者，犹当依证而与之，与之勿令极意也。言能饮一斗者，与五升。若饮而腹满、小便涩，若喘若哕，不可与之。忽然大汗出者，欲自愈也。人得病能饮水，欲愈也。

凡温病，可针刺五十九穴。又，身之穴六百五十有五，其三十六穴灸之有害，七十九穴刺之为灾。

论曰：夫寻方学之要，以救速为贵，是以养生之家，常须预合成熟药，以备仓卒之急，今具之如左。

# 辟温第二

方三十六首　湿䘌病证一条

辟疫气，令人不染温病及伤寒，岁旦**屠苏酒**方：

大黄十五铢　白术十八铢　桔梗　蜀椒各十五铢　桂心十八铢　乌头六铢　菝葜十二

右七味，㕮咀，绛袋盛，以十二月晦日日中悬沉井中，令至泥，正月朔日平晓出药，置酒中煎数沸，于东向户中饮之。屠苏之饮，先从小起，多少自在。一人饮，一家无疫；一家饮，一里无疫。饮药酒得，三朝还滓置井中，能仍岁饮，可世无病。当家内外有井，皆悉著药，辟温气也。

辟温气，**太一流金散**方：

雄黄三两 雌黄二两 矾石一两半 鬼箭羽一两半 羖羊角二两，烧

右五味，治下筛，三角绛袋盛一两，带心前，并挂门户上。若逢大疫之年，以月旦青布裹一刀圭，中庭烧之。温病人亦烧熏之。

辟温气，**雄黄散**方：

雄黄五两 朱砂一作赤术 菖蒲 鬼臼各二两

右四味，治下筛，以涂五心、额上、鼻人中及耳门。

天气不和，疾疫流行，预备**一物柏枝散**方：

取南向社中柏东南枝，曝令干，捣末，酒服方寸匕，神良。

辟温病，**粉身散**，常用方：

芎䓖 白芷 藁本各等分

右三味，治下筛，纳米粉中，以粉身。

辟温气，杀鬼，烧药方：

雄黄 丹砂 雌黄各一斤 羚羊角羖羊角亦得 芜荑 虎骨 鬼臼 鬼箭羽 野丈人 石长生 猳猪屎 马悬蹄各三两 青羊脂 菖蒲 白术各八两 蜜蜡八斤

右十六味，末之，以蜜蜡和为丸，如弹许大。朝暮及夜中，户前微火烧之。

辟温，**虎头杀鬼丸**方：

虎头五两 朱砂 雄黄 雌黄各一两半 鬼臼 皂荚 芜荑各一两

右七味，末之，以蜜蜡和为丸，如弹子大，绛袋盛，系臂，男左女右，及悬屋四角，晦望夜半，中庭烧一丸。

**辟温杀鬼丸** 熏百鬼恶气方：

雄黄 雌黄各二两 羖羊角 虎骨各七两 龙骨 龟甲 鲮鲤甲 猬皮各三两 樗鸡十五枚 空青一两 芎䓖 真朱各五两 东门上鸡头一枚

右十三味，末之，烊蜡二十两，并手丸如梧子。正旦，门户前烧一丸，带一丸，男左女右。辟百恶，独宿、吊丧、问病，各吞一丸小豆大；天阴、大雾日，烧一丸于户牖前，佳。

汉建宁二年，太岁在酉，疫气流行，死者极众，即有书生丁季回从蜀青城山来，东过南阳，从西市门入，见患疫疠者颇多，遂于囊中出药，人各惠之一丸。灵药沾唇，疾无不瘥。市中疫鬼数百千余，见书生施药，悉皆惊怖而走。乃有鬼王见书生，谓有道法，兼自施药，感众鬼等奔走若是，遂诣书生，欲求受其道法，书生曰：吾无道法，乃囊中之药。呈于鬼王，鬼王睹药，惊惶叩头，乞命而走。此方药带之入山，能辟虎狼虫蛇，入水能除水怪蛟蜃。**雄黄丸**方：

雄黄 雌黄 曾青 鬼臼 真珠 丹砂 虎头骨 桔梗 白术 女青 芎䓖 白芷 鬼督邮 芫荑 鬼箭羽 藜芦 菖蒲 皂荚各一两

右十八味，末之，蜜丸如弹子大。绢袋盛，男左女右带之。卒中恶及时疫，吞如梧子一丸，烧一弹丸户内。

**赤散** 辟温疫气，伤寒热病方：

藜芦 踯躅花各一两 附子 桂心 真朱各六铢 细辛 干姜各十八铢 牡丹皮 皂荚各一两六铢

右九味，末之，纳真朱合治之，分一方寸匕，置绛囊中带之，男左女右，著臂自随。觉有病之时，便以粟米大纳著鼻中，又酒服一钱匕，覆取汗，日三服，当取一过汗耳。

又方：

正月旦，取东行桑根大如指、长七寸，以丹涂之，悬门户上，又令人带之。

断温病，令不相染著方：

汲水瓶绠长七寸，盗著病人卧席下，良。

又方：

以绳度所住户中壁，屈绳即断之。

治温，令不相染方：

桃树蠹屎末之，水服方寸匕。

又方：

术、豉等分，酒渍，服之妙。

又方：

正旦吞麻子、赤小豆各二七枚，又以二七枚投井中。

又方：

新布袋盛大豆一升，纳井中，一宿出，服七枚。

又方：

新布袋盛赤小豆，纳井中，三日出，举家服二七枚。

又方：

松叶末之，酒服方寸匕，日三服。

又方：

常以七月七日合家吞赤小豆，向日吞二七枚。

又方：

常以七月七日，男吞大豆七枚，女吞小豆二七枚。

又方：

神仙教人立春后有庚子日，温芜菁菹汁，合家大小并服，不限多少。

断温疫转相染著，乃至灭门，延及外人，无收视者方：

赤小豆 鬼箭羽 鬼臼 丹砂 雄黄 各二两

右五味，末之，以蜜和服如小豆一丸，可与病人同床传衣。

治疫病方：

药子二枚，末，水服之。

又方：

白蜜和上色朱砂粉一两，常以太岁日平旦，大小勿食，向东方立，吞服三七丸，如麻子大，勿令齿近之，并吞赤小豆七枚，投井泉中，终身勿忘此法。

又方：

凡时行疫疠，常以月望日细剉东引桃枝，煮汤浴之。

治瘴气方：

蒜五子，并皮碎之 豉心一升

右二味，以三岁男儿尿二升，煮五六沸，去滓服之，良。

又方：

青竹茹二升，以水四升，煮取三升，分三服。

治患雾气者，心内烦闷少气，头痛项急，起则眼眩欲倒，身微热，战掉不安，时复憎寒，心中欲吐，吐时无物方：

新猪屎二升半，纳好酒一升，搅令散，以生布绞取汁，更以绵滤，顿服之取尽，即地铺暖卧覆盖，铺前著火，当汗出。若得汗，当细细去上衣，勿使心寒，寒即不瘥，看汗自干乃起，慎风冷。亦治疟及风劳蛊毒。

治肝腑脏温病阴阳毒，颈背双筋牵，先寒后热，腰强急缩，目中生花。方：

桂心一两 白术 芒硝 大青 栀子各三两 柴胡五两 石膏 生姜各八两 生地黄 香豉各一升

右十味，㕮咀，以水九升，煮取三升，分三服。

治肝腑脏温病阴阳毒，先寒后热，颈筋牵挛，面目赤黄，身中直强。方：

玄参一两 细辛二两 栀子 黄芩 升麻 芒硝各三两 石膏三两 车前草曝，切，二升 竹叶切，五升

右九味，㕮咀，以水一斗半，煮竹叶、车前，取七升，去滓，下诸药，煎至三升，下芒硝，分三服。

治心腑脏温病阴阳毒，战掉不定，惊动。方：

大青 黄芩 栀子 知母 芒硝各三两 麻黄四两 玄参六两 石膏 生葛根各八两 生地黄切，一升

右十味，㕮咀，以水九升，煮取三升，去滓，下芒硝，分三服。

治脾腑脏温病阴阳毒，头重颈直，皮肉痹，结核隐起。方：

大青 羚羊角 升麻 射干 芒硝各三两 栀子四两 寒水石五两 玄参八两

右八味，㕮咀，以水七升，煮取三升，分三服。

治肺腑脏温病阴阳毒，咳嗽连续，声不绝，呕逆。方：

麻黄 栀子 紫菀 大青 玄参 葛根各三两 桂心 甘草各二两 杏仁 前胡各四两 石膏八两

右十一味，㕮咀，以水九升，煮取三升，分三服。

治肺腑脏温病阴阳毒，热暴气，斑点。方：

栀子 大青 升麻 芒硝各三两 葱须切，四两 豉一升 石膏 生葛各八两，一作生姜

右八味，㕮咀，以水七升，煮取三升，下芒硝，分三服。

治肾腑脏温病，身面如刺，腰中欲折，热毒内伤。方：

茵陈蒿 栀子 芒硝各三两 苦参 生葛各四两 生地黄 石膏各八两 葱白 豉各一升

右九味，㕮咀，以水九升，煮取二升半，下硝，分三服。

温风之病，脉阴阳俱浮，汗出体重，其息必喘，其形状不仁，嘿嘿但欲眠，下之者则小便难，发其汗者必谵言，加烧针者则耳聋、难言，但吐下之则遗失便利，如此疾者，宜服**葳蕤汤**方：

葳蕤 白薇 麻黄 独活 杏仁 芎䓖 甘草 青木香各二两 石膏三两

右九味，㕮咀，以水八升，煮取三升，去滓，分三服，取汗。若一寒一热，加朴硝一分，及大黄三两下之；如无木香，可用麝香一分。《小品方》云，葳蕤汤治冬温及春月中风伤寒，则发热头眩痛，喉咽干，舌强，胸内疼，心胸痞满，腰背强，亦治风温。

夫蜃病与百合、狐惑、湿风、温病、鬼魅皆相类，宜精察节气，其新故二气相搏，喜成此疾。

# 伤寒膏第三

### 方三首

治伤寒，头痛项强，四肢烦疼，**青膏**方：

当归 芎䓖 蜀椒 白芷 吴茱萸 附子 乌头 莽草各三两

右八味，㕮咀，以醇苦酒渍之再宿，以猪脂四斤，煎令药色黄，绞去滓。以温酒服枣核大三枚，日三服，取汗，不知稍增。可服可摩，如初得伤寒一日，苦头痛背强，宜摩之佳。

治伤寒敕色，头痛项强，贼风走风，**黄膏**方：

大黄 附子 细辛 干姜 蜀椒 桂心各半两 巴豆五十枚

右七味，㕮咀，以醇苦酒渍一宿，以腊月猪脂一斤煎之，调适其火，三上三下药成。伤寒赤色发热，酒服梧子大一枚，又以火摩身数百过。兼治贼风，绝良。风走肌肤，追风所在摩之，神效。千金不传，此赵泉方也。

**白膏** 治伤寒头痛，向火摩身体，酒服如杏核一枚，温覆取汗。摩身当千过，药力乃行。并治恶疮，小儿头疮、牛领马鞍皆治之，先以盐汤洗疮，以布拭之，敷膏。痈肿，火炙摩千过，日再，自消者方：

天雄 乌头 莽草 羊踯躅各三两

右四味，㕮咀，以苦酒三升渍一夕，作东向露灶，又作十二聚湿土各一升许大；取成煎猪脂三斤，著铜器中，加灶上炊，以苇薪令释，纳所渍药，炊令沸，下著土聚上，沸定复上，如是十二过，令土尽遍药成，去滓。伤寒咽喉痛，含如枣核一枚，日三。摩时勿令近目。

## 发汗散第四

方十一首

**度瘴发汗青散** 治伤寒敕色，恶寒发热，头痛项强，体疼方：

麻黄二两半 桔梗 细辛 吴茱萸 防风 白术各一两 乌头 干姜 蜀椒 桂心各一两六铢

右十味，治下筛。温酒服方寸匕，温覆取汗，汗出止。若不得汗，汗少不解，复服如法。若得汗足，如故头痛发热，此为内实，当服驶豉丸若翟氏丸。如得便头重者，可以二大豆许，纳鼻孔中，觉燥，涕出，一日可三四度，必愈。兼辟时行病。

**五苓散** 主时行热病，但狂言，烦躁不安，精彩言语不与人相主当者方：

猪苓 白术 茯苓各十八铢 桂心十二铢 泽泻三十铢

右五味，治下筛。水服方寸匕，日三。多饮水，汗出即愈。

**崔文行解散** 治时气不和，伤寒发热者方：

桔梗 细辛各四两 白术八两 乌头一斤

右四味，治下筛。若中伤寒，服钱五匕，覆取汗解。若不觉，复小增之，以知为度。若时气不和，旦服钱五匕。辟恶气，欲省病，服一服。皆酒服。

**六物青散** 治伤寒敕色，恶寒方：

附子 白术各一两六铢 防风 细辛各一两十八铢 桔梗 乌头各三两十八铢

右六味，治下筛。以温酒服钱五匕，不知稍增之。服后食顷不汗出者，进温粥一杯以发之，温覆，汗出漐漐可也，勿令流离，勿出手足也，汗出止。若汗大出不止者，温粉粉之，微者不须粉。不得汗者，当更服之。得汗而不解者，当服神丹丸方出下篇发汗丸门。

**青散** 治春伤寒，头痛发热方：

苦参 厚朴 石膏各三十铢 大黄 细辛各二两 麻黄五两 乌头五枚

右七味，治下筛。觉伤寒头痛发热，以白汤半升，和药方寸匕，投汤中，熟讫去滓。尽服，覆取汗，汗出，温粉粉之良久。一服不除，宜重服之。或当微下利者，有大黄故也。

**诏书发汗白薇散** 治伤寒二日不解者方：

白薇十二铢 杏仁 贝母各十八铢 麻黄一两八铢

右四味，治下筛。酒服方寸匕，自覆卧，汗出即愈。

治伤寒，头痛身热，腰背强引颈，及风口噤，疭不绝，妇人产后中风寒，经气腹大，**华佗赤散**方：

丹砂十二铢 蜀椒 蜀漆 干姜 细辛 黄芩 防己 桂心 茯苓 人参 沙参 桔梗 女萎 乌头各十八铢 雄黄二十四铢 吴茱萸三十铢 麻黄 代赭各二两半

右十八味，治下筛。酒服方寸匕，日三，耐药者二匕，覆令汗出。欲治疭，先发一时所，服药二匕半，以意消息之。细辛、姜、桂、丹砂、雄黄不熬，余皆熬之。

**赤散** 治伤寒，头痛项强，身热，腰脊痛，往来有时方：

干姜 防风 沙参 细辛 白术 人参 蜀椒 茯苓 麻黄 黄芩 代赭 桔梗 吴茱萸各一两 附子二两

右十四味，治下筛。先食酒服一钱匕，日三。

**乌头赤散** 治天行疫气病方：

乌头一两半 皂荚半两 雄黄 细辛 桔梗 大黄各一两

右六味，治下筛。清酒若井华水服一刀圭，日二，不知稍增，以知为度。除时气疫病，若牛马六畜中水行疫，亦可与方寸匕。人始得病一日时，服一刀圭，取两大豆许吹著两鼻孔中。

治时行头痛，壮热一二日，**水解散**方：

桂心 甘草 大黄各二两 麻黄四两

右四味，治下筛。患者以生熟汤浴讫，以暖水服方寸匕，日三，覆取汗或利，便瘥。丁强人服二方寸匕。《延年秘录》有黄芩、芍药各二两；《古今录验》无甘草，有芍药，治天行热病，生疱疮，疼痛，解肌出汗。

治时病，表里大热欲死方：

大黄 寒水石 芒硝 石膏 升麻 麻黄 葛根

右八味，等分，治下筛。水服方寸匕，日二。

# 发汗汤第五

例一首　桂枝证十三首　方十九首

例曰：大法春夏宜发汗，凡发汗，欲令手足皆周至，漐漐然一时间许益佳，但不可令如水流离霡霂耳。若病不解，当更重发汗。汗出多则亡阳，阳虚不可重发汗也。凡服汤药发汗，中病便止，不必尽剂也。凡云可发汗而无汤者，丸散亦可用，要以汗出为解，然不及汤随证良验。凡病无故自汗出，复发其汗愈，卫复和故也。

夫脉浮者病在外，可发汗，宜桂枝汤。

夫阳脉浮大而数者，亦可发汗，为宜桂枝汤。

病常自汗出者，此为荣气和，荣气和而外不解，此为卫气不和也。荣行脉中，卫行脉外，复发其汗，卫和则愈，宜桂枝汤。

病人脏无他病，时时发热，自汗出而不愈者，此卫气不和故也，先其时发汗则愈，宜桂枝汤。

太阳病发热汗出者，此为荣弱卫强，故令汗出，欲救邪风，宜桂枝汤。

太阳病，头痛发热，汗出，恶风寒，宜桂枝物。

太阳病，下之微喘者，表未解也，宜桂枝加厚朴杏仁汤。

太阳病，外证未解者，不可下，宜桂枝汤。

太阳病，先发其汗不解，而下之，其脉浮者，不愈；浮为在外，而反下之，故令不愈。今脉浮，故在外，当须解其表则愈，宜桂枝汤。

太阳病，下之，气上冲者，可与桂枝汤；不上冲，不可与。

凡桂枝本为解肌，若脉浮紧，发热无汗者，勿与之，常知此，勿误也。

凡酒客，勿与桂枝汤，若服必呕。

凡服桂枝汤吐者，后必吐脓血也。

**桂枝汤**　治中风，其脉阳浮而阴弱，阳浮者热自发，阴弱者汗自出，啬啬恶风，淅淅恶寒，翕翕发热，鼻鸣干呕方：

桂枝　芍药　生姜各三两　甘草二两　大枣十二枚

右五味，㕮咀三物，切姜、擘枣，以水七升，煮枣令烂，去滓，乃纳诸药，水少者益之，煮令微沸，得三升，去滓。服一升，日三，小儿以意减之。初服少多便得汗出者，小阔其间；不得汗者，小促其间，令药势相及。汗出，自护如法，特须避风。病若重，宜夜服。若服一剂不解，疾证不变者，当复服之。至有不肯汗出，服两三剂乃愈。服此药食顷，饮热粥以助药力。

治伤寒头及腰痛，身体骨节疼，发热恶寒，不汗而喘，**麻黄汤**方：

麻黄三两　桂心　甘草各一两　杏仁七十枚，喘不甚，用五十枚

右四味，㕮咀，以水九升煮麻黄，减二升，去沫，纳诸药，煮取二升半，绞去滓。服八合，覆令汗。

**大青龙汤**　治中风伤寒，脉浮紧，发热恶寒，身体疼痛，汗不出而烦躁方：

麻黄六两　桂心　甘草各二两　石膏如鸡子一枚，碎　生姜三两　杏仁四十枚　大枣十二枚

右七味，㕮咀，以水九升，煮麻黄，去沫，乃纳诸药，煮取三升。分服一升，厚覆，当大汗出，温粉粉之即止，不可再服。服之则筋惕肉瞤，

此为逆也。不汗乃再服。

**阳毒汤**　治伤寒一二日便成阳毒，或服药吐下之后，变成阳毒。身重，腰背痛，烦闷不安，狂言，或走，或见鬼，或吐血、下痢，其脉浮大数，面赤斑斑如锦文，咽喉痛，唾脓血，五日可治，至七日不可治，宜服**升麻汤**方：

升麻　甘草各半两　当归　蜀椒　雄黄　桂心各六铢

右六味，㕮咀，以水五升，煮取二升半。分三服，如人行五里进一服，温覆手足，毒出则汗，汗出则解。不解，重作服之，得吐亦佳。仲景无桂心，有鳖甲手大一片；《肘后》与《千金》同；《古今录验》有栀子六铢、鳖甲如手一片。

**阴毒汤**　治伤寒初病一二日，便结成阴毒，或服药六七日以上至十日，变成阴毒。身重背强，腹中绞痛，咽喉不利，毒气攻心，心下坚强，短气不得息，呕逆，唇青面黑，四肢厥冷，其脉沉细紧数，仲景云此阴毒之候，身如被打，五六日可治，至七日不可治也。**甘草汤**方：

甘草　升麻各半两　当归　蜀椒各六铢　鳖甲一两

右五味，㕮咀，以水五升，煮取二升半。分三服，如人行五里顷更进一服。温覆取汗，毒当从汗出，汗出则愈。若不汗则不除，重作服。仲景方去蜀椒。

**阴旦汤**　治伤寒，肢节疼痛，内寒外热，虚烦方：

芍药　甘草各二两　干姜　黄芩各三两　桂心四两　大枣十五枚

右六味，㕮咀，以水一斗，煮取五升，去滓。温服一升，日三夜再，覆令小汗。

**阳旦汤**　治伤寒中风，脉浮，发热往来，汗出恶风，头项强，鼻鸣干呕，桂枝汤主之，随病加减如左：

以泉水一斗，煮取四升，分服一升，日三。自汗者，去桂枝，加附子一枚；渴者，去桂，加栝楼根三两；利者，去芍药、桂，加干姜三累、附子一枚炮；心下悸者，去芍药，加茯苓四两；虚劳里急，正阳旦主之，煎得二升，纳胶饴半斤，为再服；若脉浮紧，发热者，不可与之。

**六物解肌汤**　治伤寒发热，身体疼痛方：

葛根四两　茯苓三两　麻黄　牡蛎　生姜各二两　甘草一两

右六味，㕮咀，以水八升，煮取三升。分三服，再服后得汗，汗通即止。《古今录验》无生姜、甘草。

**解肌汤** 治伤寒温病方：

葛根四两 麻黄一两 黄芩 芍药 甘草各二两 大枣十二枚

右六味，㕮咀，水一斗，煮取三升。饮一升，日三服。三四日不解，脉浮者，宜重服发汗；脉沉实者，宜以驶豉丸下之。《延年秘录》有桂心一两。

治伤寒、时气温疫，头痛壮热，脉盛，始得一二日者方：

丹砂一两，末之，以水一斗，煮取一升。顿服之，覆取汗。

治疫气伤寒，三日以前不解者方：

好豉一升，绵裹 葱白切，一升 小男儿尿三升

右三味，先熬豉、葱，令相得，则投小便，煮取二升。分再服，徐徐服之，覆令汗，神验。

**解肌升麻汤** 治时气三四日不解方：

升麻 芍药 石膏 麻黄 甘草各一两 杏仁三十枚 贝齿二枚，一作贝母十八铢

右七味，㕮咀，以水三升，煮取一升。尽服，温覆发汗便愈。

**葛根龙胆汤** 治伤寒三四日不瘥，身体烦毒而热方：

葛根八两 龙胆 大青各半两 升麻 石膏 萎蕤各一两 甘草 桂心 芍药 黄芩 麻黄各二两 生姜二两

右十二味，㕮咀，以水一斗煮葛根，取八升，纳余药，煮取三升。分四服，日三夜一。

治伤寒四五日，头痛壮热，四肢烦疼，不得饮食方：

栀子仁 黄连 黄檗 大黄各半两 好豉一升 葱白七茎

右六味，㕮咀，以水八升，煮上四物六七沸，纳后葱白、豉，煮得三升。顿服一升，日三。服汤讫，温覆令汗出，粉之，得汗便止，后服勿复取汗。不得汗者，复服重发。此药无忌，特宜老小，神良。

治夏月伤寒，四肢烦疼，发热，其人喜烦，呕逆支满，剧如祸祟，寒热相搏，故令喜烦，**七物黄连汤**方：

黄连 茯苓 黄芩各十八铢 芍药 葛根各一两 甘草一两六铢 小麦三合

右各㕮咀，以水七升，煮取三升。冷，分三服，不能一升者，可稍稍服之，汤势安乃卧。药主毒气，服汤之后，胸中热及咽喉痛，皆瘥。其明

日复煮一剂，如法服之。服此汤无毒，但除热下气，安病人。小儿服者，取三分之一，以水四升，煮得二升，稍稍服。

**三匕汤** 治伤寒中风，得之三日至七八日不解，胸胁痛，四肢逆，干呕，水浆不下，胸中有宿食不消，重下血，一日数十行方：

茯苓如鸡子大 黄芩 人参各三两 栝楼根四两 芒硝 干地黄各一升 大黄 麻黄 寒水石各半斤

右九味，捣筛令相得，以散三方寸匕，水一升，煮令三沸，绞去滓。服之，日三，温覆汗出即愈。病剧，与六七匕。

**五香麻黄汤** 治伤寒忽发肿，或著四肢，或在胸背，虚肿浮如吹状，亦著头面、唇口、颈项，剧者偏著脚胫外，如轴大而不痛不赤，着四肢者，乃欲不遂，悉主之方：

麝香半两 熏陆香 鸡舌香各一两 沉香 青木香 麻黄 防风 独活 秦艽 萎蕤 甘草各二两 白薇 枳实各二两

右十三味，㕮咀，以水九升，煮取三升。分三服，覆取汗后，外摩防己膏。

治伤寒三日外，与前药不瘥，脉势仍数者，阳气犹在经络，未入脏腑方：

桂枝 黄芩 甘草各二两 升麻 葛根 生姜各三两 芍药六两 石膏八两 栀子二七枚

右九味，㕮咀，以水九升，煮取二升七合，分二服，相去十里久。若前两服讫即得汗，后服即停；不得汗，更进一服，得汗即止。不得汗者，明日去栀子，加麻黄二两，足水二升，再依方服。

治伤寒，**雪煎方**：

麻黄十斤 杏仁一斗四升 大黄一斤十三两，如金色者

右三味，㕮咀，以雪水五斛四斗，渍麻黄于东向灶釜中三宿，纳大黄，搅令调，炊以桑薪，煮得二斛汁，去滓，复纳釜中，捣杏仁纳汁中，复炊之，可余六七斗汁，绞去滓，置铜器中，又以雪水三斗合煎之，搅令调，得二斗四升，药成可丸，冷凝，丸如弹丸。有病者，以三沸白汤五合，研一丸入汤中，适寒温服之，立汗出。若不愈者，复服一丸。密盛药，勿令泄气。

# 发汗丸第六

方二首

**神丹丸** 治伤寒敕澦，恶寒发热，体疼者方：

附子 乌头各四两 人参 茯苓 半夏各五两 朱砂一两

右六味，末之，蜜丸，以真丹为色。先食服如大豆二丸，生姜汤下，日三，须臾进热粥二升许，重复，汗出止。若不得汗，汗少不解，复服如前法。若得汗足，应解而不解者，当服桂枝汤。此药多毒，热者令饮水，寒者温饮解之。治疟，先发服二丸。《要略》用细辛，不用人参，别有射罔枣大一枚，名赤丸，主寒气厥逆。

治伤寒五六日以上不解，热在胸中，口噤不能言，惟欲饮水，为坏伤寒，医所不能治，为成死人，精魂已竭，心下才温，以杖发其口开，灌药咽中，药得下则愈，**麦奴丸**，一曰**黑奴丸**，二曰**水解丸**，方：

釜底墨 灶突墨 梁上尘 大黄 麦奴 黄芩 芒硝各一两 麻黄二两

右八味，末之，蜜丸如弹子大。以新汲水五合，研一丸破，渍置水中，当药消尽服之。病者渴欲饮水，极意，不问升数，欲止复强饮，能多饮为善，不欲饮水当强饮之。服药须臾当寒，寒竟汗出便解。若服药日移五尺许不汗，复服如前法，不过再三服佳。小麦黑勃，名麦奴。

# 宜吐第七

例一首 证五条 方五首

例曰：大法春宜吐，凡服吐药，中病便止，不必尽剂也。

病如桂枝证，头不痛，项不强，而脉寸口浮，胸中硬满，气上冲喉咽不得息者，此以内有久痰，宜吐之。

病胸上诸寒，胸中郁郁而痛，不能食，欲得使人按之，按之反有涎出，下利日十余行，而其人脉迟、寸脉微滑者，此宜吐之，吐之利即止。

少阴病，饮食入口则吐，心中愠愠然欲吐复不能吐者，宜吐之，宿食在上脘，宜吐之。

病手足逆冷，脉乍结者，客气在胸中，心下满而烦，饥不能食者，以病在胸中，宜吐之。

病如桂枝证，头不痛，项不强，寸脉微浮，胸中痞坚，气上撞咽喉，不得息者，此为胸有寒也，宜吐之，**瓜蒂散**方：

瓜蒂　赤小豆各一两

右二味，治下筛。取一钱匕，香豉一合，熟汤七合，煮作稀粥，去滓取汁，和散温顿服之。不吐者，少少加，得快吐乃止。张文仲以白汤三合和服。

**水导散**　治时气病，烦热如火，狂言妄语，欲走方：

甘遂半两　白芷一两

右二味，治下筛。水服方寸匕，须臾令病人饮冷水，腹满即吐之，小便当赤。一名灌肠汤，此治大急者。

**藜芦丸**　治伤寒不得吐方：

藜芦　附子各一两

右二味，末之，蜜和如扁豆大。伤寒不食，服二丸，不知增之。此谓得病一日以上、四日以来。服药后日移三丈不吐，进热粥汁发之。

治伤寒温病三四日，胸中恶，欲令吐者，服酒胆方：

醇苦酒半升　猪胆一具

右二味，尽和饮之，吐即愈。

又方：

取比轮钱一百五十七枚，以水一斗，煮取七升，分服汁尽。须臾，复以水五升更煮钱，令得一升，复以水二升投中，合三升，出钱饮之，当吐毒即愈。


# 宜下第八

例一首　诸证十二条　方八首

例曰：大法秋宜下，凡下以汤胜丸散也，中病便止，不必尽剂也。

伤寒有热而小腹满，应小便不利，今反利者。此为有血也，当须下之，宜抵当丸。

太阳病，身黄，脉沉结，小腹坚满，小便不利者，为无血也，小便自利，其人如狂者，为血证谛也，属**抵党汤**下之。

太阳病不解，热结在膀胱，其人如狂，其血自下即愈。其外不解，尚未可攻，当先解其外；外已解，但小腹结者，可攻之。

阳明病，脉迟虽汗出不恶寒，体必重，短气，腹满而喘，有潮热者，此外欲解，可攻里也。手足戢然汗出者，大便已坚，宜承气汤。若汗多而微热恶寒者，为外未解也，桂枝汤主之。其热不潮，未可与承气。若腹大满而不大便者，可少与承气汤，微和其胃气，勿令大下。

阳明病，潮热，大便微坚，与承气汤；不坚者，不可与之。若不大便六七日，恐有燥屎，欲知之法，少与承气汤，腹中转矢气者，为有燥屎，乃可攻之；若不转气者，此为头坚后溏，不可攻之也，攻之必胀满不能食。欲饮水者，即哕，其后发热者，大便必复坚，宜与小承气和之。不转气者，慎勿攻之。

阳明证，其人喜忘者，必有蓄血，所以然者，本有久瘀血，故令喜忘，屎虽坚，大便必黑，宜抵党汤下之。

阳明病发热汗出者，此为越热，不能发黄，但头汗出，身无汗，剂颈而还，小便不利，渴引水浆者，此为瘀热在里，身必发黄，宜下，以茵陈汤。方出第十卷中。

少阴病，得之二三日，口燥咽干，急下之，宜承气汤。

少阴病，得之六七日，腹满，不大便者，急下之，宜承气汤。

夫实则谵语，虚则郑声。郑声，重语也。直视、谵语、喘满者死，下痢者亦死。

伤寒四五日，脉沉喘满，沉为在里，而反发汗，津液越出，大便为难，表虚里实，久则谵语。

**大承气汤** 主热盛，腹中有燥屎，谵语者方：

大黄四两 厚朴八两 枳实五枚 芒硝五合

右四味，㕮咀，以水一斗，先煮二物，取五升，去滓；纳大黄，煎取二升，去滓；下芒硝，更煎一两沸。分再服，得快利止。

**抵党丸**方：

水蛭二十枚　桃仁二十三枚　虻虫二十枚　大黄三两

右四味，末之，蜜和合，分为四丸。以水一升，煮一丸，取七合，顿服之，晬时当下血，不下更服。

**抵党汤**方：

水蛭三十枚　桃仁二十三枚　虻虫二十枚　大黄三两

右四味，㕮咀，以水五升，煮取三升，去滓。服一升，不下更服。

**承气汤**方：

枳实五枚　大黄四两　芒硝半升　甘草二两

右四味，㕮咀，以水五升，煮取二升，去滓。适寒温，分三服，如人行五里进一服，取下利为度。若不得利，尽服之。

**生地黄汤**　治伤寒有热，虚羸少气，心下满，胃中有宿食，大便不利方：

生地黄三斤　大黄四两　大枣二枚　甘草一两　芒硝二合

右五味，合捣，令相得，蒸五升米下，熟绞取汁，分再服。

伤寒七八日不解，默默心烦，腹中有干粪，俨语，**大柴胡加萎蕤知母汤**方：

柴胡半斤　黄芩　芍药各三两　半夏半升　生姜五两　大黄　甘草各一两　人参三两　萎蕤　知母各二两

右十味，㕮咀，以水一斗，煮取三升，去滓。服一升，日三，取下为效。《集验》用枳实四枚，不用芍药。

伤寒，头痛壮热，百节疼痛方：

柴胡四两　升麻　黄芩　大青　杏仁各三两　芍药　知母　栀子仁各四两　香豉一升　石膏八两

右十味，㕮咀，以水九升，煮取二升七合，分温三服。若热盛，加大黄四两。

治伤寒留饮，宿食不消，驶豉丸方：

豆豉一升　巴豆三百枚，今用二百枚　杏仁六十枚　黄芩　黄连　大黄　麻黄各四两　芒硝　甘遂各三两

右九味，末之，以蜜和丸如大豆，服二丸。不得下者，增之。《崔氏》
云此黄素方。

# 发汗吐下后第九

脉证七条　方十七首　灸法一首

伤寒已解半日许，复心烦热，其脉浮数者，可更发汗，宜**桂枝汤**。

凡发汗后饮水者，必喘，宜慎也。

治发汗后，表里虚烦，不可攻者，但当与**竹叶汤**方：

竹叶二把　人参　甘草各二两　半夏半升　石膏一斤　麦门冬一升　生姜四两

右七味，㕮咀，以水一斗，煮取六升，去滓，纳粳米半升，米熟去
之。分服一升，日三。张文仲无生姜。

服桂枝汤大汗后，脉洪大者，与桂枝汤。若形如疟，一日再发，汗出
便解者，属**桂枝二麻黄一汤**方：

桂枝一两十七铢　麻黄十六铢　芍药一两六铢　甘草一两二铢　杏仁十六枚　大枣五
枚　生姜一两六铢

右七味，㕮咀，以水五升，煮麻黄再沸，去沫，纳诸药，煮取二升。
适寒温，分再服，取微汗而已。

**小青龙汤**　治伤寒表未解，心下有水气，干呕，发热而咳，或渴，或
痢，或噎，或小便不利，小腹满，或喘者。小青龙汤方：

桂心三两　半夏　五味子各半两　麻黄　甘草　干姜　芍药　细辛各三两

右八味，㕮咀，以水一斗煮麻黄，减二升，去上沫，纳诸药，煮取三
升。分三服，相去十里顷复服之。若渴者，去半夏，加栝楼根三两；若微
痢，去麻黄，加荛花如一鸡子，熬令赤色；若噎，加附子一枚；若小便不
利，小腹满者，去麻黄，加茯苓四两；若喘，去麻黄，加杏仁半升。数用
神效。

治伤寒，发汗出而喘，无大热，**麻黄杏仁石膏甘草汤**方：

麻黄四两　杏仁五十枚　石膏半斤　甘草二两

右四味，㕮咀，以水七升，先煮麻黄，令减二升，纳诸药，煎取三

升，分三服。

发汗若下后，烦热，胸中窒，气逆抢心者，**栀子汤**方：

栀子十四枚　香豉四合，绵裹

右二味，以水四升煮栀子，取二升半，纳豉，煮取一升半。分二服，温进一服。得快吐，止后服。

治发汗后，腹胀满，**厚朴汤**方：

厚朴八两　半夏半升　生姜八两　甘草二两　人参一两

右五味，㕮咀，以水一斗，煮取三升，分三服。

太阳病发汗，汗出不解，其人仍发热，心下悸，头眩，身瞤动，振振欲擗地，属**玄武汤**方：

茯苓　芍药　生姜各三两　白术二两　附子一枚

右五味，㕮咀，以水八升，煮取二升，温服七合。

太阳病反下之，利遂不止，脉促者，表未解，喘而汗出者，**葛根黄连汤**方：

葛根半斤　黄芩　黄连各三两　甘草二两

右四味，㕮咀，以水八升，先煮葛根，减二升，纳诸药，煮取三升，去滓，分再服。

伤寒发汗吐下后，心下逆满，气上冲胸，起即头眩，其脉沉紧，发汗则动经，身为振摇者，**茯苓汤**方：

茯苓四两　白术　桂心各三两　甘草二两

右四味，㕮咀，以水六升，煮取三升，去滓，分三服。

凡寸口脉浮，关上自沉，为结胸。《巢源》作沉细。

凡伤寒病发于阳，而反下之，热入，因作结胸。

结胸病，项亦强，如柔痉状，下之则和，宜**大陷胸丸**方：

大黄八两　芒硝　杏仁　葶苈各五合

右四味，捣筛二物，别研杏仁、芒硝如脂，和散，取如弹丸大一枚，甘遂末一钱匕，白蜜二合，水一升，煮取八合。温顿服之，病乃自下；如不下，更服，取下为效。

伤寒六七日，结胸热实，其脉沉紧，心下痛，按之正坚，宜大陷胸汤。

太阳病，重发汗而复下之，不大便五六日，舌上干而渴，日晡所小有潮热，心胸大烦，从心下至小腹，坚满而痛不可近，宜**大陷胸汤**方：

甘遂末一钱匕　大黄六两，切　芒硝一升

右三味，以水六升，先煮大黄，取二升，去滓，纳芒硝，一沸，纳甘遂。分再服，一服得快利，止后服。

伤寒中风，医反下之，其人下痢，日数十行，谷不化，腹中雷鸣，心下痞坚结满，干呕心烦，不能得安。师见心下痞，谓病不尽，复下之，其痞益甚。此非结热，但以胃中虚，客气上逆使之然也，宜**甘草泻心汤**方：

甘草四两　黄芩　干姜各二两　黄连一两　半夏半升　大枣十二枚

右六味，㕮咀，以水一斗，煮取六升，去滓。分服一升，日三。加人参三两乃是。

治伤寒发汗后，胃中不和，心下痞坚，干噫食臭，胁下有水气，腹中雷鸣，下痢者，属**生姜泻心汤**方：

生姜四两　甘草三两　半夏半升　黄连一两　干姜一两　人参三两　黄芩三两　大枣十二枚

右八味，㕮咀，以水一斗，煮取六升，去滓。分服一升，日三。

伤寒吐下后，七八日不解，结热在里，表里俱热，时时恶风，大渴，舌上干燥而烦，欲饮水数升，宜**白虎汤**方：

石膏一升　知母六两　甘草二两　粳米六合

右四味，㕮咀，以水一斗煮，米熟去滓。分服一升，日三。诸亡血及虚家，不可与白虎汤。若立夏后至立秋前，得用之，立秋后不可服。春三月尚凛冷，亦不可与之，与之则呕利腹痛。

伤寒无大热，而口干渴，心烦，背微恶寒，宜白虎汤。

伤寒脉浮，发热无汗，其表不解，不可与白虎汤。渴欲饮水，无表证，宜**白虎汤**。

若渴欲饮水，口燥舌干者，亦宜白虎汤。

治伤寒后，结热在内，烦渴，**青葙子丸**方：

青葙子五两　黄芩　苦参　栝楼根各一两　黄檗二两　龙胆　黄连　栀子仁各三两

右八味，末之，蜜丸。先食服如梧子大七丸，日三，不知稍加。一本云<br>饧和为丸。

伤寒热病十日以上，发汗不解，及吐下后，诸热不除，及下利不止，斑出，皆治之，**大青汤**方：

大青四两 甘草 阿胶各二两 豆豉一升

右四味，㕮咀，以水八升，煮取三升，去滓，煮三沸，去豉，纳阿胶令烊。顿服一升，日三服。欲尽复作，常使有余，渴者当饮。但除热，止吐下，无毒。《深师》治劳复，《肘后》有赤石脂三两，《胡治》、《集验》同。

治伤寒后不了了，朝夕有热，如疟状方：

知母二两 麻黄 甘草 芍药 黄芩 桂心各一两

右六味，㕮咀，以水七升，煮取二升半。服五合，日三，温覆令微汗。若心烦不得眠，其人欲饮水，当稍稍饮之，令胃中和则愈。

江南诸师，秘仲景要方不传。

初得病或先头痛，身寒热，或涩涩欲守火，或腰背强直，面目如饮酒状，此伤寒初得一二日，但列火灸心下三处：第一处，去心下一寸，名巨阙；第二处，去心下二寸，名上脘；第三处，去心下三寸，名胃脘。各灸五十壮。然或人形大小不同，恐寸数有异，可绳度，随其长短寸数最佳。取绳从心头骨名鸠尾头度取脐孔，中屈绳取半，当绳头名胃脘，又中屈半绳，更分为二分，从胃脘向上度一分即是上脘，又上度取一分即是巨阙。大人可灸五十壮，小儿可三壮，亦随其年。灸之大小，以意斟量也。若病者三四日以上，宜先灸胸上二十壮。以绳度鼻正上尽发际，中屈绳，断去半，便从发际入发中，灸绳头，名曰天聪，又灸两颞颥，又灸两风池，又灸肝腧百壮，余处各二十壮，又灸太冲三十壮，神验。

# 备急千金要方卷第十　伤寒下

朝奉郎守太常少卿充秘阁校理判登闻检院上护军赐绯鱼袋臣林亿等校正

伤寒杂治第一<sub></sub>热毒 呕哕 攻手足 毒肿 斑出 豌豆疮 鼻衄 喉闭 口苦 口干 下利 虚肿
汗不止盗汗附

## 伤寒杂治第一

论一首　方五十一首　灸法一首

论曰：凡除热解毒，无过苦醋之物，故多用苦参、青葙、艾、栀子、葶苈、苦酒、乌梅之属，是其要也。夫热盛，非苦醋之物不解也。热在身中，既不时治，治之又不用苦醋之药，此如救火不以水也，必不可得脱免也。

又曰：今诸疗多用辛甘，姜、桂、人参之属，此皆贵价难得，常有比行求之，转以失时。而苦参、青葙、葶苈、艾之属，所在尽有，除热解毒最良，胜于向贵价药也。前后数参并用之。得病内热者，不必按药次也，便以青葙、苦参、艾、苦酒疗之，但稍与促其间，无不解也。

扁鹊曰：病在腠理，汤熨之所及；病在血脉，针石之所及；病在骨髓，无可奈何。而凡医治病，或言且待使病成乃顿去之，此为妄矣。当预约束家中及所部曲，具语解此意，使有病者知之为要。

治温气病欲死方：

苦参一两，以酒二升，煮取一升，尽饮之。当吐，则除诸毒病，服之覆取汗，皆愈。张文仲及《肘后》云：治热毒气垂死，破棺千金汤。

治热病五六日以上，**苦参汤**方：

苦参三两　黄芩二两　生地黄八两

右三味，㕮咀，以水八升，煎取二升。适寒温服一升，日再。

**凝雪汤**　治时行毒病七八日，热积聚胸中，烦乱欲死，起死人，揭汤方：

芫花一升，以水三升，煮取一升半。渍故布，薄胸上，不过三薄，热即除。当温暖四肢，护厥逆也。

治伤寒中风五六日以上，但胸中烦，干呕，**栝楼汤**方：

栝楼实一枚　黄芩　甘草各三两　生姜四两　大枣十二枚　柴胡半斤

右六味，㕮咀，以水一斗二升，煮取五升，绞去滓。适寒温服一升，日三。

治伤寒后，呕哕反胃，及干呕不下食，**芦根饮子**方：

生芦根切　青竹茹各一升　粳米三合　生姜三两

右四味，以水七升，先煮千里鞋底一只，取五升，澄清下药，煮取二升半。随便饮，不瘥，重作取瘥。

治伤寒后呕哕方：

通草三两　生芦根切，一升　橘皮一两　粳米三合

右四味，㕮咀，以水五升，煮取二升。随便稍饮，不瘥更作，取瘥止。

治伤寒后虚羸少气，呕吐方：

石膏一升　竹叶二把　麦门冬一升　人参二两　半夏一升

右五味，㕮咀，以水一斗，煮取六升，去滓，纳粳米一升，米熟汤成。饮一升，日三服。一方加生姜五两。此方正是仲景竹叶汤方，前卷汗后门中已有此方，仍少甘草，分两小别。

治毒热攻手足，赤肿焮热，疼痛欲脱方：

煮马屎若羊屎汁渍之，日三度。

又方：

猪膏和羊屎涂之，亦佳。

又方：

浓煮虎杖根，适寒温，以渍手足，令至踝上一尺止。

又方：

取酒煮取苦参以渍之。

又方：

稻穰灰汁渍之。

又方：

取常思草，绞取汁以渍之。一名苍耳。

**漏芦连翘汤** 治时行热毒变作赤色痈疽，丹疹毒肿，及眼赤痛、生障翳方：

漏芦 连翘 黄芩 麻黄 白蔹 升麻 甘草各二两 枳实 大黄各三两

右九味，㕮咀，以水九升，煮取三升。分三服，相去五里久更服。热盛者，可加芒硝二两。

治伤寒五六日斑出，**猪胆汤**方：

猪胆 苦酒各三合 鸡子一枚

右三味，合煎三沸，强人尽服之。羸人须煎六七沸，分为二服，汗出即愈。

治人及六畜时气热病，豌豆疮方：

浓煮黍穰汁洗之。一茎是稷穰，即不瘥。疮若黑者，捣蒜封之。

又方：

煮芸苔洗之。

治热病后，发豌豆疮方：

黄连三两，以水二升，煮取八合，顿服之。

又方：

真波斯青黛大如枣，水服之瘥。

又方：

青木香二两，以水三升，煮取一升，顿服之。

又方：

若赤黑发如芥大一作疾火者，煎羊脂摩敷之。

又方：

小豆屑，鸡子白和敷。

又方：

妇人月水帛拭之。

又方：

小儿著，取月水汁和水浴之。

治疮出烦疼者，**木香汤**方：

青木香二两 熏陆香 丁香 矾石各一两 麝香半两

右五味，咬咀，以水四升，煮取一升半，分再服。热毒盛者，加犀角一两，无犀角，以升麻代；病轻者，去矾石。神验。

又方：

疮上与芒硝和猪胆涂，勿动，痂落无痕，仍卧黄土末上良。此病小便涩、有血者，内坏；疮皆黑靥，不出脓者，死不治也。

治内发疮盛方：

醋四合 大猪胆一具

右二味，合煎三沸。服一合，日五服之，良验。

治豌豆疮，初发觉欲作者方：

煮大黄五两，服之愈。

治时行病发疮方：

取好蜜遍身摩疮上。亦可以蜜煎升麻摩之，并数数食之。

热病后发豌豆疮，灸两手腕研子骨尖上三壮，男左女右。

治伤寒鼻衄，肺间有余热故也，热因血自上不止，用此方：

牡蛎一两半 石膏一两六铢

右二味，治下筛。酒服方寸匕，日三四。亦可蜜丸，服如梧子大。用治大病瘥后小劳便鼻衄。

治伤寒热病，喉中痛，闭塞不通方：

生乌扇一斤，切 猪脂一斤

右二味，合煎，药成去滓，取如半鸡子，薄绵裹之，纳喉中，稍稍咽之，取瘥。

又方：

升麻三两　通草四两　射干二两　芍药　羚羊角各三两　生芦根切，一升

右六味，㕮咀，以水七升，煮取二升半，分三服。

治热病，口中苦，下气除热，喉中鸣，煎方：

石膏半升　蜜一升

右二味，以水三升煮石膏，取二升，乃纳蜜复煎，取如饧，含如枣核，尽复合之，大良。

治伤寒热病后，口干喜唾，咽痛方：

大枣二十枚　乌梅十枚

右二味，合捣，蜜和。含如杏核大，咽其汁，甚验。

伤寒服汤药而下利不止，心下痞坚，服泻心汤竟，复以他药下之，利不止，医以理中与之而利益甚。理中治中焦，此利在下焦，**赤石脂禹余粮汤**主之。方：

赤石脂　禹余粮各一斤，碎

右二味，以水六升，煮取二升，分三服。若不止，当利小便。

治伤寒后下利脓血方：

阿胶一两　黄檗二两　黄连四两　栀子仁十四枚

右四味，㕮咀，以水六升，煮取二升，去滓，纳阿胶，更煎令消，分为三服。甲乙方无黄檗，有黄芩。

治赤白下脓，小儿得之三日皆死，此有䘌虫在下部方：

麝香　矾石　巴豆　附子　真珠　雄黄

右六味，等分，治合，取桑条如箭竿，长三寸，以绵缠头二寸，唾濡绵，展取药，著绵上，纳谷道中，半日复易之，日再，神效。

治伤寒六七日，其人大下后，脉沉迟，手足厥逆，下部脉不至，咽喉不利，唾脓血，泄利不止，为难治，**麻黄升麻汤方**：

麻黄　知母　萎蕤一作菖蒲　黄芩各三两　升麻　芍药　当归　干姜　石膏　茯苓　白术　桂心　甘草　麦门冬各二两

右十四味，㕮咀，以水一斗，先煮麻黄，减二升，去上沫，纳诸药，煮取三升。分服一升，微取汗愈。

治温毒及伤寒内虚，外热攻胃，下黄赤汁及烂肉汁，赤滞下，伏气腹痛，诸热毒方：

栀子二十枚 豉一升 薤白一握

右三味，以水四升，煮栀子、薤白令熟，纳豉，煮取二升半。分三服，频服取瘥。

治病后虚肿方：

豉五升，醇酒一斗，煮三沸，及热顿服。不耐酒者，随性，覆取汗。

治汗不止方：

地黄三斤切，以水一斗，煮取三升，分三服。

又方：

白术叶作饮饮之。

又方：

白术方寸匕，以饮服之。

治卒得汗不止方：

温酒服牛羊脂。

又方：

服尿亦止。

治盗汗及汗无时方：

韭根四十九枚，水二升，煮一升，顿服。

又方：

豉一升，以酒二升，渍三日服，不瘥，更合服，不过三剂止。

又方：

死人席缘灰煮汁，洗身瘥。

止汗方：

杜仲 牡蛎等分

右二味，治下筛，夜卧以水服五钱匕。

又方：

麻黄根 牡蛎 雷丸各三两 干姜 甘草各一两 米粉二升

右六味，治下筛，随汗处粉之。

**牡蛎散** 治卧即盗汗，风虚头痛方：

牡蛎 白术 防风各三两

右三味，治下筛。酒服方寸匕，日二。止汗之验，无出于此方，一切泄汗服之，三日皆愈，神验。

## 劳复第二

论二首 食忌九条 方二十一首

论曰：凡热病新瘥，及大病之后，食猪肉及羊血、肥鱼、油腻等，必当大下利，医所不能治也，必至于死。若食饼饵、黍黍、饴哺、脍炙、枣栗诸果物、脯脩及坚实难消之物，胃气尚虚弱，不能消化，必更结热，适以药下之，则胃气虚冷，大利难禁，不下之必死，下之复危，皆难救也。热病及大病之后，多坐此死，不可不慎也。

病新瘥后，但得食糜粥，宁少食令饥，慎勿饱，不得他有所食，虽思之，勿与之也。引日转久，可渐食羊肉白糜若羹汁、雉兔鹿肉，不可食猪狗肉也。

新瘥后，当静卧，慎勿早起梳头洗面，非但体劳，亦不可多言语，用心使意劳烦，凡此皆令人劳复。故督邮顾子献得病已瘥未健，诣华旉视脉曰：虽瘥尚虚，未得复，阳气不足，慎勿劳事，余劳尚可，女劳则死，当吐舌数寸。其妇闻其夫瘥，从百余里来省之，经宿交接，中间三日，发热口噤，临死舌出数寸而死。病新瘥未满百日，气力未平复，而以房室者，略无不死。有士盖正者，疾愈后六十日，已能行射猎，以房室则吐涎而死。及热病房室，名为阴阳易之病，皆难治，多死。近者有一士大夫，小得伤寒，瘥已十余日，能乘马行来，自谓平复，以房室即小腹急痛，手足拘拳而死。

时病瘥后未满五日，食一切肉面者，病更发大困。

时病瘥后新起，饮酒及韭菜，病更复。

時病新瘥，食生鱼鲊，下利必不止。

时病新瘥食生菜，令颜色终身不平复。

时病新汗解，饮冷水者，损心包，令人虚，不复。

时病新瘥，食生枣及羊肉者，必膈上作热蒸。

时病新瘥，食犬羊等肉者，作骨中蒸热。

时疾新瘥，食鱼肉与瓜、生菜，令人身热。

时疾新瘥，食蒜鲙者，病发必致大困。

**黄龙汤** 治伤寒瘥后，更头痛壮热烦闷方。仲景名小柴胡汤。

柴胡一斤 半夏半升 黄芩三两 人参 甘草各二两 生姜四两 大枣十二枚

右七味，㕮咀，以水一斗，煮取五升，去滓。服五合，日三。不呕而渴者，去半夏加栝楼根四两。

补大病后不足，虚劳方：万病虚劳同用。

取七岁以下、五岁以上黄牛新生者乳一升，以水四升，煎取一升。如人体温，稍稍饮之，不得过多，十日服，不绝为佳。

治伤寒温病后劳复，或食、或饮、或动作方：

栀子仁三七枚 石膏五两 鼠屎尖头大者二十枚 香豉一升

右四味，㕮咀，以水七升，煮取三升，分三服。

治病后劳复，或因洗手足，或梳头，或食等劳复方：

取洗手足汁饮一合，又取头中垢如枣核大，吞一枚。

**枳实栀子汤** 治大病瘥后劳复者方：

枳实三枚 栀子十四枚 豉一升，绵裹

右三味，㕮咀，以醋浆七升，先煎减三升，次纳枳实、栀子，煮取二升；次纳豉，煮五六沸，去滓。分再服，覆取汗。如有宿食者，纳大黄如博棋子五六枚。

治病新瘥，遇美饮食，食过多，食复者方：

取所食余烧作末，饮调服二钱匕，日三服。

治新瘥早起，及食多劳复方：

豉五合 鼠屎二十一枚，尖头者

右二味，以水二升，煮取一升。尽服之，温卧，令小汗愈。《崔氏》加栀子七枚，尤良。《肘后》有麻子仁，纳一升，加水一升，亦可纳枳实三枚，葱白一虎口。

治重病新瘥，早起劳及饮食多，致复欲死方：

烧鳖甲末，服方寸匕。

治食大饱不消，劳复脉实者方：

豉一升 鼠屎二十一枚 栀子七枚 大黄三两

右四味，㕮咀，以水六升，煮取二升。分三服，微取汗，应小鸭溏者止，不溏者复作。

治劳复垂死方：

暖汤三合，洗四五岁女子阴，取汁纳口中服即愈。小男儿亦得。

治劳复，起死人，**麦门冬汤**，气欲绝用有效方：

麦门冬一两 京枣二十枚 竹叶切，一升 甘草二两

右四味，㕮咀，以水七升，煮粳米一升令熟，去米，纳诸药，煎取三升，分三服。不能服者，绵滴汤口中。

治食劳方：

曲一升，煮取汁服之。

又方：

杏仁五十枚，以醋二升，煎取一升，服之取汗。

又方：

烧人屎灰，水服方寸匕。

欲令病人不复方：

烧头垢如梧子大服之。

治伤寒瘥后一年，心下停水，不能食方：

生地黄五斤 白术一斤 好曲二斤

右三味，合捣相得，曝干下筛。酒服方寸匕，日三，加至二匕。

论曰：妇人温病虽瘥，未苦平复，血脉未和，尚有热毒，而与之交接得病者，名为阴易之病。其人身体重，热上冲胸，头重不能举，眼中生眵䁾，四肢一云膝胫拘急，小腹绞痛，手足拳，皆即死。其亦有不即死者，病苦少腹里急，热上冲胸，头重不欲举，百节解离，经脉缓弱，血气虚，骨髓竭，便嘘嘘吸吸，气力转少，著床不能动摇，起止仰人，或引岁月方

死。医者张苗说：有婢得病，瘥后数十日，有六人奸之，皆死。

妇人得病易丈夫，丈夫得病亦易妇人，治之方：

取女人中裈近隐处，烧服方寸匕，日三，小便即利，阴头微肿，此为愈矣。女人病可取男裈，一如此法。

治交接劳复，阴卵肿缩，腹中绞痛，便欲死方：

取所交接妇人衣裳，以覆男子，立愈。

令病人不复方：

取女人手足爪二十枚，女人中衣带一尺，烧，以酒若米饮汁服。

治男子新病起，近房内复者方：

取女人月经赤帛烧，服方寸匕。亦治阴卵肿缩入腹，绞痛欲死。

治病后头乱不可理，通头法：

生麻油二升，将头发解开，安铜沙罗中，用油淹渍之，细细将钗子领发，斯须并自通。

# 百合第三

### 论二首　方七首

论曰：百合病者，谓无经络，百脉一宗，悉致病也。皆因伤寒虚劳大病，已后不平复，变成斯病。其状恶寒而呕者，病在上焦也，二十三日当愈；其状腹满微喘，大便坚，三四日一大便，时复小溏者，病在中焦也，六十三日当愈；其状小便淋沥难者，病在下焦也，三十三日当愈。各随其证以治之。百合之为病，令人意欲食，复不能食，或有美时，或有不用闻饮食臭时，如有寒其实无寒，如有热其实无热，常默默欲卧，复不得眠，至朝口苦，小便赤涩，欲行复不能行，诸药不能治，治之即剧吐利，如有神灵所为也。百合病，身形如和，其脉微数，其候每溺时即头觉痛者，六十日乃愈。百合病，候之溺时头不觉痛，淅淅然寒者，四十日愈。百合病，候之溺时觉快然，但觉头眩者，二十日愈。百合病证，其人或未病而预见其候者，或已病四五日而出，或病一月、二十日后见其候者，治之喜误也，依证治之。

论曰：百合病，见在于阴而攻其阳，则阴不得解也，复发其汗为逆也；见在于阳而攻其阴，则阳不得解也，复下之其病不愈。《要略》云：见于阴者以阳法救之，见于阳者以阴法解之。见阳攻阴，复发其汗，此为逆，其病难治。见阴攻阳，乃复下之，此亦为逆，其病难治。

治百合病已经发汗之后，更发者，**百合知母汤**方：

百合七枚，擘　知母三两

右二味，以泉水先洗渍百合一宿，当沫出水中，明旦去水取百合，更以泉水二升煮百合，取一升汁置之；复取知母，切，以泉水二升，煮取一升汁，合和百合汁中，复煮取一升半，分再服。不瘥，更依法合服。

治百合病已经下之后，更发者，**百合滑石代赭汤**方：

百合七枚，擘　滑石三两　代赭一两

右三味，先以泉水渍百合一宿，去汁，乃以水二升煮百合，取一升，去滓，又以水二升煮二物，取一升，纳百合汁，如前法复煎，取一升半，分再服。

治百合病已经吐之后，更发者，**百合鸡子汤**方：

百合七枚，擘，浸一宿，去汁，以泉水二升，煮取一升；取鸡子黄一枚，纳汁中，搅令调，分再服。

治百合病，始不经发汗、吐、下，其病如初者，**百合地黄汤**方：

百合七枚，擘，浸一宿，去汁，以泉水二升，煮取一升，纳生地黄汁二升，复煎取一升半，分再服。大便当去恶沫为候也。

治百合病经月不解，变成渴者方：

百合根一升，以水一斗，渍之一宿，以汁先洗病人身也。洗身后，食白汤饼，勿与盐豉也。渴不瘥，可用栝楼根并牡蛎等分，为散，饮服方寸匕，日三。

治百合病，变而发热者方：

百合根一两，干之　滑石三两

右二味，治下筛。饮服方寸匕，日三，当微利，利者止，勿复服，热即除。一本云：治百合病，小便赤涩，脐下坚急。

治百合病，变腹中满痛者方：

但取百合根随多少，熬令黄色，捣筛为散。饮服方寸匕，日三，满消痛止。

# 伤寒不发汗变成狐惑病第四

论一首　方三首

论曰：狐惑之病，其气如伤寒。嘿嘿欲眠，目不得闭，起卧不安，其毒在喉咽为惑病，在阴肛者为狐病。狐惑之病，并恶食饮，不欲食闻食臭，其面目翕赤、翕白、翕黑。毒蚀于上者则声喝也一作嗄，毒蚀下部者则干咽也。此由温毒气所为。蚀于上者，泻心汤主之；蚀于下者，苦参汤淹洗之；蚀于肛外者，熏之，并用雄黄三片，稍置瓦瓶中，炭火烧，向肛熏之，并服汤也。

治狐惑，汤方：

黄连　熏草各四两

右二味，㕮咀，白醋浆一斗，渍之一宿，煮取二升，分为三服。

其人脉数无热，微烦，嘿嘿但欲卧，汗出，初得之三四日，眼赤如鸠眼，得之七八日，其四眦黄黑，能食者，脓已成也，**赤小豆当归散**主之。方：

以赤小豆三升，渍之令生牙足，乃复干之，加当归三两，为末。浆水服方寸匕，日三，即愈。

其病形不可攻、不可灸，因火为邪，血散脉中，伤脉尚可，伤脏则剧，并输益肿，黄汁出，经合外烂，肉腐为痈脓，此为火疽，医所伤也。夫脉数者不可灸，因火为邪即为烦，因虚逐实，血走脉中，火气虽微，内攻有力，焦骨伤筋，血难复也，应在泻心。**泻心汤**兼治下痢不止，腹中幅坚而呕吐肠鸣者方：

半夏半升　黄芩　人参　干姜各三两　黄连一两　甘草三两　大枣十二枚

右七味，㕮咀，以水一斗，煮取六升。分服一升，日三。仲景名半夏泻心，《要略》用甘草泻心。

# 伤寒发黄第五

论一首　证五条　方三十四首　灸图三首

论曰：黄有五种，有黄汗、黄疸、疸、酒疸、女劳疸。黄汗者，身体四肢微肿，胸满不渴，汗出如黄檗汁，良由大汗出，卒入水中所致。黄疸者，一身面目悉黄如橘，由暴得热以冷水洗之，热因留胃中，食生黄瓜熏上所致，若成黑疸者多死。谷疸者，食毕头眩，心忪怫郁不安而发黄，由失饥大食，胃气冲熏所致。酒疸者，心中懊痛，足胫满，小便黄，面发赤斑黄黑，由大醉当风入水所致。女劳疸者，身目皆黄，发热恶寒，小腹满急，小便难，由大劳大热而交接竟入水所致。但依后方治之。

黄汗之为病，身体洪肿，发热汗出，不渴，状如风水，汗染衣，色正黄如檗汁，其脉自沉，从何得之？此病以汗出入水中浴，水从汗孔入得之。

治黄汗，**黄耆芍药桂苦酒汤**方：

黄耆五两　芍药三两　桂心三两

右三味，㕮咀，以苦酒一升、水七升，合煎取三升。饮二升，当心烦也，至六七日稍稍自除。心烦者，苦酒阻故也。

黄疸之病，疸而渴者，其病难治；疸而不渴，其病可治。发于阴部，其人必呕；发于阳部，其人振寒而微热。

诸病黄疸，宜利其小便，假令脉浮，当以汗解，宜**桂枝加黄耆汤**方：

桂枝　芍药各三两　甘草二两　生姜三两　大枣十二枚　黄耆五两

右六味，㕮咀，以水八升，微火煎取三升，去滓。温服一升，覆取微汗；须臾不汗者，饮稀热粥以助汤；若不汗，更服汤。

治伤寒热出表，发黄疸，**麻黄淳酒汤**方：

麻黄三两，以淳酒五升，煮取一升半，尽服之，温覆汗出即愈。冬月寒时，用清酒，春月宜用水。

治黄疸方：

瓜蒂　赤小豆　秫米各二七枚

右三味，治下筛。病重者，取如大豆二枚，纳著鼻孔中，痛缩鼻，须臾当出黄汁，或从口中出汁升余则愈；病轻者如一豆，不瘥，间日复用。又下里间以筒使人极吹鼻中，无不死，大慎之。《删繁》疗天行毒热，通贯脏腑，沉伏骨髓之间，或为黄疸、黑疸、赤疸、白疸、谷疸、马黄等病，喘息须臾不绝。

治黄疸，**大黄丸**方：

大黄　葶苈子各二两

右二味，末之，蜜和丸如梧子。未食服十丸，日三，病瘥止。

又方：

大黄二两　黄连三两　黄檗一两　黄芩一两　曲衣五合

右五味，末之，蜜和丸如梧子。先食服三丸，日三，不知加至五丸。

**茵陈汤**　主黄疸，身体面目尽黄方：

茵陈　黄连各三两　黄芩二两　大黄　甘草　人参各一两　栀子二七枚

右七味，㕮咀，以水一斗，煮取三升。分三服，日三。亦治酒疸、酒癖。

治黄疸，身体面皆黄，**三黄散**方：

大黄　黄连　黄芩各四两

右三味，治下筛。先食服方寸匕，日三。亦可为丸。

**五苓散**　主黄疸，利小便方：

猪苓　茯苓　泽泻　白术　桂心各三十铢

右五味，捣筛为散。渴时水服方寸匕，极饮水，即利小便及汗出愈。

此方与第九卷方相重，以分两不同，故再出之。

**秦椒散**　主黄疸，饮少溺多方：

秦椒六铢　瓜蒂半两

右二味，治下筛。水服方寸匕，日三。《古今录验》用治膏瘅。

黄疸，小便色不异，欲自利，腹满而喘者，不可除热，热除必哕，哕者，**小半夏汤**主之，方：

半夏半斤　生姜半斤

右二味，㕮咀，以水七升，煮取一升五合，分再服。有人常积气结而死，其心上暖，以此半夏汤少许，汁入口遂活。

黄疸变成黑疸，医所不能治者方：

土瓜根捣汁一小升，顿服，日一服，平朝服，至食时病从小便出。先须量病人气力，不得多服，力衰则起不得。

治黄疸方：

取生小麦苗，捣绞取汁。饮六七合，昼夜三四饮，三四日便愈。无小麦，矿麦亦得用。

治发黄，身面眼悉黄如金色，小便如浓煮檗汁，众医不能疗者方：

茵陈 栀子各二两 黄芩 柴胡 升麻 大黄各三两 龙胆二两

右七味，㕮咀，以水八升，煮取二升七合，分三服。若身体羸，去大黄，加栀子仁五六两、生地黄一升。《延年秘录》无茵陈，有栀子四两、栝楼三两、芒硝二两；《近效方》加枳实二两。夫黄发已久，变作桃皮色，心下有坚，呕逆，不下饮食，小便极赤少，四肢逆冷，脉深沉极微细迟者，不宜服此方，得下必变哕也。宜与大茵陈汤，除大黄，与生地黄五两，服汤尽，消息看脉小浮出，形小见，不甚沉微，便可治也。脉浮见者，黄当明，不复作桃皮色，心下自宽也。大茵陈汤，方出次后十一味者是。

治人无渐，忽然振寒发黄，皮肤黄曲尘出，小便赤少，大便时秘，气力无异，食饮不妨，已服诸汤散，余热不除，久黄者，**苦参散**吐下之，方：

苦参 黄连 瓜蒂 黄檗 大黄各一两 葶苈二两

右六味，治下筛。饮服方寸匕，当大吐，吐者日一服，不吐日再，亦得下。服五日知，可消息；不觉退，更服之，小折便消息之。

治发黄方：

茵陈 黄檗 栀子 大黄各二两 黄连二两

右五味，㕮咀，以水九升，煮取三升，分三服。先服汤，后服丸方：

大黄五两 茵陈 栀子各三两 黄芩 黄檗 黄连各二两

右六味，末之，以蜜丸。白饮服如梧子二十丸，令得微利。

治伤寒瘀热在里，身体必发黄，**麻黄连翘赤小豆汤**方：

麻黄 连翘 甘草各二两 生姜三两 大枣十二枚 杏仁三十枚 赤小豆一升 生梓白皮切，二升右八味，哎咀，以劳水一斗，先煮麻黄，去沫，纳诸药，煎取三升，分三服。

治伤寒七八日，内实瘀热结，身黄如橘，小便不利，腹微胀满，**茵陈汤**下之，方：

茵陈六两　栀子十四枚　大黄三两

右三味，哎咀，以水一斗二升煮茵陈，得五升，去滓，纳栀子、大黄，煎取三升。分服一升，日三。小便当利如皂荚沫状，色正赤，当腹减，黄悉随小便去也。范汪用疗谷疸，《小品方》用石膏一斤。

黄家腹满，小便不利而赤，自汗出，此为表和里实，当下之，**大黄黄檗栀子芒硝汤**方：

大黄三两　黄檗四两　栀子十五枚　芒硝四两

右四味，哎咀，以水六升，煮取二升，去滓，纳芒硝，复煎取一升，先食顿饮之。

治时行病急黄，并瘴疠疫气及疟疾，**茵陈丸**方：

茵陈　栀子　芒硝　杏仁各三两　巴豆一两　恒山　鳖甲各二两　大黄五两　豉五合

右九味，末之，以饧为丸。饮服三丸如梧子，以吐利为佳，不知，加一丸，神方。初觉体气有异，急服之，即瘥。

治急黄，热气骨蒸，两目赤脉方：

大黄一两半，末　生地黄汁八合　芒硝一两

右三味，合和。一服五合，日二，以利为度，不须二服。

风疸，小便或黄或白，洒洒寒热，好卧不欲动方：

三月生艾一束，捣取汁，铜器中煎如漆，密封之　大黄　黄连　凝水石　栝楼根　苦参　葶苈各六铢

右六味，末之，以艾煎和。先食服如梧子五丸，日二，可至二十丸。有热加苦参，渴加栝楼，小便涩加葶苈，小便多加凝水石，小便白加黄连，大便难加大黄。

湿疸之为病，始得之一身尽疼，发热，面色黑黄，七八日后壮热，热在里有血，当下，去之如豚肝状，其小腹满者，急下之。亦一身尽黄，目黄腹满，小便不利。方：

矾石 滑石各五两

右二味，治下筛。大麦粥汁服方寸匕，日三，当先食服之。便利如血者已，当汗出瘥。

寸口脉浮而缓，浮则为风，缓则为痹，痹非中风，四肢苦烦，脾色必黄，瘀热以行。趺阳脉紧而数，数则为热，热则消谷，紧则为寒，食则满也。尺脉浮为伤肾，趺阳脉紧为伤脾，风寒相薄，食谷即眩，谷气不消，胃中苦浊，浊气下流，小便不通，阴被其寒，热流膀胱，身故尽黄，名曰谷疸。

治劳疸、谷疸，丸方：

苦参三两 龙胆一两

右二味，末之，牛胆和为丸。先食以麦粥饮服如梧子五丸，日三，不知稍加之。《删繁方》加栀子仁三七枚，以猪胆和丸。

夫酒疸，其脉浮者先吐之，沉弦者先下之。夫人病酒疸者，或无热，靖言了了，腹满欲吐呕者，宜吐之，方煎苦参散七味者是。酒疸必小便不利，其候当心中热，足下热，是其证也。夫酒疸下之，久久为黑疸，目青面黑，心中如啖蒜齑状，大便正黑，皮肤爪之不仁，其脉浮弱，虽黑微黄，故知之。

治伤寒饮酒，食少饮多，痰结发黄酒疸，心中懊恼而不甚热，或干呕，**枳实大黄栀子豉汤**方：

枳实五枚 大黄三两 豆豉半升 栀子七枚

右四味，㕮咀，以水六升，煮取二升，分三服。心中热疼、懊恼皆主之。

**凝水石散** 治肉疸，饮少，小便多，如白泔色，此病得之从酒。

凝水石 白石脂 栝楼根 桂心各三十铢 菟丝子 知母各十八铢

右六味，治下筛。麦粥饮服五分匕，日三服，五日知，十日瘥。

**茯苓丸** 治心下纵横坚，而小便赤，是酒疸者方：

茯苓 茵陈 干姜各一两 白术熬 枳实各三十铢 半夏 杏仁各十八铢 甘遂六铢 蜀椒 当归各十二铢

右十味，为末，蜜和丸如梧子大。空腹服三丸，日三，稍稍加，以小便利为度。《千金翼》加黄连一两、大黄十八铢，名茵陈丸，治黑疸，身体暗黑，小便涩。

**半夏汤** 治酒澼荫，胸心胀满，骨肉沉重，逆害饮食，乃至小便赤黄，此根本虚劳风冷，饮食冲心，由脾胃内痰所致。方：

半夏一升 生姜 黄芩 茵陈 当归各一两 前胡 枳实 甘草 大戟各二两 茯苓 白术各三两

右十一味，㕮咀，以水一斗，煮取三升，分三服。

**牛胆丸** 治酒疸，身黄曲尘出方：

牛胆一枚 芫花一升 菀花半升 瓜蒂三两 大黄八两

右五味，四味㕮咀，以清酒一斗渍一宿，煮减半，去滓，纳牛胆，微火煎令可丸，如大豆，服一丸，日移六七尺不知，复服一丸至八丸，膈上吐，膈下下，或不吐而自愈。

**大茵陈汤** 治内实热盛发黄，黄如金色，脉浮大滑实紧数者。夫发黄多是酒客劳热，食少，胃中热，或温毒内热者，故黄如金色。方：

茵陈 黄檗各一两半 大黄 白术各三两 黄芩 栝楼根 甘草 茯苓 前胡 枳实各一两 栀子二十枚

右十一味，㕮咀，以水九升，煮取三升，分三服。得快下，消息三四日更治之。

**茵陈丸** 治气淋，胪胀腹大，身体面目悉黄，及酒疸短气不得息。方：

茵陈 栀子 天门冬各四两 大黄 桂心各三两 通草 石膏各二两 半夏半升

右八味，蒸大黄、通草、天门冬、半夏、栀子，曝令干，合捣筛，蜜丸。服如大豆三丸，日三。忌生鱼，以豆羹服，不得用酒。一方去石膏，纳滑石二两。不知，加至十丸。

黄家至日晡所发热而反恶寒，此为女劳，得之当膀胱急，小腹满，体尽黄，额上黑，足下热，因作黑疸。其腹胪胀而满，如欲作水状，大便必黑，时溏泄，此女劳疸，非水也。腹满者难治。

治女劳疸，**硝石矾石散**方：

硝石 矾石各半两

右二味，治下筛。大麦粥汁服方寸匕，日三，重衣覆取汗。病随大小便出，小便正黄，大便正黑。

黄疸之为病，日晡所发热恶寒，小腹急，身体黄，额黑，大便溏黑，足下热，此为女劳。腹满者难治，治之方：

滑石 石膏各等分

右二味，治下筛。以大麦粥汁服方寸匕，日三，小便极利则瘥。

针灸黄疸法

**正面图第一**寅门 上龈里 上腭 舌下 唇里 颞颥 侠人中 侠承浆 巨阙 上脘 阴缝

寅门穴 从鼻头直入发际度取通绳，分为三断，绳取一份，入发际，当绳头针是穴，治马黄、黄疸等病。

上龈里穴 正当人中及唇，针三锃，治马黄、黄疸等病。

上腭穴 入口里边，在上缝赤白脉是，针三锃，治马黄、黄疸四时等病。

舌下穴 侠舌两边，针，治黄疸等病。

唇里穴 正当承浆里边，逼齿龈，针三锃，治马黄、黄疸、寒暑温疫等病。

颞颥穴 在眉眼尾中间，上下有来去络脉是，针灸之，治四时寒暑所苦，疸气，温病等。

侠人中穴 火针，治马黄、黄疸疫，通身并黄，语音已不转者。

侠承浆穴 去承浆两边各一寸，治马黄、急疫等病。

巨阙穴 在心下一寸，灸七壮，治马黄、黄疸、急疫等病。

上脘穴 在心下二寸，灸七壮，治马黄、黄疸等病。

男阴缝穴 拔阴反向上，灸，治马黄、黄疸等病。若女人，玉门头是穴，男女针灸无在。

**覆面图第二**风府 热府 肺腧 心腧 肝腧 脾腧 肾腧 脚后跟

风府穴 在项后入发际一寸，去上骨一寸，针之，治头中百病、马黄、黄疸等病。

热府穴 在第一节下，两旁相去各一寸五分，针灸无在，治马黄、黄疸等病。

肺腧穴 从大椎数，第三椎两旁相去各一寸五分，灸，主黄疸，通治百毒病。

心腧穴　从肺腧数，第二椎两旁相去各一寸五分。

肝腧穴　从心腧数，第四椎两旁相去各一寸五分。

脾腧穴　从肝腧数，第二椎两旁相去各一寸五分。

肾腧穴　从脾腧数，第三椎两旁相去各一寸五分。

脚后跟穴　在白肉后际，针灸随便，治马黄、黄疸、寒暑诸毒等病。

**侧面图第三**耳中　颊里　手太阳　臂石子头　钱孔　太冲

耳中穴　在耳门孔上横梁是，针灸之，治马黄、黄疸、寒暑疫毒等病。

颊里穴　从口吻边入往对颊里去口一寸，针，主治马黄、黄疸、寒暑温疫等病，颊两边同法。

手太阳穴　手小指端，灸，随年壮，治黄疸。

臂石子头穴　还取病人手自捉臂，从腕中太泽泽当作渊纹向上一夫接白肉际，灸七壮，治马黄、黄疸等病。

钱孔穴　度乳至脐中，屈肋头骨是，灸百壮，治黄疸。

太冲穴　针灸随便，治马黄、温疫等病。

# 温疟第六

论一首　方三十四首　灸刺法十九首

禳疟法一首　符二首

论曰：夫疟者，皆生于风。夏伤于暑，秋为痎疟也。问曰：疟先寒而后热者何也？对曰：夫寒者阴气也，风者阳气也。先伤于寒，而后伤于风，故先寒而后热也。病以时作，名曰寒疟。问曰：先热而后寒者何也？对曰：先伤于风，而后伤于寒，故先热而后寒也。亦以时作，名曰温疟。其但热而不寒者，阴气先绝，阳气独发，则少气烦闷，手足热而欲呕，名曰瘅疟。问曰：夫病温疟与寒疟而皆安舍？舍于何脏？对曰：温疟者，得之冬中于风，寒气藏于骨髓之中，至春则阳气大发，邪气不能自出，因遇大暑，脑髓铄，肌肉消，腠理发泄，因有所用力，邪气与汗皆出，此病邪气先藏于肾，其气先从内出之于外也。如是则阴虚而阳盛，盛则病矣；衰则气复反入，入则阳虚，虚则寒矣，故先热而后寒，名曰温疟。问曰：瘅疟何如？对曰：瘅疟者，肺素有热，气盛于身，厥逆上冲，中气实而不外泄，因有所用力，腠理开，风寒舍于皮肤之内，分肉之间，发则阳气盛，阳气盛而不衰则病矣，其气不及于阴，故但热而不寒，气内藏于心，而外舍于分肉之间，令人消铄脱肉，故命曰瘅疟。夫疟之且发也，阴阳之且移也，必从四末始也，阳已伤，阴从之，故气未并。先其时一食顷，用细左索紧束其手足十指，令邪气不得入，阴气不得出，过时乃解。

夫疟脉自弦也，弦数者多热，弦迟者多寒。弦小紧者可下之，弦迟者可温之，若脉紧数者可发汗、针灸之，脉浮大者吐之瘥，脉弦数者风发也，以饮食消息止之。

疟岁岁发至三岁，或连月发不解者，以胁下有痞也，治之不得攻其痞，但得虚其津液，先其时发其汗，服汤已，先小寒者，引衣自覆，汗出、小便利即愈。疟者，病人形瘦，皮上必粟起也，病疟以月一日发，当以十五日愈。设不瘥，当月尽解也，今不愈，当云何？师曰：此病结为癥瘕，名曰疟母，急当治之，**鳖甲煎丸**方：

成死鳖十二斤，治如食法，《要略》作鳖甲三两　半夏　人参　大戟各八铢　瞿麦　阿胶　紫葳一作紫菀　牡丹皮　石韦　干姜　大黄　厚朴　桂心　海藻《要略》作赤硝　葶苈　蜣螂各十二铢　蜂窠　桃仁　芍药各一两　乌羽烧，一作乌扇　黄芩各十八铢　䗪虫　虻虫各三十铢，《要略》作鼠妇　柴胡一两半

右二十四味，末之，取锻灶下灰一斗，清酒一斛五斗，以酒渍灰，去灰取酒，著鳖其中，煮鳖尽烂，泯泯如漆，绞去滓，下诸药煎，为丸如梧子。未食服七丸，日三。仲景方无大戟、海藻。

疟而发渴者，与**小柴胡去半夏加栝楼根汤**方：

柴胡八两　黄芩　人参　甘草　生姜各三两　大枣十二枚　栝楼根四两

右七味，㕮咀，以水一斗二升，煮取六升，去滓更煎，取三升。温服一升，日三。

牡疟者多寒，**牡蛎汤**主之，方：

牡蛎　麻黄各四两　蜀漆三两，无，以恒山代之甘草二两

右四味，先洗蜀漆三过去腥，㕮咀，以水八升煮蜀漆、麻黄，得六

升，去沫，乃纳余药，煮取二升。饮一升，即吐出，勿复饮之。

多寒者，牡疟也，**蜀漆散**主之，方：

蜀漆 云母 龙骨

右三味，等分，治下筛。先未发一炊顷，以醋浆服半钱，临发服一钱。温疟者，加蜀漆半分。云母取火烧之三日三夜。《要略》不用云母，用云实。

有瘅疟者，阴气孤绝，阳气独发，而脉微，其候必少气烦满，手足热，欲呕，但热而不寒，邪气内藏于心，外舍于分肉之间，令人消烁脱肉也。有温疟者，其脉平，无寒时，病六七日，但见热也，其候骨节疼烦，时呕，朝发暮解，暮发朝解，名温疟，**白虎加桂汤**主之，方：

石膏一斤 知母六两 甘草二两 粳米六合

右四味，㕮咀，以水一斗二升，煮米烂，去滓，加桂心三两，煎取三升。分三服，覆令汗，先寒发热汗出者愈。

**麻黄汤** 治疟须发汗方：

麻黄 栝楼根 大黄各四两 甘草一两

右四味，㕮咀，以水七升，煮取二升半。分三服，未发前食顷一服，临发一服，服后皆厚覆取汗。

治疟，或间日发者，或夜发者方：

恒山 竹叶各二两 秫米一百粒 石膏八两

右四味，㕮咀，以水分八升，铜器中渍药，露置星月下高净处，横刀其上，明日取药，于病人房门，以铜器缓火煎取三升。分三服，清旦一服，未发前一食顷一服，临欲发一服。三服讫，静室中卧，莫共人语，当一日勿洗手面及漱口，勿进食，取过时不发，乃澡洗进食，并用药汁涂五心、胸前、头面，药滓置头边，曾用神验。《救急方》用乌梅二七枚。

又方：

先作羊肉臛面饼，饱食之，并进少酒随所能，令其欣欣有酒气，入密室里，燃炭火，厚覆取大汗，即瘥。

又方：

烧黑牛尾头毛作灰，酒服方寸匕，日三。

**恒山丸** 治痎疟说不可具方：

恒山 知母 甘草 大黄<sub>各十八铢</sub> 麻黄<sub>一两</sub>

右五味，末之，蜜和丸。未食服五丸如梧子，日二，不知渐增，以瘥为度。《肘后》无大黄。

**栀子汤** 主疟经数年不瘥者，两剂瘥，一月以来一剂瘥方：

栀子<sub>十四枚</sub> 恒山<sub>三两</sub> 车前叶<sub>二七枚，炙干</sub> 秫米<sub>十四粒</sub>

右四味，㕮咀，以水九升，煮取三升。分三服，未发一服，发时一服，发后一服，以吐利四五行为瘥，不止，冷饭止之。

丸方：

恒山三两，末之，以鸡子白和，并手丸如梧子，置铜碗中，于汤中煮之令熟，杀腥气则止。以竹叶饮服二十丸，欲吐但吐，至发，令得三服，时早可断食，时晚不可断食，可竹叶汁煮糜少食之。

治老疟久不断者方：

恒山<sub>三两</sub> 鳖甲 升麻 附子 乌贼骨<sub>各一两</sub>

右五味，㕮咀，绢袋盛，以酒六升渍之，小令近火，转之一宿成。一服一合，比发可数服，或吐下。

治疟无问新久者方：

小便<sub>一升半</sub> 蜜<sub>三匕</sub>

右二味，煮三沸，顿服。每发日平旦时服，自至发勿食，重者渐退，不过三服瘥。

又方：

鼠尾草 车前子<sub>各一虎口</sub>

右二味，㕮咀，以水五升，煮取二升，未发前服尽。

又方：

马鞭草汁五合，酒三合，分三服。

又方：

服翘摇汁。

又方：

捣葴䓐根烧为灰，和水服一合，量人大小强弱用之。

又方：

瓜蒂二七枚，捣，水渍一宿服之。

又方：

水服桃花末方寸匕。

又方：

常以七月上寅日采麻花，酒服末方寸匕。

又方：

故鞋底去两头，烧作灰，井华水服之。

治疟方：

鳖甲方寸 乌贼骨二方寸 附子 甘草各一两恒山二两

右五味，㕮咀，以酒二升半渍之，露一宿，明日涂五心手足，过发时疟断。若不断，可饮一合许，瘥。

**蜀漆丸** 治劳疟并治积劳寒热，发有时，似疟者方：

蜀漆 麦门冬 知母 白薇 地骨皮 升麻各三十铢 甘草 鳖甲 乌梅肉 萎蕤各一两 恒山一两半 石膏二两 豉一合

右十三味，为末，蜜和丸如梧子大。饮服十丸，日再服之，稍稍加至二三十丸。此神验，无不瘥也。加光明砂一两。

**乌梅丸** 治寒热劳疟久不瘥，形体羸瘦，痰结胸膛，食欲减少，或因行远，久经劳疫，患之积年不瘥，服之神效方：

乌梅肉 豆豉各一合 升麻 地骨皮 柴胡 鳖甲 恒山 前胡各一两 肉苁蓉 玄参 百合 蜀漆 桂心 人参 知母各半两桃仁八十一枚

右十六味，为末，蜜丸。空心煎细茶下三十丸，日二服，老少孩童量力，通用无所忌。

治劳疟积时不断，众治无效者方：

生长大牛膝一握，切，以水六升，煮取二升。分再服，第一服取未发前食顷，第二服取临发时。

**大五补汤** 治时行后变成瘴疟方：

桂心三十铢 远志 桔梗 芎䓖各二两 茯苓 干地黄 芍药 人参 白术 当归 黄耆 甘草各三两竹叶五两 大枣二十枚 生枸杞根 生姜各一斤 半夏 麦门

冬各一升

右十八味，㕮咀，以水三斗，煮竹叶、枸杞，取二斗，次纳诸药，煎取六升。分六服，一日一夜令尽。

**鲮鲤汤** 治乍寒乍热，乍有乍无，山瘴疟方：

鲮鲤甲十四枚 鳖甲 乌贼骨各一两 恒山三两 附子一枚

右五味，㕮咀，以酒三升渍一夕。发前稍稍啜之，勿绝，吐也，兼以涂身，断食，过时乃食饮之。

治肝邪热为疟，令人颜色苍苍，气息喘闷，战掉，状如死者，或久热劳微动如疟，积年不瘥，**乌梅丸**方：

乌梅肉 蜀漆 鳖甲 葳蕤 知母 苦参各一两 恒山一两半 石膏二两 甘草细辛各十八铢 香豉一合

右十一味，末之，蜜丸如梧子。酒服十丸，日再，饮服亦得。

治心热为疟不止，或止后热不歇，乍来乍去，令人烦心甚，欲饮清水，反寒多不甚热者方：

甘草一两 蜀漆三两 恒山四两 石膏五两 鳖甲四两 香豉一升 栀子 乌梅各三七枚 淡竹叶切，二升

右九味，㕮咀，以水九升，煮取三升，分三服。

治脾热为疟，或渴或不渴，热气内伤不泄，令人病寒，腹中痛，肠中鸣，汗出，**恒山丸**方：

恒山三两 甘草半两 知母 鳖甲各一两

右四味，末之，蜜丸如梧子。未发前酒服十丸，临发时一服，正发时一服。

治肺热痰聚胸中，来去不定，转为疟，其状令人心寒，寒甚则发热，热间则善惊，如有所见者，**恒山汤**方：

恒山三两 秫米二百二十粒 甘草半两

右三味，㕮咀，以水七升，煮取三升，分三服，至发时令三服尽。

治肾热发为疟，令人凄凄然，腰脊痛，宛转，大便难，目眴眴然，身掉不定，手足寒，恒山汤方：

恒山三两 乌梅三七枚 香豉八合 竹叶切，一升 葱白一握

右五味，㕮咀，以水九升，煮取三升。分三服，至发令尽。

五脏并有疟候，六腑则无，独胃腑有之。胃腑疟者，令人旦病也，善饥而不能食，食而支满腹大，**藜芦丸**主之，方：

藜芦 皂荚 恒山 牛膝各一两 巴豆二十枚

右五味，先熬藜芦、皂荚色黄，合捣为末，蜜丸如小豆大。旦服一丸，正发时一丸。一日勿饱食。《肘后》无恒山、牛膝。

肝疟，刺足厥阴见血。

心疟，刺手少阴。

脾疟，刺足太阴。

肺疟，刺手太阴、阳明。

肾疟，刺足少阴、太阳。

胃疟，刺足太阴、阳明横脉出血。

凡灸疟者，必先问其病之所先发者，先灸之。从头项发者，于未发前预灸大椎尖头，渐灸，过时止；从腰脊发者，灸肾俞百壮；从手臂发者，灸三间。

疟，灸上星及大椎，至发时令满百壮，灸艾炷如黍米粒，俗人不解取穴，务大炷也。

觉小异，即灸百会七壮。若后更发，又七壮。极难愈者，不过三灸。

以足踏地，以线围足一匝，中折，从大椎向百会，灸线头三七壮，炷如小豆。

又，灸风池二穴，三壮。

一切疟，无问远近，正仰卧，以线量两乳间，中屈，从乳向下，灸度头，随年壮，男左女右。

五脏一切诸疟，灸尺泽七壮，穴在肘中约上动脉是也。

诸疟而脉不见者，刺十指间出血，血去必已，先视身之赤如小豆者，尽取之。

疟，刺足少阴，血出愈。

痎疟，上星主之，穴在鼻中央直发际一寸陷容豆是也，灸七壮。先取谚语，后取天牖、风池。

疟日西而发者，临泣主之，穴在目眦上入发际五分陷者，灸七壮。

疟实则腰背痛，虚则鼽衄，飞扬主之，穴在外踝上七寸，灸七壮。

疟多汗，腰痛不能俯仰，目如脱，项如拔，昆仑主之，穴在足外踝后跟骨上陷中，灸三壮。

**禳疟法：**

未发前，抱大雄鸡一头著怀中，时时惊动，令鸡作大声，立瘥。

治疟符，凡用二符：

疟小儿父字石拔，母字石锤，某甲著患人姓名患疟，人窃读之曰：一切天地山水城隍，日月五星皆敬灶君，今有一疟鬼小儿骂灶君作黑面奴，若当不信，看文书急急如律令。

右件符必须真书，前后各留白纸一行，拟著灶君额上，瓦石压之，不得压字上，勿令人近符，若得专遣一人看符大好，亦勿令灰土敷符上，致使字不分明出见，著符次第如后。若明日日出后发，须令人夜扫灶君前及额上令净，至发日旦，令患人整衣帽，立灶前读符，使人自读，必须分明，读符勿错一字。每一遍，若别人读一遍，患人跪一拜，又以手提患人一度；若患人自读，自捉衣振云人姓某甲。如此是凡三遍读，三拜了，以净瓦石压两角，字向上，著灶额上，勿令压字上。若疟日西发，具如上法三遍读符，至午时更三遍读如上法。如夜发，日暮更三遍读并如上法。其灶作食亦得，勿使动此符。若有两灶，大灶上著符；若有露地灶，屋里灶上著；止有露灶，依法著，仍须手捉符，其符法如后。若有客患，会须客经停过三度，发三度，委曲著符如上法，符亦云客姓名患疟，乞拘录疟鬼小儿如左。凡治久患者，一著符，一渐瘥，亦可五度著符如始，可全瘥，又须手把符如左。

王良符，张季伯书之，急急如律令。

右王良符，依法长卷，两手握，念佛端坐，如须行动，检校插著胸前，字头向上。

右二符，各依法一时用，不得阙一符。万一不瘥，但得一发轻，后发日更读即瘥。一一仔细依法，若字参差即不瘥。

# 诊溪毒证第七

　　江东江南诸溪源间有虫，名短狐溪毒，亦名射工。其虫无目，而利耳能听，在山源溪水中闻人声，便以口中毒射人，故谓射工也。其虫小毒轻者，及相逐者，射著人影者，皆不即作疮。先病寒热，身不喜冷，体强筋急，头痛目疼，张口欠咳，呼吸闷乱，朝旦少苏醒，晡夕辄复寒热，或似伤寒发石散动，亦如中尸，便不能语，病候如此。自非其土地人，不常数行山水中，不知其证，便谓是伤寒发石散动，作治乖僻；毒盛发疮，复疑是瘭疽，乃至吐下去血，复恐疑蛊毒，是以致祸耳。今说其状类，以明其证与伤寒别也。方在第二十五卷中。

# 备急千金要方卷第十一 肝脏

朝奉郎守太常少卿充秘阁校理判登闻检院上护军赐绯鱼袋臣林亿等校正

## 肝脏脉论第一

论曰：夫人禀天地而生，故内有五脏、六腑、精气、骨髓、筋脉，外有四肢、九窍、皮毛、爪齿、咽喉、唇舌、肛门、胞囊，以此总而成躯。故将息得理，则百脉安和；役用非宜，即为五劳七伤六极之患。有方可救，虽病无他；无法可凭，奄然永往。所以此之中帙，卷卷皆备述五脏六腑等血脉根源、循环流注，与九窍应会处所，并论五脏六腑等轻重大小、长短阔狭、受盛多少，仍列对治方法，丸、散、酒、煎、汤、膏、摩、熨，及灸针孔穴，并穷于此矣。其能留心于医术者，可考而行之，其冷热虚实风气，准药性而用之，则内外百疴无所逃矣。凡五脏在天为五星，在地为五岳，约时为五行，在人为五藏。五藏者，精、神、魂、魄、意也。论阴阳，察虚实，知病源，用补泻，应禀三百六十五节，终会通十二经焉。

论曰：肝主魂，为郎官。随神往来谓之魂，魂者，肝之藏也。目者，肝之官，肝气通于目，目和则能辨五色矣。左目甲，右目乙，循环紫宫，荣华于爪，外主筋，内主血。肝重四斤四两，左三叶，右四叶，凡七叶，有六童子、三玉女守之，神名蓝蓝，主藏魂，号为魂脏，随节应会。故云肝藏血，血舍魂，在气为语，在液为泪。肝气虚则恐，实则怒。肝气虚则梦见园苑生草，得其时，梦伏树下不敢起；肝气盛则梦怒；厥气客于肝，则梦山林树木。

凡人卧血归于肝，肝受血而能视，足受血而能步，掌受血而能握，指受血而能摄。

凡肝脏象木，与胆合为腑，其经足厥阴，与少阳为表里，其脉弦，相于冬，王于春，春时万物始生，其气来濡而弱，宽而虚，故脉为弦，濡即不可发汗，弱则不可下。宽者开，开者通，通者利，故名曰宽而虚。

春脉如弦，春脉肝也，东方木也，万物之所以始生也，故其气来濡弱，轻虚而滑，端直以长，故曰弦，反此者病。何如而反？其气来实而弦，此谓太过，病在外；其气来不实而微，此谓不及，病在内。太过则令人善忘忘当作怒，忽忽眩冒而癫疾；不及则令人胸痛引背，两胁胠满。

肝脉来濡弱招招，如揭竿末梢曰平。《巢源》作绰绰如按琴瑟之弦，如揭长竿。春以胃气为本，肝脉来盈实而滑，如循长竿，曰肝病；肝脉来急而益劲，如新张弓弦，曰肝死。

真肝脉至内外急，如循刀刃，责责然《巢源》作瞋瞋然如按琴瑟弦《巢源》作如新张弓弦，色青白不泽，毛折乃死。

春胃微弦曰平，弦多胃少曰肝病，但弦无胃曰死，胃而有毛曰秋病，毛甚曰今病。

肝藏血，血舍魂。悲哀动中则伤魂，魂伤则狂妄，其精不守，一作狂妄不精，不敢正当人。令人阴缩而挛筋，两胁肋骨举一作不举，毛悴色夭，死于秋。

足厥阴气绝，则筋缩引卵与舌。厥阴者，肝脉也。肝者，筋之合也。筋者，聚于阴器，而脉络于舌本。故脉弗营则筋缩急，筋缩急则引卵与舌，故唇青、舌卷、卵缩则筋先死，庚笃辛死，金胜木也。

肝死脏，浮之弱，按之中如索不来，或曲如蛇行者死。

春肝木王，其脉弦细而长曰平。反得沉濡而滑者，是肾之乘肝，母之归子，为虚邪，虽病易治；反得浮大而洪者，是心之乘肝，子之乘母，为实邪，虽病自愈；反得微涩而短《千金翼》云微浮而短涩者，是肺之乘肝，金之克木，为贼邪，大逆，十死不治；反得大而缓者，是脾之乘肝，土之陵木，为微邪，虽病即瘥。心乘肝必吐利，肺乘肝即为痈肿。

左手关上阴绝者，无肝脉也，若癃、遗溺、难言，胁下有邪气，善吐，刺足少阳治阳。

左手关上阴实者，肝实也，苦肉中痛，动善转筋，吐，刺足厥阴治阴。

肝脉来濯濯如倚竿，如琴瑟弦，再至曰平，三至曰离经病，四至脱精，五至死，六至命尽，足厥阴脉也。

肝脉急甚为恶言一作妄言，微急为肥气在胁下，如覆杯；缓甚为呕，微缓为水瘕痹；大甚为内痈，善呕衄，微大为肝痹缩，咳引少腹；小甚为多饮，微小为消瘅；滑甚为㿗疝，微滑为遗溺；涩甚为溢饮，微涩为瘛疭筋挛。

肝脉搏坚而长，色不青，当病坠若搏；因血在胁下，令人喘逆；其濡而散，色泽者，当病溢饮。溢饮者，渴暴多饮，而溢入肌皮肠胃之外也。《素问》溢入作易入。

青脉之至也，长而左右弹，有积气在心下，支胠，名曰肝痹，得之寒湿，与疝同法，腰痛足清头痛。

扁鹊云：肝有病则目夺精，虚则寒，寒则阴气壮，壮则梦山树等；实则热，热则阳气壮，壮则梦怒。

肝在声为呼，在变动为握，在志为怒。怒伤肝，精气并于肝则忧，肝虚则恐，实则怒，怒而不已，亦生忧矣。

色主春，病变于色者，取之荥。

病先发于肝者，头目眩，胁痛支满，一日之脾，闭塞不通，身痛体重；二日之胃而腹胀；三日之肾，少腹腰脊痛，胫酸；十日不已，死，冬日入，夏早食。

病在肝，平旦慧，下晡甚，夜半静。

假令肝病，西行若食鸡肉得之，当以秋时发病，以庚辛日也。家有血腥死，女子见之，以明要为灾，不者，若感金银物得之。

凡肝病之状，必两胁下痛引少腹，令人善怒，虚则目䀮䀮无所见，耳无所闻，善恐，如人将捕之。若欲治之，当取其经，足厥阴与少阳。气逆则头目痛，耳聋不聪，颊肿，取血者。

肝脉沉之而急，浮之亦然，苦胁痛有气，支满引少腹而痛，时小便难，苦目眩头痛，腰背痛，足为寒，时癃，女人月事不来，时亡时有，得之少时有所堕坠。

肝病其色青，手足拘急，胁下苦满，或时眩冒，其脉弦长，此为可治，宜服防风竹沥汤、秦艽散。春当刺大敦，夏刺行间，冬刺曲泉，皆补之；季夏刺太冲，秋刺中郄，皆泻之。又当灸期门百壮，背第九椎五十壮。

邪在肝，则两胁中痛，寒中，恶血在内，胻善瘛，节时肿，取之行间以引胁下，补三里以温胃中，取血脉以散恶血，取耳间青脉以去其瘛。

凡有所堕坠，恶血留内，若有所大怒，气上而不能下，积于左胁下，则伤肝。

肝中风者，头目瞤，两胁痛，行常伛，令人嗜甘，如阻妇状。

肝中寒者，其人洗洗恶寒，翕翕发热，面翕然赤，漐漐有汗，胸中烦热。

肝中寒者，其人两臂不举，舌本<sub>又作大</sub>燥，善太息，胸中痛，不得转侧，时盗汗，咳，食已吐其汁。

肝主胸中，喘，怒骂，其脉沉，胸中又窒，欲令人推按之，有热，鼻窒。

肝伤，其人脱肉。又卧口欲得张，时时手足青，目瞑瞳仁痛，此为肝脏伤所致也。

肝水者，其人腹大，不能自转侧，而胁下腹中痛，时时津液微生，小便续通。

肝胀者，胁下满，而痛引少腹。

肝著，其病人常欲蹈其胸上，先未苦时，但欲饮热。

诊得肝积，脉弦而细，两胁下痛，邪气走心下，足胫寒，胁痛引少腹，男子积疝，女子瘕淋，身无膏泽，善转筋，爪甲枯黑，春瘥秋剧，色青也。

肝之积，名曰肥气，在左胁下，如覆杯，有头足，如龟鳖状。久久不愈，发咳逆，痎疟，连岁月不已。以季夏戊己日得之。何也？肺病传肝，肝当传脾，脾适以季夏王，王者不受邪，肝复欲还肺，肺不肯受，因留结为积，故知肥气以季夏得之。

肝病胸满胁胀，善恚怒叫呼，身体有热而复恶寒，四肢不举，面白、身体滑，其脉当弦长而急，今反短涩，其色当青而反白者，此是金之克木，为大逆，十死不治。

襄公问扁鹊曰：吾欲不诊脉，察其音，观其色，知其病生死，可得闻乎？答曰：乃圣道之大要，师所不传，黄帝贵之过于金玉。入门见病，观其色，闻其呼吸，则知往来出入吉凶之相。角音人者，主肝声也，肝声呼，其音琴，其志怒，其经足厥阴。厥逆少阳则荣卫不通，阴阳交杂，阴气外伤，阳气内击，击则寒，寒则虚，虚则卒然喑哑不声，此为厉风入肝，续命汤主之。方在第八卷中。但踞坐不得低头，面目青黑，四肢缓弱，遗屎便利，甚则不可治，赊则旬月之内，桂枝酒主之。方在第八卷中。又呼而哭，哭而反吟，此为金克木，阴击阳，阴气起而阳气伏，伏则实，实则热，热则喘，喘则逆，逆则闷，闷则恐畏，目视不明，语声切急，谬说有人，此为邪热伤肝，甚则不可治。若唇色虽青，向眼不应，可治，地黄煎主之。方在下肝虚实篇中。

肝病为疟者，令人色苍苍然，太息，其状若死者，乌梅丸主之。方在第十卷中。若其人本来少于悲恚，忽尔嗔怒，出言反常，乍宽乍急，言未竟，以手向眼，如有所畏，若不即病，祸必至矣，此肝病声之候也。若其人虚则为寒风所伤，若实则为热气所损。阳则泻之，阴则补之。

青为肝，肝合筋，青如翠羽者吉。肝主目，目是肝之余。其人木形，相比于上角，苍色，小头长面，大肩平背，直身，小手足，有材好劳，心小力多，忧劳于事，耐春夏，不耐秋冬，秋冬感而生病，足厥阴佗佗然。胁广合坚脆倾正，则肝应之。正青色小理者则肝小，小则脏安，无胁下之病；粗理者则肝大，大则虚，虚则寒，逼胃迫咽，善膈中且胁下痛。广胁反骹者则肝高，高则实，实则肝热，上支贲加胁下急为息贲。合胁危一作兔骹者则肝下，下则逼胃，胁下空，空则易受邪。胁坚骨者则肝坚，坚则脏安难伤。胁骨弱者则肝脆，脆则善病消瘅易伤。胁腹好相者则肝端正，端正则和利难伤。胁骨偏举者则肝偏倾，偏倾则胁下偏痛。

凡人分部陷起者，必有病生。胆少阳为肝之部，而脏气通于内外，部亦随而应之。沉浊为内，浮清为外。若色从外走内者，病从外生，部处起；若色从内出外者，病从内生，部处陷。内病前治阴，后治阳；外病前治阳，后治阴。阳主外，阴主内。

凡人死生休否，则脏神前变形于外。人肝前病，目则为之无色。若肝前死，目则为之脱精。若天中等分，墓色应之，必死不治。看应增损斟酌赊促，赊则不出四百日内，促则不延旬月之间。肝病少愈而卒死，何以知之？曰：青白色如拇指大黡点见颜颊上，此必卒死。肝绝八日死，何以知之？面青目赤，但欲伏眠，视而不见人，汗出如水不止一日二日死。面黑目青者不死，青如草滋死。吉凶之色在于分部，顺顺而见，青白入目必病，不出其年。若年上不应，三年之中祸必应也。

春、木、肝脉、色青，主足少阳脉也，春取络脉分肉。春者，木始治，肝气始生。肝气急，其风疾，经脉常深，其气少，不能深入，故取络脉分肉之间，其脉根本并在窍阴之间，应在窗笼之前。窗笼者，耳前上下脉，以手按之动者是也。

其筋起于小指次指之上，结外踝，上循胻外廉，结于膝外廉。其支者，别起于外辅骨，上走髀，前者结伏兔之上，后者结于尻。其直者，上眇，乘季胁，上走腋前廉，侠于膺乳，结于缺盆。直者上出腋，贯缺盆，出太阳之前，循耳后，上额角，交巅上，下走颔，上结于頄。其支者，结于目外眦，为外维。

其脉起于目锐眦，上抵头角，下耳后，循颈，行手少阳之前，至肩上，却交出手少阳之后，入缺盆。其支者，从耳后入耳中，出走耳前，至锐眦后。其支者，别锐眦，下大迎，合手少阳于䪼，下加颊车，下颈，合缺盆，以下胸中，贯膈，络肝，属胆，循胁里，出气街，绕毛际，横入髀厌中。其直者，从缺盆下腋，循胸，过季胁，下合髀厌中，以下循髀阳，出膝外廉，下外辅骨之前，直下抵绝骨之端，下出外踝之前，循足跗上，出小指次指之端。其支者，别跗上，入大指之间，循大指歧内出其端，还贯入爪甲，出三毛，合足厥阴为表里。厥阴之本在行间上五寸，应在背俞，同会于手太阴。

其足少阳之别，名曰光明，去踝五寸是也。别走厥阴，下络足跗。主肝生病，病实则胆热，热则厥，厥则阳病，阳脉反逆大于寸口一倍，病则胸中有热，心胁头颔痛，缺盆腋下肿；虚则胆寒，寒则痿躄，躄则阴病，阴脉反小于寸口，病则胸中有寒，少气口苦，身体无膏泽，外至胻、绝骨、外踝前及诸节皆痛。若阴阳俱静与其俱动，如引绳俱顿者，病也。此尽是足少阳胆经筋脉支别为病，令取足厥阴肝经附于后。

足厥阴之脉，起于大指聚毛之际，上循足跗上廉，去内踝一寸，上踝八寸，交出太阴之后，上腘内廉，循股阴，入毛中，环阴器，抵少腹，侠胃，属肝，络胆，上贯膈，布胁肋，循喉咙之后，上入颃颡，连目系，上出额，与督脉会于巅。一本云：其支者，从少腹与太阴、少阳结于腰髁下第三、第四骨空中。其支者，从目系下颊里，环唇内。其支者，复从肝别贯膈，上注肺中。是动则病腰痛，不可以俯仰，丈夫㿉疝，妇人少腹肿，甚则嗌干，面尘脱色。是主肝所生病者，胸满呕逆，洞泄狐疝，遗溺闭癃，盛者则寸口大一倍于人迎，虚者则寸口反小于人迎也。

足厥阴之别，名曰蠡沟，去内踝上五寸，别走少阳，其别者，循经上睾，结于茎。其病气逆则睾肿卒疝，实则挺长，热；虚则暴痒，取之所别。

足厥阴之筋，起于大指之上，上结于内踝之前，上循胻，上结内辅之下，上循阴股，结于阴器，结络诸筋。

春三月者，主肝胆青筋牵病也。其源从少阴而涉足少阳，少阳之气始发，少阴之气始衰，阴阳怫郁于腠理，皮毛之病俱生，表里之疴因起，从少阳发动，反少阴气，则脏腑受疠而生，其病相反。若腑虚则为阴邪所伤，腰背强急，脚缩不伸，胻中欲折，目中生花；若脏实则为阳毒所损，溏溏前寒而后热，颈外双筋牵不得屈伸，颈直背强，眼赤黄，若欲转动合身回侧，故曰青筋牵病。方在伤寒上卷。

扁鹊曰：灸肝肺二腧，主治丹毒、牵病，当依源处治，调其阳，理其阴，脏腑之疾不生矣。

# 肝虚实第二

脉四条　方十一首　灸法一首

## 肝实热

左手关上脉阴实者，足厥阴经也，病苦心下坚满，常两胁痛，息忿忿如怒状，名曰肝实热也。

治肝实热，阳气伏，邪热喘逆闷恐，目视物无明，狂悸，非意而言，**竹沥泄热汤方**：

竹沥一升　麻黄三分　石膏八分　生姜　芍药各四分　大青　栀子仁　升麻　茯苓　玄参　知母各三分　生葛八分

右十二味，㕮咀，以水九升，煮取二升半，去滓，下竹沥，煮两三沸，分三服。须利，下芒硝三分，去芍药，加生地黄五分。《删繁方》无石膏、生姜、芍药、生葛，用人参三分。

治肝实热，目痛胸满，气急塞，**泻肝前胡汤方**：

前胡　秦皮　细辛　栀子仁　黄芩　升麻　蕤仁　决明子各三两　苦竹叶切，一升　车前叶切，一升芒硝三两

右十一味，㕮咀，以水九升，煮取三升，去滓，下芒硝，分三服。又一方有柴胡三两，共十二味。

治肝实热，梦怒虚惊，**防风煮散方**：

防风　茯苓　萎蕤　白术　橘皮　丹参各一两三分　细辛二两　甘草一两　升麻黄芩各一两半　大枣三七枚　射干一两　酸枣仁三分

右十三味，治下筛，为粗散，以方寸两匕，帛裹，以井花水二升煮，时时动裹子，煎取一升。分服之，日二。

治肝邪热，出言反常，乍宽乍急，**远志煮散方**：

远志　射干　杏仁　大青各一两半　茯神　葛根　甘草　麦门冬各一两　芍药二两三分　桂心三分　石膏二两　知母　升麻各五分

右十三味，治下筛，为粗散，以水二升五合，煮竹叶一升，取汁用，

煮药一匕半，煎取八合，为一服，日二。以绵裹散煮之。

治邪热伤肝，好生悲怒，所作不定，自惊恐，**地黄煎方**：

生地黄　淡竹叶　生姜　车前草　干蓝各切，一升　丹参　玄参各四两　茯苓二两
石膏五两　赤蜜一升

右十味，㕮咀，以水九升，煮取三升，去滓，停冷下蜜，更煎三两
沸，分三服。

## 肝胆俱实

左手关上脉阴阳俱实者，足厥阴与少阳经俱实也，病苦胃胀呕逆，食
不消，名曰肝胆俱实也。

## 肝虚寒

左手关上脉阴虚者，足厥阴经也，病苦胁下坚，寒热，腹满不欲饮
食，腹胀，悒悒不乐，妇人月经不利，腰腹痛，名曰肝虚寒也。

治肝气不足，两胁下满，筋急，不得太息，四肢厥冷，发抢心腹痛，
目不明了，及妇人心痛，乳痛，膝热消渴，爪甲枯，口面青者，**补肝汤
方**：

甘草　桂心　山茱萸各一两，《千金翼》作乌头　细辛　桃仁《千金翼》作蕤仁　柏
子仁　茯苓　防风各二两　大枣二十四枚

右九味，㕮咀，以水九升，煮取五升，去滓，分三服。

**补肝散**　治左胁偏痛久，宿食不消，并目眪眪昏，风泪出，见物不审，
而逆风寒偏甚，消食破气，止泪方：

山茱萸　桂心　薯蓣　天雄　茯苓　人参各五分　芎䓖　白术　独活　五加皮　大
黄各七分　防风　干姜　丹参　厚朴　细辛　桔梗各一两半　甘菊花　甘草各一两　贯众
半两　橘皮三分　陈麦曲　大麦蘗各一升

右二十三味，治下筛。酒下方寸匕，日二。若食不消，食后服；若止
痛，食前服之。

**补肝酒**　治肝虚寒，或高风眼泪等杂病，酿松膏酒方：

松脂十斤，细剉，以水淹浸一周日，煮之，细细接取上膏，水竭更

添之，脂尽，更水煮如前，烟尽去，火停冷，脂当沉下；取一斤，酿米一石，水七斗，好曲末二斗，如家常酿酒法，仍冷下饭，封一百日，脂、米、曲并消尽，酒香满一室，细细饮之。此酒须一倍加曲。

又方：

取枸杞子捣碎，先纳绢袋中，率一斗枸杞子二斗酒，渍讫，密封泥瓮勿泄，曝干，天阴勿出，三七日满。旦温酒服，任性饮，忌醋。

治肝虚寒，目䀮䀮，视物不明，谛视生花，**防风补煎方**：

防风 细辛 芎藭 白鲜皮 独活 甘草各三两 橘皮二两 大枣三七枚 甘竹叶切，一斗 蜜五合

右十味，㕮咀，以水一斗二升，先煮九味，取四升，去滓，下蜜更煎两沸。分四服，日三夜一。若五六月，以燥器贮，冷水藏之。

治肝虚寒，胁下痛，胀满气急，目昏浊，视物不明，**槟榔汤方**：

槟榔二十四枚 母姜七两 附子七枚 茯苓 橘皮 桂心各三两 桔梗 白术各四两 吴茱萸五两

右九味，㕮咀，以水九升，煮取三升，去滓，分温三服。若气喘者，加芎藭三两，半夏四两，甘草二两。

肝虚目不明，灸肝腧二百壮。小儿斟酌，可灸三七壮。

**肝胆俱虚**

左手关上脉阴阳俱虚者，足厥阴与少阳经俱虚也，病如恍惚，尸厥不知人，妄见，少气不能言，时时自惊，名曰肝胆俱虚也。

# 肝劳第三

论一首 方二首

论曰：肝劳病者，补心气以益之，心旺则感于肝矣。人逆春气则足少阳不生，而肝气内变，顺之则生，逆之则死，顺之则治，逆之则乱，反顺为逆，是谓关格，病则生矣。

治肝劳虚寒，关格劳涩，闭塞不通，毛悴色夭，**猪膏酒方**：

猪膏 姜汁各四升

右二味，以微火煎，取三升，下酒五合和煎，分为三服。

治肝虚寒劳损，口苦，关节骨疼痛，筋挛缩，烦闷，**虎骨酒**补方：

虎骨一升，炙焦，碎如雀头 丹参八两 干地黄七两 地骨皮 干姜 芎䓖各四两 猪椒根 白术 五加皮 枳实各五两

右十味，咬咀，绢袋盛，以酒四斗浸四日。初服六七合，渐加至一升，日再服。

## 筋极第四

论三首 方七首 灸法七首

论曰：夫六极者，天气通于肺，地气通于嗌，风气应于肝，雷气动于心，穀气感于脾《素问》穀作谷，雨气润于肾。六经为川，肠胃为海，九窍为水注之气，所以窍应于五脏。五脏邪伤，则六腑生极，故曰五脏六极也。

论曰：凡筋极者，主肝也。肝应筋，筋与肝合。肝有病，从筋生。又曰：以春遇病为筋痹，筋痹不已，复感于邪，内舍于肝，则阳气入于内，阴气出于外。若阴气外出，出则虚，虚则筋虚，筋虚则善悲，色青苍白见于目下。若伤寒则筋不能动，十指爪皆痛，数好转筋。其源以春甲乙日得之伤风，风在筋为肝虚风也。若阳气内发，发则实，实则筋实，筋实则善怒，嗌干。伤热则咳，咳则胁下痛，不能转侧，又脚下满痛，故曰肝实风也。然则因其轻而扬之，因其重而减之，因其衰而彰之，审其阴阳，以别柔刚，阳病治阴，阴病治阳。善治病者，病在皮毛、肌肤、筋脉而治之，次治六腑，若至五脏，则半死矣。

扁鹊云：筋绝不治，九日死，何以知之？手足爪甲青黑，呼骂口不息，筋应足厥阴，足厥阴气绝，则筋缩引卵与舌，筋先死矣。

治筋实极则咳，咳则两胁下缩痛，痛甚则不可转动，**橘皮通气汤**方：

橘皮四两 白术 石膏各五两 细辛 当归 桂心 茯苓各二两 香豉一升

右八味，咬咀，以水九升，煮取三升，去滓，分三服。

治筋实极，则两脚下满，满而痛，不得远行，脚心如割，筋断折，痛

不可忍，**丹参煮散方**：

丹参三两 芎䓖 杜仲 续断 地骨皮各二两 当归 通草 干地黄 麦门冬 升麻 禹余粮 麻黄各一两十八铢 牛膝二两六铢 生姜切，炒取焦干 牡蛎各二两 甘草 桂心各一两六铢

右十七味，治下筛，为粗散，以绢袋子盛散二方寸匕，以井花水二升煮，数动袋子，煮取一升，顿服，日二。

治筋实极，手足爪甲或青、或黄、或黑乌黯，四肢筋急，烦满，**地黄煎方**：

生地黄汁三升 生葛汁 生玄参汁各一升 大黄 升麻各二两 栀子仁 麻黄 犀角各三两 石膏五两 芍药四两

右十味，㕮咀，以水七升煮七物，取二升，去滓，下地黄汁，煎一两沸，次下葛汁等，煎取三升。分三服，日再。

治筋虚极，筋痹，好悲思，颜色苍白，四肢嘘吸，脚手拘挛，伸动缩急，腹中转痛，**五加酒方**：

五加皮一斤 枳刺二升 大麻仁三升 猪椒根皮 丹参各八两 桂心 当归 甘草各三两 天雄 秦椒 白鲜 通草各四两 干姜五两 薏苡仁半升 芎䓖五两

右十五味，㕮咀，以绢袋盛，清酒四斗渍，春夏四日，秋冬六七日。初服六七合，稍稍加，以知为度。

治筋虚极，则筋不能转，十指爪皆痛，数转筋，或交接过度，或病未平复交接，伤气，内筋绝，舌卷唇青，引卵缩，胕脉疼急，腹中绞痛，或便欲绝，不能饮食，**人参酒方**：

人参 防风 茯苓 细辛 秦椒 黄耆 当归 牛膝 桔梗各一两半 干地黄 丹参 薯蓣 钟乳 矾石各三两 山茱萸 芎䓖各二两 白术 麻黄各二两半 大枣三十枚 五加皮一升 生姜切，炒干 乌麻碎，各二升

右二十二味，㕮咀，钟乳别以小袋子盛，以清酒二斗半浸五宿，温服三合，日再。无所闻，随意增进。一本无乌麻，用杜仲二两半。

治交接损，卵缩筋挛方：

烧妇人月经衣灰，服方寸匕。

治筋绝方：

熬蟹脑足髓，纳疮中，筋即续。

劳冷气逆，腰髋冷痹，脚屈伸难，灸阳跷一百壮，在外踝下容爪。

腰背不便，转筋，急痹筋挛，灸第二十一椎，随年壮。

转筋，十指筋挛急，不得屈伸，灸脚外踝骨上七壮。

失精筋挛，阴缩入腹，相引痛，灸中封五十壮，在内踝前筋里宛宛中。

失精筋挛，阴缩入腹，相引痛，灸下满各五十壮，老人加之，小儿随年壮。又云：此二穴，喉肿厥逆，五脏所苦，鼓胀，并悉主之。

转筋，胫骨痛不可忍，灸屈膝下廉横筋上三壮。

腹胀转筋，灸脐上一寸，二十壮。

## 坚癥积聚第五

### 论一首　方四十四首　灸法六首

论曰：病有积有聚，何以别之？答曰：积者，阴气也；聚者，阳气也。故阴沉而伏，阳浮而动。气之所积名曰积，气之所聚名曰聚。故积者五脏之所生，聚者六腑之所成。故积者阴气也，其始发有常处，其痛一作病不离其部，上下有所终始，左右有所穷已。聚者阳气也，其始发无根本，上下无所留止，其痛无常处，谓之聚也，故以是别知积聚也。

经络受病，入于肠胃，五脏积聚，发伏梁、息贲、肥气、否气、奔豚。积聚之始生至其已成奈何？曰：积之始生，得寒乃生，厥止乃成积。人之善病肠中积者，何以候之？曰：皮薄而不泽，肉不坚而淖泽，如此则肠胃伤恶，恶则邪气留止积聚，乃作肠胃之积，寒温不次，邪气稍止，至其蓄积留止，大聚乃起病。有身体腰髀股胻皆肿，环脐而痛，是为何病？曰：病名伏梁。此风根也，不可动，动之为水溺涩之病。少腹盛，左右上下皆有根者，伏梁也。裹脓血居肠胃之外，不可治，治之每切按之致死。此下则因阴，必下脓血，上则迫胃脘，生王冰云当作出膈，侠胃脘内痛，此久病也，难疗。居脐上为逆，慎勿动，亟夺其气，溢于大肠而著于肓，肓之原在脐下，故环脐而痛。

三台丸　治五脏寒热积聚，胪胀肠鸣而噫，食不生肌肤，甚者呕逆。若伤寒寒疟已愈，令不复发，食后服五丸；饮多者，吞十丸。常服令大小便调和，长肌肉方：

大黄熬　前胡各二两　硝石　葶苈　杏仁各一升　厚朴　附子　细辛　半夏各一两　茯苓半两

右十味，末之，蜜和，捣五千杵。服如梧子五丸，稍加至十丸，以知为度。

治男子、女人百病，虚弱劳冷，宿寒久癖，及癥瘕积聚，或呕逆不下食，并风湿诸病，无不治之者，**五石乌头丸**方：

钟乳炼　紫石英　硫黄　赤石脂　矾石　枳实　甘草　白术　紫菀　山茱萸　防风　白薇　桔梗　天雄　皂荚　细辛　苁蓉　人参　附子　藜芦各一两六铢　干姜　吴茱萸　蜀椒　桂心　麦门冬各二两半　乌头三两　厚朴　远志　茯苓各一两半　当归二两　枣膏五合　干地黄一两十八铢

右三十二味，末之，蜜和，捣五千杵。酒服如梧子十丸，日三，稍加之。

治男子、女人寒冷，腹内积聚，邪气往来，厥逆抢心，心痛痹闷，吐下不止，妇人产后羸瘦，**乌头丸**方：

乌头十五枚　吴茱萸　蜀椒　干姜　桂心各二两半　前胡　细辛　人参　芎䓖　白术各一两六铢　皂荚　紫菀　白薇　芍药各十八铢　干地黄一两半

右十五味，末之，蜜丸。酒下如梧子十丸，日三，稍加之，以知为度。

治心腹疝瘕，胁下及小腹满，坚痛有积，寒气入腹，使人腹中冷，发甚则上抢心，气满，食饮喜呕方：

大黄　茯苓各一两半　吴茱萸　桂心　黄芩　细辛　人参　蜀椒　干姜各一两六铢　牡丹　甘草　芎䓖　苁蓉䗪虫各十八　芍药　防葵　虻虫　厚朴　半夏各一两　男发灰半两

右二十味，末之，以蜜丸。服如梧子五丸，日再，渐加之。

**恒山丸**　治胁下邪气积聚，往来寒热如温疟方：

恒山　蜀漆　白薇　桂心鲮甲　白术　附子　鳖甲䗪虫　贝齿各一两半　蜚虻

六铢

右十一味，末之，蜜丸如梧子。以米汁服五丸，日三。

又方：

蒸鼠壤土熨之，冷即易。腹中切痛，炒盐半升令焦，纳汤中饮之，大吐瘥。着手足痛者，烧青布，纳小口器中，熏痛处。

**神明度命丸** 治久患腹内积聚，大小便不通，气上抢心，腹中胀满，逆害饮食，服之甚良方：

大黄 芍药各二两

右二味，末之，蜜丸。服如梧子四丸，日三；不知，可加至六七丸，以知为度。

治万病积聚方：

七八月收蒺藜子，不限多少，以水煮过熟，取滓，曝令干，捣筛，蜜丸。酒服如梧子七丸，以知为度。其汁煎如饴服之。

治胸中心下结积，食饮不消，**陷胸汤**方：

大黄 栝楼实 黄连各二两 甘遂一两

右四味，㕮咀，以水五升，煮取二升五合，分三服。

**太一神明陷冰丸** 治诸疾，破积聚，心下支满，寒热鬼注，长病咳逆唾噫，辟除众恶，杀鬼逐邪气，鬼击客忤中恶，胸中结气，咽中闭塞，有进有退，绕脐恻恻，随上下，按之跳手，心中愠愠，如有虫状，毒注相染灭门方：

雄黄油煮一日 丹砂 礜石 当归 大黄各二两 巴豆一两 芫青五枚 桂心三两 真珠 附子各一两半 蜈蚣一枚 乌头八枚 犀角 鬼臼 射罔 藜芦各一两 麝香 牛黄 人参各半两 杏仁四十枚 蜥蜴一枚 斑蝥七枚 樗鸡三七枚 地胆三七枚

右二十四味，末之，蜜和，捣三万杵，丸如小豆。先食饮服二丸，日二，不知稍加之。以药二丸，安门户上，令众恶不近。伤寒服之，无不即瘥。若至病家及视病人，夜行独宿，服二丸，众恶不敢近。此方与第十七卷尸疰篇方重。

**蜥蜴丸** 治癥坚水肿，蜚尸遁尸，百注尸注，骨血相注，恶气鬼忤，蛊毒邪气往来，梦寤存亡，留饮结积，虎狼所啮，猘犬所咋，鸩毒入人五脏，服药已消，杀其毒，食不消，妇人邪鬼忤，亦能遣之方：

蛴螬二枚 蜈蚣二枚 地胆五十枚 䗪虫三十枚 杏仁三十枚 蜣螂十四枚 虻虫三十枚 朴硝一两十八铢 泽漆 桃奴 犀角 鬼督邮 桑赤鸡各十八铢 芍药 虎骨各一两半 甘草一两 巴豆一两十八铢 款冬花十八铢 甘遂一两六铢 干姜一两

右二十味，末之，别治巴豆、杏仁如膏，纳药末研调，下蜜，捣二万杵，丸如麻子。先食饮服三丸，日一，不知加之。不敢吐下者，一丸，日一服。有人风冷注，癖坚二十年者得瘥。此方与第十七卷尸疰篇方重。

**大五明狼毒丸** 治坚癖，痞在人胸胁，或在心腹方：

狼毒 干地黄各四两 附子 大黄 苁蓉 人参 当归各一两 半夏二两 干姜 桂心各一两半 细辛 五味子 蜀椒 菌茹熬令烟尽，各一两 芫花 莽草 厚朴 防己 旋复花各半两 巴豆二十四枚 杏仁三十枚

右二十一味，末之，蜜和。服如梧子二丸，日二夜一，以知为度。

**小狼毒丸** 治病与前同，方：

狼毒三两 旋复花二两 附子 半夏 白附子 菌茹各二两

右六味，末之，蜜和，捣五千杵。饮服如梧子三丸，加至十丸，日三。《肘后方》无半夏、白附子、菌茹，只三味。

**狼毒丸** 治坚癖方：

狼毒五两 半夏 杏仁各三两 桂心四两 附子 蜀椒 细辛各二两

右七味，末之，别捣杏仁，蜜和，饮服如大豆二丸。

治暴坚久痞，腹有坚，**甘遂汤**方：

甘遂 黄芩 芒硝 桂心 细辛各一两 大黄三两

右六味，㕮咀，以水八升，煮取二升半，分三服。

治卒暴癥，腹中有物坚如石，痛如斫刺，昼夜啼呼，不治，百日必死，方：

牛膝二斤，㕮咀，曝之令干，以酒一斗浸之，密塞器口，煎取半。服半升，一服便吐去宿食，神效。

治卒暴癥方：

取商陆根捣碎，蒸之，以新布籍腹上，以药铺著布上，以衣物覆其上，冷复易之，数日用之，旦夕勿息。

又方：

蒜十片，取五月五日户上者，去皮 桂—尺二寸 灶中黄土如鸡子大一枚

右三味，合捣，以淳苦酒和，涂布上，以掩病处，不过三日消。凡蒜亦佳。《肘后方》不用桂。

**野葛膏** 治暴癥方：

野葛—尺 当归 附子 雄黄油煮—日 细辛各—两 乌头二两 巴豆—百枚 蜀椒半两

右八味，㕮咀，以大醋浸一宿，猪膏二斤，煎附子色黄，去滓，纳雄黄粉，搅至凝，敷布上，以掩癥上，复以油重布上，复安十重纸，以熨斗盛火著上，常令热，日三夜二，须膏干益良。

**硝石大丸**治十二癥瘕，及妇人带下，绝产无子，并欲服寒食散，而腹中有癥瘕实者，当先服大丸下之，乃服寒食散，大丸不下水谷，但下病耳，不令人困，方：

硝石六两，朴硝亦得 大黄八两 人参 甘草各二两

右四味，末之，以三年苦酒三升，置铜器中，以竹箸柱器中，一升作一刻，凡三升作三刻，以置火上，先纳大黄，常搅不息，使微沸尽一刻，乃纳余药，又尽一刻，有余一刻，极微火使可丸，如鸡子中黄。欲合药，当先斋戒一宿，勿令小儿、女人、奴婢等见之。欲下病者，用二丸。若不能服大丸者，可分作小丸，不可过四丸也。欲令大，不欲令细，能不分为善。若人赢者可少食，强者不须食，二十日五度服，其和调半日乃下。若妇人服之下者，或如鸡肝，或如米汁，正赤黑，或一升或三升，下后慎风冷，作一杯粥食之，然后作羹臛，自养如产妇法，六月则有子。禁生鱼、猪肉、辛菜。若寒食散者，自如药法，不与此同日一服。

**土瓜丸** 治诸脏寒气积聚，烦满，热饮食，中蛊毒，或食生物，及水中虫卵生入腹，而成虫蛇，若为鱼鳖留饮宿食；妇人产瘕，带下百病，阴阳不通利，大小便不节，绝伤堕落，寒热交结，唇口焦黑，身体消瘦，嗜卧少食，多魇，产乳胞中余疾，股里热，心腹中急结，痛引阴中方：

土瓜根末 桔梗末，各半升 大黄—斤，蒸二升米下，曝干 杏仁—升

右四味，末之，蜜丸如梧子。空腹饮服三丸，日三，不知加之，以知

为度。

治凡所食不消方：

取其余类烧作末，酒服方寸匕，便吐去宿食，即瘥。有食桃不消作病者，以时无桃，就树间得槁桃烧服之，登时吐病出，甚良。

治卒食不消，欲成癥积方：

煎艾汁如饴，取半升一服之，便刺吐去宿食，神良。《古今录验》方：白艾五尺围一束，薏苡根一大把，二味煎。

治食鱼肉等成癥结在腹内，并诸毒气方：

狗屎五升，烧末，绵裹之，以酒一斗浸再宿，滤取清，分十服，日三服，三日使尽，随所食癥结即便出矣。

治杂中食瘀实不消，心腹坚痛者方：

以水三升，煮白盐一升，令消，分三服，刺吐去食也，并治暴癥。

治癥坚，心下有物大如杯，不得食，食则腹满，心腹绞痛方：

葶苈子 大黄各二两 泽漆四两

右三味，末之，别研葶苈为膏，下二味，捣五百杵，入蜜更捣千杵。服如梧子五丸，不知加之，日三服。

治少腹坚，大如盘，胸中胀，食不消，妇人瘦瘠者方：

暖水服发灰一方寸匕，日再服，并灸肋端。

又方：

饮服上好曲末方寸匕，日三，瘥。又灸三焦腧随年壮。

治伏梁气方：

白马尿铜器中承取，旦旦服一升。

治癥瘕方：

槲树白皮煎令可丸，服之，取知病动若下减之。

治患癥结病及瓜病，似瓜形、日月形，或在脐左右，或在脐上下，若鳖在左右胁下，或当心，如盒子大，复有手脚，治之法：先针其足，以椒熨之，方：

取一新盆子受一斗者，盆底钻一百二十孔，孔上著椒三合，上著一重纸，纸上著冷灰一升，灰上著热灰半升，上著刚炭火一斤，经一食顷，盆底热彻，当病上；初安毡一重，即安火盆，火盆大热，以渐更加一重，若火更热不可忍，加至三重，暂歇，食一口冷饮，还上火，消二分许即停，经三日勿著，及至七日决得顿瘥，然后食美食自补。若小不瘥，作露宿丸服之。方在第十六卷中。

治腹中积癥方：

葶苈子一升，熬，酒五升浸七日。服三合，日三。

治蛇癥方：

白马尾切，长五分，以酒服方寸匕，大者自出；更服二分者一方寸匕，中者亦出；更服三分者一方寸匕，小者复出。不可顿作一服，杀人。马尾，一本作马毛。

治蛇癥，**大黄汤**方：

大黄 茯苓各半两，一本作黄芩 乌贼骨二枚 皂荚六枚，如猪牙者 甘草如指大者一尺 芒硝如鸡子一枚

右六味，㕮咀，以水六升，煮三沸，去滓纳硝，适寒温尽服之。十日一剂，作如上法，欲服之，宿无食，平旦服，当下病根也。

治鳖癥腹坚硬，肿起大如盘，睡卧不得方：

取蓝一斤，捣，水三升，绞取汁。服一升，日二。

又方：

蒴藋根白皮一握，研取汁，以水和，顿服之。

又方：

白马尿一升，鸡子三枚取白，合煎，取二合，空腹顿服之，不移时当吐病出。

治食中得病为鳖癥，在心下坚强，方：

鸡屎一升，炒令黄，取五合，以酒一升浸，更取半，捣为末，以所浸酒服方寸匕，日二，三日中作一剂。

治蛟龙病，开皇六年三月八日，有人食芹得之，其人病发似癫痫，面色青黄，因食寒食饧过多，便吐出蛟龙，有头及尾。从兹有人患此疾，令服寒食饧三斗，大验。

山野人有啮虱，在腹生长为虱癥病，治之方：

故败篦子—枚　故败梳—枚

右二物，各破为两份，各取一份烧为末；又取一份，以水五升，煮取一升，以服前烧末，顿服，斯须出矣。

治米癥，常欲食米，若不得米，则胸中清水出，方：

鸡屎—升　白米五合

右二味，合炒令米焦，捣末，以水二升，顿服取尽，须臾吐出病如研米，若无米，当出痰，永憎米，不复食。

治肉癥，思肉不已，食讫复思者方：

空腹饮白马尿三升，吐肉出，肉不出必死。

治发癥，由人因食而入，久即胸间如有虫，上下去来，惟欲饮油，一日之中，乃至三二升，不欲饮食者方：

油一升，以香泽煎之，大锭铛贮之，安病人头边，令口鼻临油上，勿令得饮，敷鼻面令有香气，当叫唤取饮，不得与之，必当疲极大睡，其发癥当从口出饮油，人专守视之，并置石灰一裹，见癥出，以灰粉手捉癥抽出，须臾抽尽，即是发也。初从腹中出，形如不流水中浓菜，随发长短，形亦如之。

又方：

酒三升，煮猪脂二升三沸。一服一升，日二。白马尿服之亦佳，无马，白牛亦得。

癥瘕，灸内踝后宛宛中，随年壮。

又，灸气海百壮。

久冷，及妇人癥瘕，肠鸣泄利，绕脐绞痛，灸天枢百壮，三报之。万勿针，穴在侠脐两边各二寸。

积聚坚满，灸脾募百壮，穴在章门季肋端。

心下坚，积聚冷胀，灸上脘百壮，三报之，穴在巨阙下一寸许。

积聚坚大如盘，冷胀，灸胃管二百壮，三报之，穴在巨阙下二寸。

# 备急千金要方卷第十二　胆腑

朝奉郎守太常少卿充秘阁校理判登闻检院上护军赐绯鱼袋臣林亿等校正

## 胆腑脉论第一

论曰：胆腑者，主肝也，肝合气于胆。胆者，中清之腑也，《难经》云：胆者，清净之腑。《甲乙》云中精之腑。号将军决曹吏。重三两三铢，长三寸三分，在肝短叶间下，贮水精汁二合《难经》作三合，能怒能喜，能刚能柔。目下裹大，其胆乃横。凡胆、脑、髓、骨、脉、女子胞，此六者，地气之所生也，皆藏于阴而象于地，故藏而不泻，名曰奇恒之腑。若胃、大肠、小肠、三焦、膀胱，此五者，天气之所生也，其气象天，故泻而不藏，此受五脏浊气，名曰传化之腑，此不能久留，输泻者也。所谓五脏者，藏精气《甲乙》作神而不泻，故满而不能实；六腑者，传化物而不藏，故实而不能满。所以然者，水谷入口，则胃实而肠虚，食下则肠实而胃虚，故曰实而不满，满而不实也。

左手关上阳绝者，无胆脉也。苦膝疼，口中苦，眽目善畏如见鬼，多惊少力，刺足厥阴治阴，在足大指间，或刺三毛中。

左手关上阳实者，胆实也。苦腹中不安，身躯习习也，刺足少阳治阳，在足上第二指本节后一寸是。

胆病者，善太息，口苦，呕宿汁，心澹澹恐，如人将捕之，咽中介介然，数唾，候在足少阳之本末，亦见其脉之陷下者，灸之。其寒热，刺阳陵泉。若善呕，有苦，长太息，心中澹澹，善悲恐，如人将捕之，邪在胆，逆在胃，胆液则口苦，胃气逆则呕苦汁，故曰呕胆，刺三里以下；胃气逆，刺足少阳血络以闭胆，却调其虚实，以去其邪也。

胆胀者，胁下痛胀，口苦太息。

肝前受病，移于胆，肝咳不已，则呕胆汁。

厥气客于胆，则梦斗讼。《甲乙》云梦斗讼自刿。

肝应筋，爪厚色黄者胆厚，爪薄色红者胆薄，爪坚色青者胆急，爪软色赤者胆缓，爪直色白无约者胆直，爪恶色黑多败者胆结。

扁鹊云：足厥阴与少阳为表里，表清里浊，其病若实极则伤热，热则惊动精神而不守，卧起不定；若虚则伤寒，寒则恐畏，头眩，不能独卧，发于玄水，其根在胆，先从头面起肿至足。方在治水篇。

胆有病则眉为之倾，病人眉系倾者，七日死。

足少阳之脉，是动则病口苦，善太息，心胁痛，不能反侧，甚则面微尘，体无膏泽，足外反热，是为阳厥。是主骨所生病者，头痛，角颔痛，目锐眦痛，缺盆中肿痛，腋下肿，马刀挟瘿，汗出，振寒疟，胸中、胁肋、髀膝、外至胻、绝骨、外踝前及诸节皆痛，小指次指不用。盛者则人迎大一倍于寸口，虚者则人迎反小于寸口也。其经脉、经筋支别，已具第十一卷肝脏部中。

# 胆虚实第二

脉二条　方九首　灸法二首

**胆实热**

左手关上脉阳实者，足少阳经也，病苦腹中气满，饮食不下，咽干头痛，洒洒恶寒，胁痛，名曰胆实热也。

治胆腑实热，精神不守，泻热　**半夏千里流水汤**方：

半夏　宿姜各三两　生地黄五两　酸枣仁五合　黄芩一两　远志　茯苓各二两　秫米一升

右八味，㕮咀，以长流水五斗煮秫米，令蟹目沸，扬之三千遍，澄清，取九升煮药，取三升半，分三服。《集验方》治虚烦闷不得眠，无地黄、远志，有麦门冬、桂心各二两甘草、人参各二两。

胸中胆病，灸浊浴随年壮，穴在侠胆腧旁行相去五寸。

### 胆虚寒

左手关上脉阳虚者，足少阳经也，病苦眩厥痿，足指不能摇，躄不能起，僵仆，目黄失精眕眕，名曰胆虚寒也。

治大病后，虚烦不得眠，此胆寒故也，宜服**温胆汤**方：

半夏 竹茹 枳实各二两 橘皮三两 生姜四两 甘草一两

右六味，㕮咀，以水八升，煮取二升，分三服。

胆虚，灸三阴交各二十壮，穴在内踝上一夫。

**千里流水汤** 治虚烦不得眠方：

半夏 麦门冬各三两 茯苓四两 酸枣仁二升 甘草 桂心 黄芩 远志 萆薢 人参 生姜各二两 秫米一升

右十二味，㕮咀，以千里流水一斛煮米，令蟹目沸，扬之万过，澄清，取一斗煮药，取二升半，分三服。

**酸枣汤** 治虚劳烦扰，奔气在胸中，不得眠方：

酸枣仁三升 人参 桂心 生姜各二两 石膏四两 茯苓 知母各三两 甘草一两半

右八味，㕮咀，以水一斗，先煮酸枣仁，取七升，去滓下药，煮取三升。分三服，日三。

治虚劳烦闷不得眠方：

大枣二七枚 葱白七茎

右二味，以水三升，煮取一升，去滓顿服。

治大下后，虚劳不得眠，剧者颠倒懊忄农欲死，**栀子汤**方：仲景云：发汗吐下后，虚烦不得眠，若剧者，必反复颠倒，心中懊忄农，栀子汤主之。

大栀子十四枚 豉七合

右二味，以水四升，先煮栀子，取二升半，纳豉，更煮三沸，去滓。一服一升，安者勿更服。若上气呕逆，加橘皮二两，亦可加生姜二两。

治烦闷不得眠方：

生地黄　枸杞白皮各五两　麦门冬　甘草　前胡各五两　茯苓　知母各四两　人参二两　豉　粟米各五合

右十味，㕮咀，以水八升，煮取三升七合，分三服。

治虚劳不得眠方：

酸枣　榆叶各等分

右二味，末之，蜜丸。服如梧子十五丸，日再。

又方：

干姜四两，末，汤和顿服，覆取汗病愈。

# 咽门论第三

论曰：夫咽门者，应五脏六腑，往还神气，阴阳通塞之道也。喉咙、胞囊、舌者，并津液，调五味之气本也，不可不研乎。咽门者，肝胆之候也。其重十两，广二寸五分，至胃脘长一尺六寸。主通五脏六腑津液神气，应十二时。若脏热，咽门则闭而气塞；若腑寒，则咽门破而声嘶，母姜酒主之。方在第六卷中。热则通之，寒则补之。若寒热调和，病不生矣。

# 髓虚实第四

论一首　方二首

论曰：髓虚者，脑痛不安；髓实者，勇悍。凡髓虚实之应，主于肝胆。若其腑脏有病从髓生，热则应脏，寒则应腑。

治髓虚，脑痛不安，胆腑中寒，**羌活补髓丸方**：

羌活　芎䓖　当归各三两　桂心二两　人参四两　枣肉研如脂　羊髓　酥各一升　牛髓二升　大麻仁二升，熬研如脂

右十味，先捣五种干药为末，下枣膏、麻仁又捣，相濡为一家，下二髓并酥，纳铜钵中，重汤煎之，取好为丸如梧子。酒服三十丸，日二服，稍加至四十丸。

治髓实勇悍，惊热，主肝热，**柴胡发泄汤方**：

柴胡　升麻　黄芩　细辛　枳实　栀子仁　芒硝各三两　淡竹叶　生地黄各一升

泽泻四两

右十味，㕮咀，以水九升，煮取三升，去滓下硝，分三服。

# 风虚杂补酒煎第五

## 方十八首

**巴戟天酒**　治虚羸阳道不举，五劳七伤百病，能食下气方：

巴戟天　牛膝各三斤　枸杞根皮　麦门冬　地黄　防风各二斤

右六味，并生用，无可得，用干者亦得。㕮咀，以酒一石四斗浸七日，去滓温服。常令酒气相及，勿至醉吐，慎生冷、猪鱼、油蒜。春六日，秋冬二七日，夏勿服。先患冷者，加干姜、桂心各一斤；好忘，加远志一斤；大虚劳，加五味子、苁蓉各一斤；阴下湿，加五加根皮一斤；有石斛加一斤佳。每加一斤药，则加酒七升。此酒每年入九月中旬即合，入十月上旬即服。设服余药，以此酒下之大妙。滓曝干捣末，以此酒服方寸匕，日三，益佳。常加甘草十两佳，虚劳加黄耆一斤。

又方：

巴戟天　生牛膝各三斤

右二味，㕮咀，以酒五斗浸之，服如前法。

治虚劳不足，**五加酒方**：

五加皮　枸杞根皮各一斗

右二味，㕮咀，以水一石五斗，煮取汁七斗，分取四斗，浸曲一斗，余三斗用拌饭，下米多少如常酿法，熟压取服之，多少任性。禁如药法，倍日将息。

**天门冬大煎**　治男子五劳、七伤、八风、十二痹，伤中六极：一气极，则多寒痹腹痛，喘息惊恐，头痛；二肺极，则寒痹腰痛，心下坚，有积聚，小便不利，手足不仁；三脉极，则颜色苦青，逆意喜恍惚失气，状似悲泣之后，苦舌强，咽喉干，寒热恶风，不可动，不嗜食，苦眩，喜怒妄言；四筋极，则拘挛，少腹坚胀，心痛，膝寒冷，四肢骨节皆疼痛；

五骨极，则肢节厥逆，黄疸消渴，痈疽妄发重病，浮肿如水病状；六肉极，则发痹如得击，不复言，甚者至死复生，众医所不能治。此皆六极七伤所致，非独房室之为也。忧恚积思、喜怒悲欢，复随风湿结气，咳时呕吐，食以变大小便不利，时泄利重下，溺血，上气吐下，乍寒乍热，卧不安席，小便赤黄，时时恶梦，梦与死人共食饮，入冢神室，魂飞魄散。筋极则伤肝，伤肝则腰背相引，难可俯仰。气极则伤肺，伤肺则小便有血，目不明。髓极则阴痿不起，住而不交。骨极则伤肾，伤肾则短气，不可久立，阴疼恶寒，甚者卵缩，阴下生疮，湿痒搔之不欲住，汁出，此皆为肾病，甚者多遭风毒，四肢烦痹，手足浮肿，名曰脚弱，一名脚气，医所不治，此悉主之。方：

天门冬，<small>切三斗半，捣压取汁尽</small> 生地黄<small>切，三斗半，捣压如门冬</small> 枸杞根<small>切，三斗，净洗，以水二石五斗，煮取一斗三升，澄清</small> 獐骨<small>一具，碎，以水一石，煮取五斗，澄清</small> 酥<small>三升，炼</small> 白蜜<small>三升，炼</small>

右六味，并大斗，铜器中微火先煎地黄、门冬汁，减半，乃合煎，取大斗二斗，下后散药，煎取一斗，纳铜器重釜煎，令隐掌可丸。平旦空腹，酒服如桐子二十丸，日二，加至五十丸。慎生冷、醋滑、猪鸡、鱼蒜、油面等。择四时王相日合之，其合和一如第一卷合和篇说。散药如左：

茯苓 柏子仁 桂心 白术 萎蕤 菖蒲 远志 泽泻 薯蓣 人参 石斛 牛膝 杜仲 细辛 独活 枳实 芎䓖 黄耆 苁蓉 续断 狗脊 萆薢 白芷 巴戟天 五加皮 覆盆子 橘皮 胡麻仁 大豆黄卷 茯神 石南<small>各二两</small> 甘草<small>六两</small> 蜀椒 薏苡仁<small>各一升</small> 阿胶<small>十两</small> 大枣<small>一百枚，煮作膏</small> 鹿角胶<small>五两</small> 蔓荆子<small>三两</small>

右三十八味，治下筛，纳煎中，有牛髓、鹿髓各加三升大佳。小便涩，去柏子仁，加秦艽二两、干地黄六两；阴痿失精，去萎蕤，加五味子二两；头风，去柏子仁，加菊花、防风各二两；小便利，阴气弱，去细辛、防风，加山茱萸二两；腹中冷，去防风，加干姜二两；无他疾，依方合之。凡此煎，九月下旬采药，立冬日合而服之，至五月上旬止。若十二月腊日合者，经夏至七月下旬止。若停经夏不坏，当于舍北阴处入地深六尺，填沙，置药中，上加沙覆之，则经夏不损也。女人先患热者得服，患冷者勿服。

**填骨万金煎** 治内劳少气，寒疝里急，腹中喘逆，腰脊痛，除百病方：

生地黄三十斤，取汁 甘草 阿胶 肉苁蓉各一斤 桑根白皮切，八两 麦门冬 干地黄各二斤 石斛一斤五两 牛髓三斤 白蜜十斤 清酒四斗 麻子仁三升 大枣一百五十枚 当归十四两 干漆二十两 蜀椒四两 桔梗 五味子 附子各五两 干姜 茯苓 桂心各八两 人参五两

右二十三味，先以清酒二斗六升，纳桑根白皮、麻子仁、枣、胶，为刻识之，又加酒一斗四升，煮取至刻，绞去滓，纳蜜、髓、地黄汁，汤上铜器煎，纳诸药末，半日许使可丸，止，大瓮盛。饮吞如弹丸一枚，日三。若夏月暑热，煮煎转味，可以蜜、地黄汁和诸药成末，为丸如梧子，服十五丸，不知稍加至三十丸。

治男子风虚劳损，兼时气方：

甘草一斤 石斛 防风 苁蓉 山茱萸 茯苓 人参 薯蓣各四两 桂心 牛膝 五味子 菟丝子 巴戟天 芎䓖各三两，并为末 生地骨皮切，一升 丹参二两 胡麻二升，以水二斗，煮取四升，去滓 牛髓三升 生地黄汁一升 生姜汁一升 白蜜三升 生麦门冬汁三升

右二十二味，先煎地黄、地骨皮、胡麻汁减半，纳牛髓、蜜、姜、门冬等汁，微火煎，余八升，下诸药散，和令调，纳铜钵中，汤上煎，令可丸。酒服三十丸如梧子，日二，加至五十丸。

**小鹿骨煎** 一云獐骨 治一切虚羸皆服之方：

鹿骨一具，碎 枸杞根切，二升

右二味，各以水一斗，别器各煎汁五升，去滓澄清，乃合一器共煎，取五升，日二服尽，好将慎。皆用大斗。

**地黄小煎** 治五劳七伤，羸瘦干削方：

干地黄末，一升 蜜二升 猪脂一斤 胡麻油半斤

右四味，以铜器中煎，令可丸。饮服三丸如梧子，日三，稍加至十丸。久久常服，弥有大益，瘦黑者肥充。

治虚冷枯瘦，身无精光，虚损诸不足，**陆抗膏方**：

牛髓 羊脂各二升 白蜜 生姜汁 酥各三升，《经心录》用猪脂

右五味，先煎酥令熟，次纳姜汁，次纳蜜，次纳羊脂、牛髓，后微火煎之，三上三下，令姜汁水气尽，即膏成，搅令凝止。温酒服之，随人能否，不限多少，令人肥健、发热也。《经心录》云：治百病，劳损风湿，补益神效，男女通服之。

**枸杞煎** 补虚羸，久服轻身不老，神验方：

九月十日取生湿枸杞子一升，清酒六升，煮五沸，出取研之，熟滤取汁，令其子极净，曝子令干，捣末，和前汁，微火煎令可丸。酒服二方寸匕，日二，加至三匕。亦可丸服五十丸。

夏姬杏仁方：

杏仁三升，纳汤中，去皮尖双仁，熟捣，盆中水研，取七八升汁，以铁釜置煻火上，取羊脂四斤摩釜消之，纳杏仁汁，温之四五日，色如金状。饵如弹子，日三。百日肥白，易容，人不识。

治枯瘦方：

杏仁熬黄，去皮尖，捣。服如梧子，日三。令人润泽，无所禁。咳逆上气，喉中百病，心下烦，不得咽者，得茯苓、款冬、紫菀并力，大良。生热，熟冷。其药，喉中如有息肉者亦服。

**桃仁煎**方：

桃仁一斤，末 胡麻一升，末 酥半斤 牛乳五升 地黄十斤，取汁 蜜一斤

右六味，合煎如饧，旋服。

治五劳七伤方：

白羊头蹄一具，净治，更以草火烧令黄赤，以净绵急塞鼻及脑孔 胡椒 荜拨 干姜各一两 葱白一升 豉二升

右七物，先以水煮头蹄半熟，即纳药物，煮令极烂，去药。冷暖任性食之，日一具，七日用七具。禁生冷、醋滑、五辛、陈臭等物。

治虚劳补方：

羊肚一具，切 白术一升

右二味，以水二斗，煮取六升。一服二升，日三服。

又方：

豉一升，蒸三遍 薤白一斤，切

右二味，以水七升，煮取三升，分三服，小取汗。

治羸瘦膏煎方：

不中水猪肪，煎取一升，纳葱白一握，煎令黄，出，纳盆中，看如人肌。平旦空腹服讫，暖覆卧，晡时食白粥，粥不得稀，过三日服补药。方如左：

羊肝一具 羊脊膂肉一条 曲末半斤 枸杞根十斤

右四味，以水三斗煮枸杞，取一斗，去滓，细切肝等，纳汁中煮，葱、豉、盐著如羹法，合煎，看如稠糖即好，食之七日，禁如药法。

猪肚补虚方：

猪肚一具 人参五两 蜀椒一两 干姜二两半 葱白七两 白粱米半升，《千金翼》用粳米

右六味，㕮咀诸药相得，和米纳肚中，缝合，勿泄气，取四斗半水，缓火煮烂，空腹食之大佳，兼下少饭。

# 吐血第六

论一首　方三十首　灸法十五首

论曰：廪丘云：吐血有三种，有内衄，有肺疽，有伤胃。内衄者，出血如鼻衄，但不从鼻孔出，是近从心肺间津液出，还流入胃中，或如豆羹汁，或如切䐐，血凝停胃中，因即满闷便吐，或去数斗至于一石者是也，得之于劳倦，饮食过常所为也。肺疽者，或饮酒之后毒满闷，吐之时，血从吐后出，或一合、半升、一升是也。伤胃者，因饮食大饱之后，胃中冷则不能消化，不能消化便烦闷，强呕吐之，所食之物与气共上冲蹙，因伤裂胃，口吐血色鲜正赤，腹绞痛，白汗出，其脉紧而数者，为难治也。

问曰：病胸胁支满，妨于食，病至则先闻腥臊臭，出清液，先唾血，四肢清，目眩，时时前后血，病名为何？何以得之？对曰：病名血枯，此得之年少时，有所大夺血，若醉以入房，中气竭而肝伤，故使月事衰少不来也。治以乌贼骨、䕡茹二物，并合丸以雀卵，大如小豆，以五丸为后饭，饮以鲍鱼汁，利肠中及伤肝也。

凡吐血之后，体中但自蜷蜷然，心中不闷者，辄自愈，假令烦躁，心中闷乱，纷纷呕吐，颠倒不安，医工又与黄土汤、阿胶散，益加闷乱，卒至不济，如此闷者，当急吐之，方：

瓜蒂三分 杜衡 人参各一分

右三味，治下筛，服一钱匕。水浆无在，得下而已。羸人小减之，吐去青黄，或吐血一二升无苦。

**黄土汤** 治吐血方：

伏龙肝鸡子大二枚 桂心 干姜 当归 芍药 白芷 甘草 阿胶 芎劳各一两 细辛半两 生地黄二两 吴茱萸二升

右十二味，㕮咀，以酒七升、水三升，合煮取三升半，去滓纳胶，煮取三升，分三服。亦治衄血。

**生地黄汤** 治忧恚呕血，烦满少气，胸中痛方：

生地黄一斤 大枣五十枚 阿胶 甘草各三两

右四味，㕮咀，以水一斗，煮取四升。分四服，日三夜一。

**坚中汤** 治虚劳内伤，寒热呕逆，吐血方：

糖三斤 芍药 半夏 生姜 甘草各三两 桂心二两 大枣五十枚

右七味，㕮咀，以水二斗，煮取七升。分七服，日五夜二。《千金翼》无甘草、桂心，有生地黄。

治噫止唾血方：

石膏四两 厚朴三两 麻黄 生姜 半夏 五味子 杏仁各二两 小麦一升

右八味，㕮咀，以水一斗，煮麻黄，去沫，澄取七升，纳药，煮取二升半，分再服。

治吐血，胸中塞痛方：

芍药 干姜 茯苓 桂心 当归 大黄 芒硝各三两 阿胶 甘草 人参各二两 麻黄一两 干地黄四两 虻虫 水蛭各八十枚 大枣二十枚 桃仁百枚

右十六味，㕮咀，以水一斗七升，煮取四升，分五服，日三夜二。

治吐血内崩，上气，面色如土方：

干姜 阿胶 柏叶各二两 艾一把

右四味，㕮咀，以水五升，煮取一升，纳马通汁一升，煮取一升，顿服。仲景名柏叶汤，不用阿胶。《小品》不用柏叶，《肘后》同。

治吐血，酒客温疫，中热毒，干呕心烦者方：

蒲黄　栝楼根　犀角　甘草各二两　桑寄生　葛根各三两

右六味，㕮咀，以水七升，煮取三升，分三服。

**泽兰汤**　治伤中里急，胸胁挛痛，欲呕血，时寒时热，小便赤黄，此伤于房劳也，主之方：

泽兰　糖各一斤　桂心　人参各三两　远志二两　生姜五两　麻仁一升　桑根白皮三两

右八味，㕮咀，以淳酒一斗五升，煮取七升，去滓纳糖。未食服一升，日三夜一，勿劳动。

治忽吐血一两口，或是心衄，或是内崩方：

蛴螬五枚　牛膝　牡丹　王不留行　麦门冬各二两　干地黄　萆薢　芍药各四两　续断　阿胶各三两

右十味，㕮咀，以生地黄汁五升、赤马通汁三升，煮取三升，分三服。不瘥更合数剂，取瘥。

又方：

熟艾三鸡子许，水五升，煮取二升，顿服。

又方：

烧乱发灰，水服方寸匕，日三。《集验》云：治舌上忽出血如簪孔者，亦治小便出血。

治吐血方：

生地黄肥者五升，捣，以酒一升，煮沸三上三下，去滓，顿服之。

又方：

凡是吐血，服桂心末方寸匕，日夜可二十服。《肘后》云：亦疗下血。

治虚劳吐血方：

生地黄五斤，绞取汁，微火煎之三沸，投白蜜一升又煎，取三升。服半升，日三。主胸痛百病，久服佳。

又方：

柏叶一斤，以水六升，煮取三升，分三服。

又方：

生地黄汁半升　川大黄末一方寸匕

右二味，温地黄汁一沸，纳大黄搅之，空腹顿服，日三，瘥。

**犀角地黄汤**　治伤寒及温病，应发汗而不汗之，内蓄血者，及鼻衄吐血不尽，内余瘀血，面黄，大便黑，消瘀血方：

犀角一两　生地黄八两　芍药三两　牡丹皮二两

右四味，㕮咀，以水九升，煮取三升，分三服。喜妄如狂者，加大黄二两、黄芩三两；其人脉大来迟，腹不满，自言满者，为无热，但依方，不须加也。

治五脏热结，吐血、衄血方：

伏龙肝如鸡子一枚　生竹茹一升　芍药　当归　黄芩　芎䓖　甘草各二两　生地黄一斤

右八味，㕮咀，以水一斗三升，先煮竹茹，减三升，下药，取三升，分三服。《千金翼》有桂心。

治衄血、吐血，**当归汤**方：

当归　干姜　芍药　阿胶各二两　黄芩三两

右五味，㕮咀，以水六升，煮取二升，分三服。

**黄土汤**　治卒吐血及衄血方：

伏龙肝半升　甘草　白术　阿胶　干姜仲景作地黄　黄芩各三两

右六味，㕮咀，以水一斗，煮取三升，去滓下胶，分三服。仲景有附子三两，为七味。

治上焦热，膈伤，吐血、衄血或下血连日不止，欲死，并主之方：

艾叶一升　阿胶如手掌大　竹茹一升　干姜二两

右四味，㕮咀，以水三升，煮取一升，去滓，纳马通汁半升，煮取一升，顿服之。取新马屎与少水和绞取汁。一方不用竹茹，加干姜成七两。

治虚劳崩中、吐血、下血，上气短气欲绝，面黑如漆方：

黄耆　芍药　芎䓖　甘草各四两　生姜一斤

右五味，㕮咀，以酒五升浸一宿，明旦更以水五升，煮取四升。分四服，日三夜一。下阴中毒，如汤沃雪也。凡夏月不得宿浸药，酒客劳热，发痔下血，谷道热者，去生姜，用生地黄代之。凡进三两剂。

治吐血、汗血、大小便下血，**竹茹汤**方：

竹茹二升 甘草 芎劳 黄芩 当归各六分 芍药 白术 人参 桂心各一两

右九味，㕮咀，以水一斗，煮取三升。分四服，日三夜一。

治九孔出血方：

捣荆叶汁，酒服二合。一作荆芥。

治吐血、蛊毒痔血，女子腰腹痛，大便后出清血者方：

取东向蘘荷根，捣绞取汁二升，顿服之，立瘥。

诸下血，先见血后见便，此为远血，宜服黄土汤；先见便后见血，此为近血，宜服赤小豆散。黄土汤方见次前，七味仲景方是。

**赤小豆散**方：

赤小豆三升，熬令坼 当归三两

右二味，治下筛。服方寸匕，日三。

**干地黄丸** 治血虚劳，胸腹烦满疼痛，瘀血往来，脏虚不受谷，气逆不得食，补中理血方：

干地黄三两 当归 干姜 甘草 麦门冬 黄芩各二两 厚朴 干漆 枳实 防风 大黄 细辛 白术各一两 茯苓五两 前胡六分 人参五分 虻虫䗪虫各五十枚

右十八味，末之，蜜丸。先食服如梧子十丸，日三，稍加之。

治凡下血虚极，**麦门冬汤**方：

麦门冬 白术各四两 甘草一两 牡蛎 芍药 阿胶各三两 大枣二十枚

右七味，㕮咀，以水八升，煮取二升，分再服。

胸中瘀血楂满，胁膈痛，不能久立，膝痿寒，三里主之。

心膈下呕血，上管主之。

呕血，肩胁痛，口干，心痛与背相引，不可咳，咳引肾痛，不容主之。

唾血，振寒，嗌干，太渊主之。

呕血，大陵及郄门主之。

呕血上气，神门主之。

内伤唾血，不足，外无膏泽，刺地五会。

虚劳吐血，灸胃管二百壮。亦主劳，呕逆吐血，少食多饱，多唾百病。多唾，一作多睡。

吐血、唾血，灸胸堂百壮，不针。

吐血，腹痛雷鸣，灸天枢百壮。

吐血、唾血，上气咳逆，灸肺俞，随年壮。

吐血酸削，灸肝俞百壮。

吐血呕逆，灸手心主五十壮。《千金翼》云大陵，是。

凡口鼻出血不止，名脑衄，灸上星五十壮，入发际一寸是。

大便下血，灸第二十椎，随年壮。

## 万病丸散第七

论述三首　方十三首

论曰：圣人之道，以慈济物，博求众药，以戒不虞，仓卒之际，应手皆得，故有万病方焉。余以此方散在群典，乃令学者难用讨寻，遂鸠撮要妙，以为斯品，庶其造次可得，好事君子，安不忘危，无事之暇，可预和合，以备病瘵也。

**芫花散** 治一切风冷痰饮癥癖痎疟，万医所不治者，皆治之，一名**登仙酒**，一名**三建散**，方：

芫花 桔梗 紫菀 大戟 乌头 附子 天雄 白术 菀花 狼毒 五加皮 莽草 王不留行 栝楼根 栾荆 踯躅 麻黄 白芷 荆芥 茵芋各十分 石斛 车前子 人参 石长生 石南各七分 萆薢 牛膝 蛇床子 菟丝子 狗脊 苁蓉 秦艽各四分 藜芦五分 薯蓣 细辛 当归 薏苡仁 干地黄 芎䓖 杜仲 厚朴 黄耆 干姜 芍药 山茱萸 桂心 吴茱萸 黄芩 防己 五味子 柏子仁 远志 蜀椒 独活 牡丹 橘皮 通草 柴胡 藁本 菖蒲 茯苓 续断 巴戟天 食茱萸各二分

右六十四味《千金翼》中有麻花、半夏、赤车使者、高良姜、紫葳，无白术、食茱萸，并不治、不择、不炙、不熬，但振去尘土，捣，以粗罗下之，即与人服，无所忌。凡是猪、鸡、五辛、生冷、醋滑，任意食之弥佳。惟不得食诸豆，皆杀药，故不得食。

药散三两 糯米三升 细曲末二升 真酒五升

先以三大斗水，煮米作粥极熟，冬月扬去火气，春月稍凉，夏月扬绝大冷，秋稍温；次下曲末，搦使和柔相得；重下药末，搦使突突然好熟，乃下真酒，重搦使散；盛不津器中，以一净杖搅散，经宿即饮。直以布盖，不须密封。

凡服药，旦空心服之，以知为度。微觉发动流入四肢，头面习习然为定，勿更加之。如法服之，常常内消；非理加增，必大吐利。

服散者，细下筛，服一方寸匕，和水酒浆饮无在，稍增，以知为度。服丸者，细下筛，蜜丸如梧子，一服七丸。但服此药者，丸及散等并得，惟不得作汤。若欲得补，不令吐泻，但取内消，甚大补益，胜于五石，兼逐诸疴，功效一等。然作酒服，佳于丸散，美而易服，流行迅疾。

若有患人抱病多时，积癖宿食，大块久气，癥瘕积聚，一切痼结者，即须一两度增，令使吐下，泄去恶物尽后，少服内消，便为补益。

凡服药，慎勿早食，早食触药，必当大吐，吐亦无损，须臾还定，但令人咽喉痛，三两日后始瘥，服者宜知之。平旦服药，至午时待药势定，宜先食冷饭菹，饮冷浆水，午后药势好定，任食热食无忌。若药势未定时，不得强起行，行即运闷旋倒，眼花暗然迷绝，此是逐风所致，不须疑怪，风尽之后，纵令多服更佳。不然闷时但卧但坐，须臾醒然，不异于常。若其定后，任意所之。若必便，旋当策杖如厕，少觉闷乱，即须坐住，坐住即醒，醒乃可行。

病在膈上，久冷痰癖，积聚癥结疝瘕，宿食坚块，咳逆上气等一切痼结重病，终日吐唾，逆气上冲胸喉，此皆胃口积冷所致，三焦肠间宿冷，以成诸疾。如此例，便当吐却此等恶物，轻者一度下，转药令吐却；若重者，三五度下之令尽。其吐状法，初吐冷气沫，次吐醋水，须臾吐黄汁，大浓甚苦，似牛涎。病若更多者，当吐出紫痰，似紫草汁，非常齿齼，有此者，例入死道，不久定死。若有痊者吐血，陈久黑血，新者鲜血，吐罢永瘥，一世不发。下此吐药，当吐时大闷，须臾自定，即不虚悒，得冷饮食已，耳不虚聋，手足不痹。若胃口有前件等病势久成者，正当吐时，有一块物塞胸喉，吐复不出，咽复不入，当有异种大闷，更加一二合药酒重投，药下少时，即当吐出块物如拳大，真似鰕鸡子中黄，著地，以刀斫碎，重者十块，轻者三五枚。凡人有上件等病，若服药时不吐却者，当时虽得渐损，一二年后还发为此，故须下吐药。欲服取吐者，当以春三月服之，春宜吐故也。

凡膈上冷，少腹满，肠鸣，膀胱有气，冷利多者，须加利药于此酒内服之，便去恶物。利法，出泔淀如清水，如黄汁，如青泥。轻者一两度下利药，得利以尽病源；重者五度下利药，令使频得大利，以尽病根。利法，旦起服药，比至晡时可得两三行，即断后服。

凡长病人、瘦弱虚损、老人贵人，此等人但令少服，积日渐渐加令多，内消，瘥。除久病，不加吐利也。药若伤多，吐利困极不止者，服方寸匕生大豆末，水服之即定，及蓝叶、乌豆叶嚼以咽之，登时即定。此据大困时用之，小小时不须。

凡在世人，有虚损阳衰，消瘦骨立者，服之非常补益，旬月之间，肌肤充悦，颜色光泽，髓溢精满，少壮一等，凡众疴万病皆除之。

治一切风病，历节风，二十两，和酒五斗；贼风、热风、大风，上同；偏风、痕退风、瘫缓风，十二两，和酒三斗。此七种，并带热，须加冷药，押使常数便利。贼风掣疭，八两，和酒二斗；湿风周痹，八两，和酒二斗；腰脚挛痛，十二两，和酒三斗；筋节拘急，八两，和酒二斗。重病后汗不流，初觉三服，一服一盏，年久服一升。食热食如锥刀刺者，八两，和酒二斗。口㖞面戾，一眼不合者，初得四两，和酒一斗，年久十二两，和酒三斗。头面风似虫行，又似毛发在面上者，八两，和酒二斗。起即头旋，良久始定者，四两，和酒一斗。心闷呕逆，项强者，风在心脏，欲风欲雨，便即先发者，八两，和酒二斗。因疮得风，口强，脊脉急者，五服即定，一服一盏。

治一切冷病，积冷痃。瘦者，四两，和酒一斗；强者，六两，和酒一斗半。痰饮疝瘕，六两，和酒一斗半。宿食呕吐，四两，和酒一斗。癥瘕肠鸣，噫，八两，和酒二斗。癫痔块坚，冷嗽上气，二十两，和酒五斗。奔豚冷气，六两，和酒一斗半。噎，六两，和酒一斗半。久痓，八两，和酒二斗。冷痢，六两，和酒一斗半。久劳，八两，和酒二斗。卒中恶注忤，心腹胀，气急欲死者，三服定，一服一盏。大吐出鲜血，瘴气，三服定，一服一盏。蛊毒，五服定，一服一盏。温疟，五服定，一服一盏。瘖疟，五服永瘥，一服一盏。

治妇人诸风、诸病等，并依前件。带下，十二两，和酒三斗。崩中，六两，和酒一斗半。月闭不通，六两，和酒一斗半。冷病不产，六两，和酒一斗半。断绪不产，八两，和酒二斗。月水前后不调，乍多乍少，亦令人绝产，四两，和酒一斗。产后风冷不产，六两，和酒二斗；若重者，八两，和酒二斗；甚者十六两，和酒三斗；大重者，子宫下垂，十六两，和酒四斗。

论曰：遐览前古，莫睹此方，有高人李孝隆者，自云隋初受之于定州山僧惠通道人，此后用之大有效验，秘而不传，但得其药，其方不可得而闻。始吾得之于静智道人，将三纪于兹矣，时俗名医未之许也，然比行之，极有神验。其用药殊不伦次，将服节度大不近人情，至于救急，其验特异，方知神物效灵，不拘常制，至理关感，智不能知，亦犹龙吟云起，虎啸风生，此其不知所然而然，虽圣人莫之辨也。故述之篇末，以贻后嗣，好学君子详之，非止救物兼深，抑亦庶几于博见矣。

**耆婆万病丸** 治七种癖块，五种癫病，十种疰忤，七种飞尸，十二种蛊毒，五种黄病，十二时疟疾，十种水病，八种大风，十二种癓痹，并风入头，眼暗漠漠，及上气咳嗽，喉中如水鸡声，不得眠卧，饮食不作肌肤，五脏滞气，积聚不消，拥闭不通，心腹胀满，及连胸背，鼓气坚结，流入四肢，或复叉心膈气满，时定时发，十年、二十年不瘥，五种下痢，疳虫、寸白诸虫，上下冷热，久积痰饮，令人多睡，消瘦无力，荫入骨髓，便成滞患，身体气肿，饮食呕逆，腰脚酸疼，四肢沉重，不能久行立；妇人因产，冷入子脏，脏中不净，或闭塞不通，胞中瘀血冷滞，出流不尽，时时疹痛为患，或因此断产；并小儿赤白下痢；及胡臭、耳聋、鼻塞等病。此药以三丸为一剂，服药不过三剂，万病悉除，说无穷尽，故称万病丸；以其牛黄为主，故一名**牛黄丸**；以耆婆良医，故名**耆婆丸**。方：

牛黄 麝香 犀角—方云—铢，今各—分 朱砂 雄黄 黄连 禹余粮 大戟 芫花 芫青六枚 人参石 蜥蜴—寸 茯苓 干姜 桂心 当归 芎䓖 芍药 甘遂 黄芩

桑白皮 蜀椒 细辛 桔梗 巴豆 前胡 紫菀 蒲黄 葶苈 防风各一分 蜈蚣三节

　　右三十一味《崔氏》无黄芩、桑白皮、桔梗、防风，为二十七味，并令精细，牛黄、麝香、犀角、朱砂、雄黄、禹余粮、巴豆别研，余者合捣，重绢下之，以白蜜和，更捣三千杵，密封之。破除日平旦，空腹酒服三丸如梧子，取微下三升恶水为良。若卒暴病，不要待平旦，无问早晚，即服，以吐利为度；若不吐利，更加一丸，或至三丸、五丸，须吐利为度，不得限以丸数，病强药少即不吐利，更非他故。若其发迟，以热饮汁投之；若吐利不止，即以醋饭两三口止之。服药忌陈臭、生冷、醋滑、粘食、大蒜、猪鱼鸡狗马驴肉、白酒，行房七日外始得。一日服，二日补之，得食新米，韭骨汁作羹臛饮食之，三四顿大良，亦不得全饱。产妇勿服之。吐利以后，常须闭口少语，于无风处温床暖室将息。若旅行卒暴，无饮，以小便送之佳。若一岁以下小儿有疾者，令乳母服两小豆，亦以吐利为度。近病及卒病皆用多，积久疾病即少服，常取微溏利为度。

　　卒病欲死，服三丸如小豆，取吐利即瘥。

　　卒得中恶口噤，服二丸如小豆，暖水一合灌口令下，微利即瘥。

　　五疰，鬼刺客忤，服二丸如小豆，不瘥，后日更服三丸。

　　男女邪病，歌哭无时，腹大如妊娠，服二丸如小豆，日二夜一，间食服之。

　　猫鬼病，服三丸如小豆，未瘥更服。

　　蛊毒吐血，腹痛如刺，服二丸如小豆，不瘥更服。

　　疟病，未发前服一丸如小豆，不瘥，后日更服。

　　诸有痰饮者，服三丸如小豆。

　　冷癖，服三丸如小豆，日三，皆间食，常令微溏利。

　　宿食不消，服二丸如小豆，取利。

　　癥瘕积聚，服二丸如小豆，日三服，皆间食，以利瘥止。

　　拘急，心腹胀满，心痛，服三丸如小豆，不瘥更服。

　　上气喘逆，胸满，不得卧，服二丸如小豆，不瘥更服。

　　大痢，服一丸如小豆，日三。

　　痔湿，以一丸如杏仁，和醋二合灌下部，亦服二丸如小豆。

水病，服三丸如小豆，日二，皆间食服之，瘥止。人弱隔日服。

头痛恶寒，服二丸如小豆，覆取汗。

伤寒时行，服二丸如小豆，日三，间食服之。

小便不通，服二丸如小豆，不瘥，明日更服。

大便不通，服三丸如小豆，又纳一丸下部中，即通。

耳聋聤耳，以绵裹一丸如小枣核塞之，瘥。

鼻衄，服二丸如小豆，即瘥。

痈肿疔肿，破肿，纳一丸如麻子，日一敷，其根自出，瘥。

犯疔肿血出，猪脂和敷，有孔纳孔中，瘥止。

胸背腰胁肿，以醋和敷肿上，日一易，又服二丸如小豆。

癞疮，以醋泔洗之，取药和猪脂敷之。

瘘疮有孔，以一丸如小豆，纳孔中，旦和猪脂敷之。

痔疮，涂绵箸上，纳孔中，日别易，瘥止。

瘰疬，以醋和敷上，瘥。

诸冷疮，积年不瘥者，以醋和涂其上，亦饼贴，瘥。

癣疮，以布揩令汁出，以醋和敷上，日别一易，立瘥。

恶刺，以一丸纳疮孔中，即瘥。

蝮蛇螫，取小许纳螫处。若毒入腹，心闷欲绝者，服三丸如小豆。

蝎螫，以少许敷螫处。

蜂螫，以少许敷螫处。

妇人诸疾，胞衣不下，服二丸如小豆，取吐利即出。

小儿客忤，服二丸如米，和乳汁敷乳头，令咽之。

小儿惊痫，服二丸如米，涂乳头，令咽之，看儿大小量之。

小儿乳不消，心腹胀满，服二丸如米，涂乳头，令咽之，不瘥更服。

治一切蛊毒，妖邪鬼疰病者，有进有退，积聚坚结，心痛如啮，不得坐卧，及时行恶气，温病风热，瘴气相染灭门，或时热如瘖疟，咽喉肿塞，不下食饮，或烦满短气，面目时赤，或目中赤黄，或干呕，或吐逆，或下痢赤白，或热气如云，或欲狂走自杀，或如见鬼，或手足清冷，或热饮冷水而不知足，或使手掇空，或面目痈肿生疮，或耳目聋暗、头项背脊强、不得屈伸，或手足卒痒，或百鬼恶痒狐魅走入皮肤，痛无常处方：

麝香 马目 毒公 特生礜石 丹砂 马齿矾 雄黄各一两 巴豆九十枚 青野葛一两，一本不用

右八味，末之，别捣巴豆如膏，合捣五千杵，纳蜜，更捣一万杵，丸如小豆。强人服二丸，弱人一丸，入腹，云行四布，通彻表里，从头下行，周遍五脏六腑，魂魄静定，情性得安，病在膈上吐，膈下利，或蛇虫诸毒五色热水，或不吐下，便微渐除瘥。万虫妖精，狐狸鬼魅，诸久固癖块，皆消散。在表汗出，在里直下。忌名其药，故此方无名也。

**仙人玉壶丸方：**

雄黄 藜芦 丹砂 礜石一方矾石 巴豆 八角附子各二两

右六味，先捣巴豆三千杵；次纳礜石，又捣三千杵；次纳藜芦，三千杵；次纳附子，三千杵；次纳雄黄，三千杵；次纳丹砂，三千杵；纳蜜，又捣万杵佳。若不用丹砂者，纳真朱四两无在。每纳药，辄治五百杵，纳少蜜，恐药飞扬。治药用王相吉日良时，童子斋戒为良。天晴明日，无云雾，白昼药成，密器中封之，勿泄气，著清洁处，大人丸如小豆。服药欲下病者，宿勿食，旦服二丸，不知者，以暖粥饮发之令下，下不止，饮冷水以止之。病在膈上吐，膈下利，或但噫气而已。

即若欲渐除，及将服消病者，服如麻子丸二丸。

卒中恶欲死，不知人，以酒若汤和二丸，强开口灌喉中。

鬼痒病，百种不可名，浆水服二丸，日再。

男女与鬼交通，歌哭无常，或腹大绝经，状如妊娠，浆服二丸如胡豆大，日三夜一。又苦酒和之如饴，旦旦敷手间使、心主，心主在手腕后第一约横纹当中指，至暮又敷足三阴三阳及鼻孔，七日愈。又浆服麻子大一丸，日三，三十日止。

恶风逆心，不得气息，服一丸。

若腹中如有虫欲钻胁出，状急痛，一止一作，此是恶风，服二丸。

忧恚气结在胸心，苦连噫及咳，胸中刺痛，服如麻子三丸，日三。

心腹切痛，及心中热，服一丸如麻子，日三，五日瘥。

腹痛胀满，不食，服一丸。

澼饮痰饮，旦服一丸。

风疝、寒疝、心疝、弦疝，每发腹中急痛，服二丸。

卒上气，气但出不入，并逆气冲喉，胃中暴积聚者，服二丸，日再。

癥结坚痞，服一丸，日三，取愈。

积寒热老癖，服二丸。

食肉不消，腹坚胀，服一丸，立愈。

腹中三虫，宿勿食，明旦进牛羊炙三脔，须臾便服三丸如胡豆，日中当下虫。过日中不下，更服二丸，必有烂虫下。

卒关格，不得大小便，欲死，服二丸。

卒霍乱，心腹痛，烦满吐下，手足逆冷，服二丸。

下痢重下者，服一丸，取断。

疟未发服一丸，已发二丸，便断。

若寒热往来，服一丸。

伤寒敕啬，时气热病，温酒服一丸，厚覆取汗；若不汗，更服，要取汗。

若淋沥，瘦瘠，百节酸疼，服一丸，日三。

头卒风肿，以苦酒若膏和敷之，絮裹之。

痈疽痤疖，瘰疬，及欲作瘘，以苦酒和敷之。

若恶疮不可名病、疥、痘，以膏若苦酒和，先以盐汤洗疮去痂，拭干敷之。

鼠瘘，以猪脂和敷疮，取驳舌狗子舐之。

中水毒，服二丸。若已有疮，苦酒和三丸敷疮。

耳聋，脓血汁出，及卒聋，以赤彀皮裹二丸，纳之。

风目赤或痒，视物漠漠，泪出烂眦，蜜解如饴，涂注目眦。

齿痛，绵裹塞孔中。

若为蛊毒所中，吐血，腹内如刺，服一丸如麻子，稍加之如胡豆，亦以涂鼻孔中，又以膏和，通涂腹背，亦烧之熏口鼻。

若蛇蝮诸毒所中，及猘犬、狂马所咋，苦酒和敷，水服二丸。

妇人产后余疾，及月水不通，往来不时，服二丸，日再。

妇人胸中苦滞气，气息不利，少腹坚急，绕脐绞痛，浆服如麻子一丸，稍加之如小豆大。

小儿百病，惊痫痞塞，及有热，百日、半岁者，以一丸如黍米大，置乳头与服之；一岁以上，如麻子一丸，日三，以饮服。

小儿大腹，及中热恶毒，食物不化，结成积聚，服一丸。

小儿寒热，头痛身热，及吐呗，服一丸如麻子。

小儿羸瘦，丁奚，不能食，食不化，浆水服二丸，日三。又苦酒和如梧子，敷腹上良。

一切万病，量之不过一二丸，莫不悉愈。

欲行、问孝、省病，服一丸，一丸系颈上，行无所畏，至丧家带一丸，辟百鬼。若独止宿山泽、冢墓、社庙、丛林之中，烧一丸，百鬼走去不敢近人。以蜡和一丸如弹丸，著绛囊，系臂上，男左女右，山精鬼魅皆畏之。

张仲景**三物备急丸** 司空裴秀为散，用治心腹诸卒暴百病，方：

大黄 干姜 巴豆各等分

右，皆须精新，多少随意，先捣大黄、干姜，下筛为散，别研巴豆如脂，纳散中，合捣千杵，即尔用之，为散亦好，下蜜为丸，密器贮之，莫令歇气。若中恶客忤，心腹胀满刺痛，口噤气急，停尸卒死者，以暖水若酒服大豆许三枚，老小量之，扶头起，令得下喉，须臾未醒，更与三枚，腹中鸣转，得吐利便愈。若口已噤，可先和成汁倾口中，令从齿间得入，至良。

治万病，**大理气丸**方：

牛膝 甘草 人参 茯苓 远志 恒山 苦参 丹参 沙参 龙胆 芍药 牡蒙 半夏 杏仁 紫菀 龙骨 天雄 附子 葛根 橘皮 巴豆 狼牙各二两 大黄 牡蛎 白术各三两 白薇六分 玄参十分 藋芦一枚大者 生姜屑，五两

右二十九味，捣筛二十七味，生药令熟，又捣巴豆、杏仁如膏，然后和使相得，加白蜜，捣五千杵，丸如梧子，空腹酒服七丸。日三。疝瘕癥结，五十日服，永瘥。吾常用理气，大觉有效。

**大麝香丸** 治鬼疰飞尸，万病皆主之，方：

麝香三分 牛黄 附子 鬼臼 真珠 莽草 犀角 矾石 细辛 桂心 獭肝 藜芦各二分 蜈蚣 蛴螬各一枚 丹砂二两 雄黄一两 巴豆 杏仁各五十枚 地胆《外台》作蚰蜒胆 芫青 亭长 斑蝥各七枚 礜石八分

右二十三味，末之，蜜和合，更捣三千杵。饮服如小豆一丸，日二，渐加至三丸，虫毒所螫，摩之，以知为度。若欲入毒疫疠乡死丧病处，及恶鬼冢墓间，绛袋盛之，男左女右肘后系之，又以少敷鼻下人中，及卧不魇。

**小麝香丸** 治病与大麝香丸同，方：

麝香三分 雄黄 当归《外台》不用 丹砂各四分 干姜 桂心 芍药各五分 莽草 犀角 栀子仁各二分 巴豆五十枚 附子 乌头各五枚 蜈蚣一枚

右十四味，末之，加细辛五分，蜜和合，捣千杵。服如小豆三丸，日三，可至五丸。一切尸疰痛，悉皆主之。

治诸热不调，**紫葛丸**方：

紫葛 石膏 人参 丹参 细辛 紫参 苦参 玄参 齐盐 代赭 苁蓉 巴豆 乌头各三分 干姜 桂心 独活各五分

右十六味，末之，蜜和，更捣一万杵。服如小豆六丸，食前三丸，食后三丸。忌五辛、猪、鸡、鱼、蒜，余不在禁限。若觉体中大热，各减一丸。服之令人肥悦，好颜色，强阳道，能食。服药后十日，得利黄白汁大佳。妇人食前、食后只服二丸，两岁以下儿服米粒大。令人能饮酒，除百病，药之功能损益，备述如左：

腹中积聚 心腹满 心下坚 宿食 痰饮 食吐逆 上气 咳嗽 咽喉鸣 短气 黄疸 久疟 面肿 四肢烦重 身浮肿 坐起体重 热病湿䘌 下部痒 大肠出 热淋 关格不通 下利 颜色不定 羸瘦无力 弱房少精 精冷 体疮痒 身体斑驳 从高堕下绝伤 堕胎后伤损血 皮肉焦烂 月水不定或后或前 月水断 心下闷满 肩膊沉重 小儿百病 小儿癖气乳不消 小儿身常壮热 腹内有病

所录诸病，皆紫葛丸治之。若积日服之未愈，消息准方服之，取瘥止，秘不传。药性冷，尤宜患热人服之。

**太一神精丹** 主客忤霍乱，腹痛胀满，尸疰恶风，癫狂鬼语，蛊毒妖魅，温疟，但是一切恶毒，无所不治，方：

丹砂　曾青　雌黄　雄黄　磁石各四两　金牙二两半

右六味，各捣，绢下筛，惟丹砂、雌黄、雄黄三味，以酽醋浸之，曾青用好酒铜器中渍，纸密封之，日中曝之百日；经夏急待，五日亦得；无日，以火暖之。讫，各研令如细粉，以酽醋拌，使干湿得所，纳土釜中，以六一泥固际，勿令泄气；干，然后安铁环施脚高一尺五寸，置釜上，以渐放火，无问软硬炭等皆得。初放火，取熟两称炭各长四寸，置于釜上，待三分二分尽即益，如此三度，尽用熟火，然后用益生炭。其过三上熟火以外，皆须加火渐多，及至一伏时，其火已欲近釜，即便满，其釜下益炭，经两度即罢；火尽极冷，然后出之，其药精飞化凝著釜上，五色者上，三色者次，一色者下，虽无五色，但色光明皎洁如雪最佳；若飞上不尽，更令与火如前；以雄鸡翼扫取，或多或少不定，研如枣膏，丸如黍粒。一本云：丹砂、曾青、雄黄、雌黄各二斤，丹砂以大醋瓷器中渍，曾青美酒渍，纸密封闭，日曝一百日，雄黄、雌黄各油煎九日九夜，去油腻讫，更捣数千杵，皆勿研之，别以大醋拌之，令浥浥然，纳药土釜中，以雄黄在下，次下雌黄，次曾青，次丹砂，以甘土泥涂，勿令余毫毛许，干，以刚炭火烧之，九日九夜去釜五寸，九日九夜至釜底，九日九夜侵釜腹三寸，三九二十七日，冷之一日一夜，以刀子于釜际利著一匝，开之取丹，丹成讫，细研如粉，以枣膏和。一切丹，不得用蜜，皆用枣膏，学者宜知此术。旧不用磁石、金牙，今加而用之。

治偏风、大风、恶疾、癫痫、历节鬼打等最良。服之法，平旦空腹，服一丸如黍米为度。

其疟病积久，百方不瘥，又加心腹胀满上气，身面脚等并肿，垂死者，服一丸，吐即瘥，亦有不吐瘥者；若不吐复不瘥者，更服一丸半；仍不瘥者，后日增半丸，渐服无有不瘥，气亦定，当吐出青黄白物。其因疟，两胁下有癖块者，亦当消除。若心腹不胀满者，可与一丸，日日加之，以知为度，不必专须吐，亦可一丸即瘥，勿并与服，亦可三日一服，皆须以意斟酌，量得其宜，或腹内有水，便即下者，勿怪。若患疟日近，精神健，亦可斟酌病人、药性，并与两丸作一丸，顿服之，皆至午后食，勿使冷，勿使热，豉浆粥任意食之。若病疟，盗汗虚弱者，日服一丸，三日，吐即止。若患疟不汗，气复不流，脚冷者，服一丸，至三日；若不汗，气复，脚即暖，有润汗，不至三日，吐即止。若患疟，无颜色者，服药后三日，即有颜色。亦有须吐瘥者，亦有服少许而瘥者，亦有杀药强人，服三四丸始觉药行者，凡人禀性不同，不可一概与之。但作黍米大服之为始，渐加，以知为度。药力验壮，勿并多服，特慎油面、鱼肉、蒜，当清净服之。若有患久不瘥在床，赢瘦，并腹胀满及肿，或下痢者多死，但与药救之，十人中或瘥三四人也。又一说，癥瘕积聚，服一刀圭，以饮浆水送之。

治诸卒死，中恶客忤，霍乱腹满体带，五尸疰，恶风痓忤，大病相易，死亡灭门，狂癫鬼语，已死气绝，心上微暖者，扶起其头，以物校开口，不可开，琢去两齿，以浆饮送药，药下即活。诸久病者，日服一刀圭，覆令汗，汗出即愈；不愈者，不过再服。亦有不汗而瘥，复有不汗不愈者，服如上法，加半刀圭，以瘥为度。

常以绛囊带九刀圭散，男左女右，小儿系头上，辟瘴毒、恶时气、射公。小儿患，可以苦酒和之，涂方寸纸上，著儿心腹上，令药在上治之。亦有已死者，冬二日，夏一日，与此药服，得药下便活，若不得入腹不活。若加金牙、磁石者，服至五服内，必令人吐逆下利，过此即自定，其药如小豆大为始，从此渐小，不得更大。大风恶癞，可二十服；偏风历节，诸恶风癫病等，可二十服；自余诸恶病者，皆止一二服，量人轻重强弱，不得多与。若欲解杀药，但烂煮食肥猪肉。服此药后，小应头痛身热，一二日来，大不能得食味，后自渐渐得气味，五日后便能食，若贪食过多者，宜节之。若服药下闷乱，可煮木防己汤，服之即定。凡言刀圭者，以六粟为一刀圭。一说云，三小豆为一刀圭。

**作土釜法：**

取两个瓦盆，各受二大斗许，以甘土涂其内，令极干。又一法：作一瓦釜，作一熟铁釜，各受九升，瓦在上，铁在下，其状大小随药多少，不必依此说。一本云：捣好甘土，绢筛，水和作泥，硬软如坯瓦泥，泥一升，纳细纸均停，可受十斤，亦可随药多少作之，阴干三十日，置日中曝之三十日，日夕翻转向日，干讫，以糠五石纳釜，糠中四向土栏拥之，令糠遍釜，周回上下各厚七寸，以火从下放之，五日五夜，勿令人近之，去灰待冷，一日一夜乃取，扫拭令净，以黄丹醋和如稀粥，扫其中令厚一分，乃纳药。凡合九丹、八石、招魂、太清、神仙诸大丹，皆用此釜作之，万成终不落节，其古釜、六一泥及铁釜，皆除去之，勿更用也，此釜一具，前后数十回用不动，久久转牢。此法师甚秘之，余欲令当来天下学士得解之，所以委曲具而述之。

**作六一泥法：**

赤石脂 牡蛎 滑石 礜石 黄矾 蚯蚓屎 卤土各二两

右取酽醋，以足为度，若无卤土，以盐代之，先作甘土泥，以泥各别裹前黄矾等五种，作团裹之，勿令泄气，以火烧周三日最好，一日亦得，出火破团，取药各捣碎，绢筛；然后与蚯蚓屎、卤土等分，以醋和之如稠粥。既得好醋，可用二分醋、一分水和用，取前瓦盆，以此泥涂之。

曾青如蚯蚓屎，如黄连佳，世少此者，好昆仑碌亦得瘥病；丹砂亦鲜，粟砂亦得；旧不用磁石、金牙，今加之。

用治万种恶风神良。凡有患连年积岁不可治者，宜须合。此一篇，皆以王相日，天晴明，斋戒沐浴，如法合之。

述曰：古之仙者，以此救俗，特为至秘。余以大业年中，数以合和，而苦雄黄、曾青难得。后于蜀中遇雄黄大贱，又于飞乌玄武大获曾青，蜀人不识曾青，今须识者，随其大小，但作蚯蚓屎者即是。如此千金可求，遂于蜀县魏家合成一釜，以之治病，神验不可论。宿癥风气，百日服者皆得痊愈，故叙而述焉。凡雄黄，皆以油煎九日九夜，乃可入丹，不尔有毒，慎勿生用之，丹必热毒不堪服，慎之。

**仓公散方：**

特生礜石 皂荚 雄黄 藜芦各等分

右四味，治下筛。主卒鬼击、鬼痱、鬼刺，心腹痛如刺，下血便死不知人，及卧魇啮脚踵不觉者，诸恶毒气病，取前散如大豆，纳管中，吹病人鼻，得嚏则气通便活，若未嚏，复更吹之，以得嚏为度。此药起死人，汉文帝时太仓令淳于意方。

**小金牙散** 治南方瘴疠疫气，脚弱，风邪鬼疰方：

金牙五分 雄黄 萆薢 黄芩 蜀椒 由跋 桂心 莽草 天雄 朱砂 麝香 乌头各二分 牛黄一分 蜈蚣一枚，六寸者 细辛 菱蕤 犀角 干姜各三分 黄连四分

右十九味，治下筛，合牛黄、麝香，捣三千杵。温酒服钱五匕，日三夜二，以知为度。绛袋盛带，男左女右，一方寸匕，省病问孝，不避夜

行。涂人中，晨昏雾露亦涂之。

**大金牙散** 主一切蛊毒，百疰不祥，医所不治方：

金牙 鹳骨 石膏各八分 大黄 鳖甲 栀子仁 鬼督邮 龟甲 桃白皮 铜镜鼻 干漆各四分 桂心 芍药 射干 升麻 徐长卿 鸢尾 蜂房 细辛 干姜 芒硝 由跋 马目毒公 羚羊角 犀角 甘草 狼毒 蜣螂 龙胆 狼牙 雄黄 真朱各三分 地胆 樗鸡 芫青各七枚 桃奴 巴豆各二七枚 雷丸 龙牙 白术 胡燕屎 活草子各六分 铁精 赤小豆各二合 芫花 莽草 射罔 乌梅各一分 蛇蜕皮一尺 斑蝥七分

右五十味，治下筛。服一刀圭，稍加至二刀圭，带之辟百邪，治九十九种疰。一本有麝香，无白术。

# 备急千金要方卷第十三　心脏

朝奉郎守太常少卿充秘阁校理判登闻检院上护军赐绯鱼袋臣林亿等校正

## 心脏脉论第一

论曰：心主神，神者，五脏专精之本也，为帝王，监领四方，夏王七十二日，位在南方，离宫火也。有生之来谓之精，两精相搏谓之神，所以任物谓之心。神者，心之藏也。舌者，心之官。故心气通于舌，舌和则能审五味矣。心在窍为耳。夫心者火也，肾者水也，水火相济。心气通于舌，舌非窍也，其通于窍者，寄见于耳。左耳丙，右耳丁，循环炎宫，上出唇口，知味，荣华于耳，外主血，内主五音。心重十二两，中有三毛七孔，盛精汁三合，神名呴呴，主藏神，号五神居，随节应会，故云心藏脉，脉舍神。在气为吞，在液为汗。心气虚则悲不已，实则笑不休。心气虚则梦救火阳物，得其时则梦燔灼；心气盛则梦喜笑及恐畏；厥气客于心，则梦丘山烟火。

凡心脏象火，与小肠合为腑。其经手少阴，与太阳为表里。其脉洪，相于春，王于夏。夏时万物洪盛，垂枝布叶，皆下垂如曲，故名曰钩。心脉洪大而长，洪则卫气实，实则气无从出，大则荣气萌，萌洪相薄，可以发汗，故名曰长，长洪相得，即引水浆溉灌经络，津液皮肤。太阳洪大皆是母躯，幸得戊己，用牢根株。阳气上出，汗见于头，五内干枯，胞中空虚，医又下之，此为重虚。脉浮，有表无里，阳无所使，不但危身，并中其母。

夏脉如钩，夏脉心也，南方火也，万物之所以盛长也。故其气来盛去衰，故曰钩，反此者病。何如而反？其气来盛去亦盛，此谓太过，病在外；其来不盛去反盛，此谓不及，病在内。太过则令人热而肤痛，为浸淫；不及则令人烦心，上见咳唾，下为气泄。

心脉来累累如连珠，如循琅玕，曰平。夏以胃气为本，心脉来喘喘连属，其中微曲，曰心病。心脉来，前曲后居，如操带钩，曰心死。

真心脉至坚而搏，如循薏苡子累累然，色赤黑不泽，毛折乃死。

夏胃微钩曰平，钩多胃少曰心病，但钩无胃曰死，胃而石曰冬病，石甚曰今病。

心藏脉，脉舍神。怵惕思虑则伤神，神伤则恐惧自失，破䐃脱肉，毛悴色夭，死于冬。

手少阴气绝则脉不通。少阴者，心脉也。心者，脉之合也。脉不通则血不流，血不流则发色不泽，面黑如漆柴者，血先死，壬笃癸死，水胜火也。

心死脏，浮之实，如豆麻击手，按之益躁疾者死。

夏心火王，其脉浮大而散—作洪　曰平。反得弦细而长者，是肝之乘心，母之归子，为虚邪，虽病易治。反得大而缓者，是脾之乘心，子之乘母，为实邪，虽病自愈。反得沉濡而滑者，是肾之乘心，水之克火，为贼邪，大逆，十死不治。反得微涩而短者，是肺之乘心，金之陵火，为微邪，虽病即瘥。肾乘心必癃。

左手关前寸口阴绝者，无心脉也，苦心下热痛，掌中热，时时善呕，口中伤烂，刺手少阳治阳。

左手关前寸口阴实者，心实也，是心下有水气，忧恚发之，刺手心主治阴。

心脉来，累累如贯珠滑利，再至曰平，三至曰离经病，四至脱精，五至死，六至命尽，手少阴脉也。

心脉急甚为瘛疭；微急为心痛引背，食不下。缓甚为狂笑；微缓为伏梁在心下，上下行，有时唾血。大甚为喉介；微大为心痹引背，善泪出。

备急千金要方校注

三九三

小甚为善哕；微小为消瘅。滑甚为善渴；微滑为心疝引脐，少腹鸣。涩甚为喑；微涩为血溢维厥，耳鸣癫疾。

心脉搏坚而长，当病舌卷不能言；其濡而散者，当病痟渴自已。渴，一作环。

赤脉之至也，喘而坚，诊曰有积气在中，时害于食，名心痹，得之外疾思虑而心虚，故邪从之。

扁鹊曰：心有病则口生疮腐烂。

心在声为笑，在变动为忧，在志为喜。喜伤心，精气并于心则喜。心虚则悲，悲则忧；实则笑，笑则喜。

时主夏病者，时间时甚。知其源，取其腧，观其应，审其害。

病先发于心者，心痛。一日之肺，喘咳；三日之肝，胁痛支满；五日之脾，闭塞不通，身痛体重。三日不已，死，冬夜半，夏日中。

病在心，日中慧，夜半甚，平旦静。

假令心病，北行若食豚鱼得之，不者，当以冬时发，得病以壬癸日也。

凡心病之状，胸内痛，胁支满，两胁下痛，膺背肩胛间痛，两臂内痛。虚则胸腹大，胁下与腰背相引而痛，取其经手少阴、太阳舌下血者；其变病，刺郄中血者。

心脉沉之小而紧，浮之不喘，苦心下聚气而痛，食不下，喜咽唾，时手足热烦满，时忘不乐，喜太息，得之忧思。

心病其色赤，心痛短气，手掌烦热，或啼笑骂詈，悲思愁虑，面赤身热，其脉实大而数，此为可治。宜服阙宜服者药。春当刺中冲，夏刺劳宫，季夏刺大陵，皆补之；秋刺间使，冬刺曲泽，皆泻之。此是手心主心胞络经。又当灸巨阙五十壮，背第五椎百壮。

邪在心，则病心痛善悲，时眩仆，视有余不足而调之其腧。

愁忧思虑则伤心，心伤则苦惊喜忘善怒。

心中风者，翕翕发热不能起，心中饥而欲食，食则呕。

心中寒者，其人病心如啖蒜齑状，剧则心痛彻背，背痛彻心，如蛊注。其脉浮者，自吐乃愈。

心伤，其人劳倦，头面赤而下重，心中痛彻背，自烦发热，当脐跳手，其脉弦，此为心脏伤所致也。

邪哭使魂魄不安者，血气少也。血气少者属于心，心气虚者，其人即畏，合目欲眠，梦远行而精神离散，魂魄妄行，阴气衰者即为癫，阳气衰者即为狂。五脏者，魂魄之宅舍，精神之所依托也。魂魄飞扬者，其五脏空虚也。即邪神居之，神灵所使鬼而下之，脉短而微。其脏不足则魂魄不安。魂属于肝，魄属于肺。肺主津液，即为涕泣出，肺气衰者即泣出。肝气衰者魂则不安，肝主善怒，其声呼。

心水者，其人身体肿一作重 而少气，不得卧，烦而躁，其阴大肿。

真心痛，手足清至节，心痛甚，旦发夕死，夕发旦死。

心腹痛懊恢，发作肿聚，往来上下行，痛有休作，心腹中热，善渴涎出者，是蛔咬也。以手聚而坚持之，无令得移，以大针刺之，久持之，虫不动乃出针。肠中有虫蛔咬，皆不可取以小针。心胀者，烦心短气，卧不安。

凡心脉急，名曰心疝，少腹当有形，其以心为牡脏，小肠为之使，故少腹当有形。

诊得心积，沉而芤，时上下无常处，病胸满悸。腹中热，面赤咽干，心烦，掌中热，甚则唾血，身瘈疭，主血厥，夏瘥冬剧，色赤也。

心之积名曰伏梁，起于脐上，上至心，大如臂，久久不愈。病烦心心痛，以秋庚辛日得之，何也？肾病传心，心当传肺，肺适以秋王，王者不受邪。心复欲还肾，肾不肯受，因留结为积，故知伏梁，以秋得之。

心病烦闷少气，大热，热上荡心，呕咳吐逆，狂语，汗出如珠，身体厥冷，其脉当浮，今反沉濡而滑，其色当赤而反黑者，此是水之克火，为大逆，十死不治。

徵音人者，主心声也。心声笑，其音竽，其志喜，其经手少阴。厥逆太阳则荣卫不通，阴阳反错，阳气外击，阴气内伤，伤则寒，寒则虚，虚则惊掣心悸，定心汤主之。方在第十四卷中。语声前宽后急，后声不续，前混后浊，口㖞冒昧好自笑，此为厉风入心，荆沥汤主之。方在第八卷中。心虚风寒，半身不遂，骨节离解，缓弱不收，便痢无度，口面㖞邪，姜附汤主之。方在第八卷中。此病不盈旬日，宜急治之。又笑而呻，呻而反忧，此为水克火，阴击阳，阴起而阳伏，伏则实，实则伤热，热则狂，闷乱冒昧，言多谬误，不可采听，此心已伤，若其人口唇正赤可疗，其青黄白黑不可疗也。

心病为疟者，令人心烦甚，欲得清水，反寒多不甚热。方在第十卷中。若其人本来心性和雅，而忽弊急反于常，白术酒主之。方在第八卷中。或言未竟便住，以手剔脚爪，此人必死。祸虽未及，名曰行尸，此心病声之候也。虚则补之，实则泻之，不可治者，明而察之。

赤为心，心合脉，赤如鸡冠者吉。心主舌，舌是心之余。其人火形，相比于上徵，赤色，广𦝫，锐面，小头，好肩背髀腹，小手足，行安地，疾行摇肩背，肉满有气，轻财，少信多虑，见事明了，好顾急心，不寿暴死，耐春夏，不耐秋冬。秋冬感而中病，主手少阴窍窍然。𩩲骬长短倾正则心应之。正赤色小理者，则心小，小则邪弗能伤，易伤以忧；粗理者则心大，大则虚，虚则寒，寒则忧不能伤，易伤于邪。无𩩲骬者则心高，高则实，实则热，热则满于肺中，闷而善忘，难开以言。𩩲骬小短举者则心下，下则脏外，易伤于寒，易恐以言。𩩲骬长者则心坚，坚则脏安守固。𩩲骬弱以薄者则心脆，脆则善病消瘅热中。𩩲骬直下不举者则心端正，端正则和利难伤。𩩲骬向一方者则心偏倾，偏倾则操持不一，无守司也。一云若𩩲骬小短薄弱而下则心下，下则虚，虚则伤寒，病忧恚内损，心暴痛而好唾清涎，口臭，虫齿痛侵唇齿；若𩩲骬高起则心高，高则实，实热，热则满于心，闷而善忘，恐悸，喉燥口痛，牙痛舌伤，小儿则便秘，口重舌，鹅口，声嘶。方在头面篇中。

凡人分部陷起者，必有病生。小肠太阳为心之部，其处陷起即病生矣。脏舍内外，部亦内外。沉浊属内，浮清居外。若外病内入，小腹满起；内病里出，所部陷没。外入内，前治阳，后补阴；内出外，前补阴，后泻阳。阳则实热，阴则虚寒。在阳主外，在阴主内。

凡人死生休咎，则脏神前变形于外。人心前病，则口为之开张；若心前死，则枯黑，语声不转。若天中等分，墓色应之，必死不治。看应增损，斟酌赊促。赊则不出四百日内，促则不延旬月之间。心病少愈而卒死，何以知之？曰：赤黑色黯点如博棋，见颜度年上，此必卒死。心绝一日死，何以知之？两目回回直视，肩息，立死。凡面赤目白，忧恚思虑，心气内索，面色反好，急求棺椁，不过十日死。又面黄目赤不死，赤如衃血死。吉凶之色若在于分部，胐胐而见，赤黑入口，此必死，不出其年，名曰行尸。若年上无应，三年之中病必死矣。

夏、火、心脉、色赤，主手太阳脉也。夏取盛经分腠。夏者火始治，心气始长，脉瘦气弱，阳气留溢，热熏分腠，内至于经，故取盛经分腠绝肤而病去者，邪居浅也。所谓盛经者，阳脉也。其脉本在外踝之后，应在命门之上三寸。命门者，在心上一寸也。脉根在少泽，少泽在手小指端。

其筋起于小指之上，结于腕上，循臂内廉，结肘内锐骨之后，弹之应小指之上，入结腋下。其支者，后走腋后廉，上绕肩胛，循颈出足太阳之筋前，结于耳后完骨。其支者，入耳中，直出耳上，下结于颔上，属目外眦。

其脉起于小指之端，循手外侧上腕，出踝中直上，循臂骨下廉，出肘内侧两骨之间，上循臑外后廉，出肩解，绕肩胛，交肩上，入缺盆，向腋络心，循咽下膈，抵胃属小肠。其支者，从缺盆循颈上颊，至目锐眦，却入耳中。其支者，别颊，上颛抵鼻，至目内眦，斜络于颧。合手少阴为表里，少阴本在锐骨之端，应在背后，同会于手太阴。

其手太阳之别，名曰支正，上腕五寸，内注少阴。其别者，上走肘，络肩髃，主心生病。病实则小肠热，热则节弛，弛则阳病，阳脉大反逆于寸口再倍，病则嗌痛颔肿，耳聋目黄，卧不能言，闷则急坐。虚则小肠寒，寒则生疣，疣则阴病，阴脉反小于寸口过于一倍，病则短气，百节痛，筋急颈痛，转顾不能。此尽是手太阳小肠经筋脉支别为病，今取心主包络、少阴心经附于后。

手心主之别，名曰内关，去腕五寸《甲乙》作二寸，出于两筋间，循经以上系于心包，络心系。气实则心痛，虚则为烦心，取之两筋间。

手心主之脉起于胸中，出属心包，下膈，历络三焦。其支者，循胸出胁，下腋三寸，上抵腋，下循臑内，行太阴、少阴之间，入肘中下臂，行两筋之间，入掌中，循中指出其端。其支者，别掌中，循小指次指出其端。是动则病手心热，肘臂挛急，腋肿，甚则胸胁支满，心中澹澹大动，面赤目黄，善笑不休。是主脉所生病者，烦心心痛，掌中热，为此诸病，盛则泻之，虚则补之，热则疾之，寒则留之，陷下则灸之，不盛不虚，以经取之，盛者则寸口大一倍于人迎，虚者则寸口反小于人迎。

手少阴之别，名曰通里，在腕后一寸，别而上行，循经入咽中，系舌本，属目系。其实则大膈，虚则不能言。取之掌后一寸，别走太阳。

手少阴之脉起于心中，出属心系，上膈，络小肠。其支者，从心系上侠咽，系目系。系目系，一作循胸出胁。其直者，复从心系却上肺，出腋下，下循臑内后廉，行太阴心主之后，下肘内廉，循臂内后廉，抵掌后锐骨之端，入掌后内廉，循小指之内，出其端。是动则病嗌干心痛，渴而欲饮，是为臂厥。是主心所生病者，目黄，胁满痛，臑臂内后廉痛厥，掌中热痛。为此诸病，盛则泻之，虚则补之。盛者则寸口大再倍于人迎，虚者则寸口反小于人迎。

手少阴之脉独无腧，何也？曰：少阴者，心脉也。心者，五脏六腑之大主也，为帝王，精神之所舍，其脏坚固，邪不能容，容之则伤心，心伤则神去，神去则身死矣。故诸邪在于心者，皆在心之包络。包络者，心主之脉也。故少阴无腧也。少阴无腧，心不病乎？曰：其外经腑病，脏不病，故独取其经于掌后锐骨之端也。

夏三月，主心小肠，赤脉攒病也，其源从少阴太阳之气相搏而停，则荣卫不通，皮肉痛，起太阳动发少阴，淫邪之气因而作，则脏腑随时受夏疫病也，其病相反。若腑虚则为阴邪气所伤，身战脉掉捉所不禁；若脏实则为阳毒所侵，肉热，口开舌破，咽塞声嘶，故曰赤脉攒病。方在伤寒卷中。

扁鹊云：灸肾肝心三腧，主治丹 一作痹 毒病，当依源为治，表治阴阳，调和脏腑，疾不生矣。

## 心虚实第二

脉四条　方十一首　灸法一首

**心实热**

左手寸口人迎以前脉阴实者，手少阴经也。病苦闭，大便不利，腹满，四肢重，身热，名曰心实热也。

治心热实或欲吐，吐而不出，烦闷喘急头痛，**石膏汤**方：

石膏一斤 地骨皮五两 栀子仁三七枚 淡竹叶一升 茯苓三两 小麦三升 香豉一升

右七味，㕮咀，先以水一斗五升，煮小麦、竹叶，取八升，澄清，下诸药，煮取二升，去滓。分三服。《外台》名泻心汤。

治老小下痢，水谷不消，肠中雷鸣，心下痞满，干呕不安，**泻心汤**方：

人参一两 半夏三两 黄连二两 黄芩 甘草各一两 干姜一两半 大枣十二枚

右七味，㕮咀，以水八升，煮取二升半，分三服。并治霍乱。若寒加附子一枚，若渴加栝楼根二两，呕加橘皮一两，痛加当归一两，客热以生姜代干姜。

### 心小肠俱实

左手寸口人迎以前脉阴阳俱实者，手少阴与巨阳经俱实也。病苦头痛身热，大便难，心腹烦满，不得卧，以胃气不转，水谷实也，名曰心小肠俱实也。

治心实热，惊梦喜笑，恐畏悸惧不安，**竹沥汤**方：

淡竹沥一升 石膏八两 芍药 白术 栀子仁 人参各三两 知母 茯神 赤石脂 紫菀各二两 生地黄汁一升

右十一味，㕮咀，以水九升，煮十味，取二升七合，去滓，下竹沥更煎，取三升。若须利，入芒硝二两，去芍药。分三服。

治心实热，口干烦渴，眠卧不安，**茯神煮散方**：

茯神 麦门冬各三十六铢 通草 升麻各三十铢 紫菀 桂心各十八铢 知母一两 赤石脂四十二铢 大枣二十枚 淡竹茹鸡子大一枚

右十味，治下筛，为粗散，以帛裹方寸匕，井华水二升半，煮取九合，时动裹子。为一服，日再。

**泻心汤** 治心气不定，吐血衄血方：

大黄二两 黄连 黄芩各一两

右三味，㕮咀，以水三升，煮取一升服之。亦治霍乱。

治心热满烦闷惊恐，**安心煮散**方：

远志 白芍药 宿姜各二两 茯苓 知母 紫菀 赤石脂 石膏 麦门冬各四十二铢 桂心 麻黄 黄芩各三十铢 萎蕤三十六铢 人参二十四铢 甘草十铢

右十五味，治下筛，为粗散，先以水五升，淡竹叶一升，煮取三升，去滓，煮散一方寸匕，牢以绢裹煮，时动之。煎取八合为一服，日再。

不能食，胸中满，膈上逆气，闷热，灸心腧二七壮。小儿喊之。

心虚寒

左手寸口人迎以前脉阴虚者，手少阴经也。病苦悸恐不乐，心腹痛难以言，心如寒，恍惚，名曰心虚寒也。

治心气不足，善悲愁恚怒，衄血，面黄，烦闷，五心热，或独语不觉，咽喉痛，舌本强，冷涎出一作汗出，善忘，恐走不定，妇人崩中，面色赤，**茯苓补心汤**方：

茯苓四两 桂心二两 大枣二十枚 紫石英一两 甘草二两 人参一两 赤小豆十四枚 麦门冬三两

右八味，㕮咀，以水七升，煮取二升半，分三服。

治心虚寒，心中胀满，悲忧，或梦山丘平泽，**半夏补心汤**方：

半夏六两 宿姜五两 茯苓 桂心 枳实 橘皮各三两 白术四两 防风 远志各二两

右九味，㕮咀，以水一斗，煮取三升，分三服。

**牛髓丸** 通治百病，虚瘠羸乏等，方：

牛髓 羊髓 白蜜 酥 枣膏各一升 茯苓一云茯神 麦门冬 芎䓖 桂心 当归 甘草 羌活各二十铢 干姜 干地黄各二十六铢 人参 五味子 防风各一两 细辛十八铢 白术四十二铢

右十九味，切捣十四味，再筛，别研，枣膏和散，次与诸髓、蜜和散，搅令相得，纳铜钵中，于釜汤中铫之，取堪为丸。酒服丸如梧子大三十丸，稍加至四十丸，日再服。

心小肠俱虚

左手寸口人迎以前脉阴阳俱虚者，手少阴与巨阳经俱虚也。病苦洞泄，若寒少气，四肢厥，肠澼，名曰心小肠俱虚也。

**大补心汤** 治虚损不足，心气弱悸，或时妄语，四肢损变气力，颜色不荣，方：

黄芩 附子<sub>各一两</sub> 甘草 茯苓 桂心<sub>各三两</sub> 石膏 半夏 远志<sub>各四两</sub> 生姜<sub>六两</sub> 大枣<sub>二十枚</sub> 饴糖<sub>一斤</sub> 干地黄 阿胶 麦门冬<sub>各三两</sub>

右十四味，㕮咀，以水一斗五升，煮取五升，分四服，汤成下糖。

**补心丸** 治脏虚善恐怖如魇状，及女人产后余疾，月经不调，方：

当归 防风 芎䓖 附子 芍药 甘草 蜀椒 干姜 细辛 桂心 半夏 厚朴 大黄 猪苓<sub>各一两</sub> 茯苓<sub>一方用茯神</sub> 远志<sub>各二两</sub>

右十六味，末之，蜜丸如梧子。酒服五丸，日三，不知加至十丸。冷极加热药。

# 心劳第三

## 论一首　方一首

论曰：心劳病者，补脾气以益之，脾王则感于心矣。人逆夏气，则手太阳不长，而心气内洞，顺之则生，逆之则死，顺之则治，逆之则乱，反顺为逆，是谓关格，病则生矣。

治心劳热，口为生疮，大便苦难，闭涩不通，心满痛，小肠热，**大黄泄热汤**方：

大黄 泽泻 黄芩 栀子仁 芒硝<sub>各三两</sub> 桂心<sub>二两</sub> 石膏<sub>八两</sub> 甘草<sub>一两</sub> 通草<sub>二两</sub> 大枣<sub>二十枚</sub>

右十味，㕮咀，以水九升，先以水一升别渍大黄一宿，以余八升水煮诸药，取二升五合，去滓，下大黄煮两沸，去滓，下芒硝令烊，分三服。

# 脉极第四

论一首　方一首　灸法二首

论曰：凡脉极者，主心也。心应脉，脉与心合，心有病从脉起。又曰：以夏遇病为脉痹，脉痹不已，复感于邪，内舍于心，则食饮不为肌肤，咳脱血，色白不泽，其脉空虚，口唇见赤色。

凡脉气衰，血焦发堕，以夏丙丁日，得之于伤风损脉，为心风。心风之状，多汗恶风，若脉气实则热，热则伤心，使人好怒，口为色赤，甚则言语不快，血脱色，干燥不泽，食饮不为肌肤；若脉气虚则寒，寒则咳，咳则心痛，喉中介介如哽，甚则咽肿喉痹，故曰心风，虚实候也。若阳经脉病治阴络，阴络脉病治阳经，定其血气，各守其乡。脉实宜泻，气虚宜补。善治病者，定其虚实，治之取痊。病在皮毛肌肤筋脉则全治之，若至六腑五脏，则半死矣。

扁鹊云：脉绝不治三日死。何以知之？脉气空虚，则颜焦发落，脉应手少阴，手少阴气绝，则脉不通，血先死矣。

治脉热极则血气脱，色白干燥不泽，食饮不为肌肤，**生地黄消热止极强胃气煎方**：

生地黄汁　赤蜜各一升　人参　茯苓　芍药　白术各三两　甘草二两　生麦门冬一升　石膏六两　生姜蒌四两　干地黄三两　莼心一升，一作豉　远志二升

右十三味，㕮咀，以水一斗二升，煮十一味，取二升七合，去滓，下地黄、蜜更煎，取三升五合，分四服。

胸中痛，引腰背心下呕逆，面无滋润，灸上门随年壮，穴在侠巨阙两边相去各半寸一云一寸。

颜色焦枯，劳气失精，肩臂痛，不得上头，灸肩髃百壮，穴在肩外头近后，以手按之有解宛宛中。

## 脉虚实第五

论一首　方三首　针灸法二首

论曰：凡脉虚者，好惊跳不定，脉实者洪满。凡脉虚实之应，主于心小肠。若其腑脏有病，从热生则应脏，寒则应腑也。

治脉虚惊跳不定，乍来乍去，主小肠腑寒，补虚调中，**防风丸**方：

防风　桂心　通草　茯神　远志　甘草　人参　麦门冬　白石英各三两

右九味，末之，白蜜和丸如梧子大。酒服三十丸，日再，加至四十丸。

治脉实洪满，主心热病，**升麻汤**方：

升麻　栀子仁　子芩　泽泻　淡竹叶　芒硝各三两　生地黄切，一升

右七味，㕮咀，以水九升，煮取三升，去滓，下芒硝，分二服。

治心脉厥大寸口，小肠热，齿龋喑痛，**麻黄调心泄热汤**方：

麻黄　生姜各四两　细辛　子芩　茯苓　芍药各五两　白术二两　桂心一两　生地黄切，一升

右九味，㕮咀，以水九升，煮取三升，去滓，分三服。须利，加芒硝三两。

脉不出，针不容，穴在幽门两旁各一寸五分。

心闷痛，上气牵引小肠，灸巨阙二七壮。

## 心腹痛第六

论二首　方二十九首　蒸熨法一首
灸法二十五首

论曰：寒气卒客于五脏六腑，则发卒心痛胸痹。感于寒，微者为咳，甚者为痛、为泄。厥心痛，与背相引，善瘛，如物从后触其心，身伛偻者，肾心痛也；厥心痛腹胀满，心痛甚者，胃心痛也；厥心痛如以针锥刺其心，心痛甚者，脾心痛也；厥心痛，色苍苍如死灰状，终日不得太息者，肝心痛也；厥心痛，卧若从心间痛，动作痛益甚，色不变者，肺心痛

也。真心痛，手足青至节，心痛甚，旦发夕死，夕发旦死。蛔心痛，心腹中痛，发作肿聚，往来上下行，痛有休止，腹中热，善涎出，是蛔咬也。以手按而坚持之，勿令得移，以大针刺之，久持之，虫不动，乃出针。心下不可刺，中有成聚，不可取于腧。肠中有虫蛔咬，皆不可取以小针。

治寒气卒客于五脏六腑中，则发心痛方：

大黄 芍药 柴胡各四两 升麻 黄芩 桔梗 朱砂各三两 鬼箭羽 鬼臼 桂心朴硝各二两

右十一味，咬咀，以水九升，煮取二升七合。分三服，先分朱砂作三份，一服纳朱一份，搅令匀服之。得快利，痛不止，宜服后方：

赤芍药六两 桔梗 杏仁各五两

右三味，咬咀，以水六升，煮取三升，分三服。

**九痛丸** 治九种心痛：一虫心痛，二注心痛，三风心痛，四悸心痛，五食心痛，六饮心痛，七冷心痛，八热心痛，九去来心痛。此方悉主之，并疗冷冲上气，落马堕车，血疾等，方：

附子 干姜各二两 巴豆 人参 吴茱萸各一两 生狼毒四两

右六味，末之，蜜和。空腹服如梧子一丸，卒中恶腹胀痛，口不能言者二丸，日一服。连年积冷流注心胸者，亦服之，好好将息，神验。

治九种心痛方：

取当太岁上新生槐枝一握，去两头，咬咀，以水三升，煮取一升，顿服。

治心中痞，诸逆悬痛，**桂心三物汤**方：

桂心二两 胶饴半斤 生姜二两

右咬咀，以水六升，煮取三升，去滓纳饴，分三服。仲景用枳实五枚，不用胶饴；《肘后》用枳实五枚，白术二两，为五味。

治心痛彻背，背痛彻心，**乌头丸**方：

乌头六铢 附子 蜀椒各半两 赤石脂 干姜各一两

右五味，末之，蜜丸，先食服如麻子三丸，日三，不知稍增之。《范汪》不用附子，服如梧子三丸。《崔氏》用桂半两，为六味。

治心痛方：

桃白皮煮汁，空腹以意服之。《崔氏》用疗痖心痛。

治暴心痛，或如中恶，口中涎出不可禁止，回回欲吐方：

苦参十斤，以水一石，煮取二斗，去滓，下苦酒二斗更煎，取五升，纳大豆黄末熬，和汁中煎，取可丸，并手丸如梧子大，酒一升，进三四十丸，日一服。当倒腹吐，不吐下利，更酒渍二斤苦参，进丸弥佳，非止腹痛、心暴痛、骭骨等痛，凡是腹中之疾皆悉主之，又治冷血宿结痛澼，频用有效，非复一条，大良。

治中恶心痛腹胀，大便不通，**走马汤**方：

巴豆两粒 杏仁二枚

右二味，绵裹，椎令细，以热汤二合著小杯中，以两指搦取白汁令尽。顿服，一食顷下去即愈，老小量之。亦治卒疝飞尸鬼击。

治卒中恶心痛方：

苦参三两，㕮咀，以好醋一升半，煮取八合。强人顿服，老小二服。

又方：

桂心八两，㕮咀，以水四升，煮取一升半，分二服。

论曰：心腹中痛，发作肿聚，往来上下，痛有休止，多热喜涎出，是蛔虫咬也。并宜温中当归汤，服两三剂后若不效有异，宜改方增损，服取瘥。

**温中当归汤方：**

当归 人参 干姜 茯苓 厚朴 木香 桂心 桔梗 芍药 甘草各二两

右十味，㕮咀，以水八升，煮取三升。分温五服，日三。不耐木香者，以犀角一两代之。

**增损当归汤方：**

当归三两 黄芩 朴硝 桔梗 柴胡各四两 升麻三两 芍药一两半

右七味，㕮咀，以水八升，煮取二升半，分二服。一方有厚朴一两。

治虫心痛方：

鹤虱末之，蜜和梧子大。服四十丸，日三服。慎酒肉，蜜汤下，可加至五十丸。

又方：

鹤虱一两，末之，空腹温醋一盏和服之，虫当吐出。

又方：

服漆一合。方在第二十七卷养生服饵篇中。凡虫心痛皆用漆主之。

治心腹冷痛，**五辛汤**方：

蜀椒　细辛　桂心　干姜　吴茱萸　芍药　防风　苦参　干地黄　甘草　当归各一两　栀子　乌梅　大枣各二七枚

右十四味，㕮咀，以水九升，煮取三升，分四服。

治久心痛、腹痛积年不定，不过一时间还发，甚则数日不能食。又便出干血，穷天下方不能瘥，甄立言处此方，数日即愈。**犀角丸**方：

犀角　麝香　雄黄　桔梗　莽草　鬼臼　桂心　芫花各半两　附子六铢　甘遂一两半　光明砂六铢　赤足蜈蚣一枚　贝齿五枚　巴豆二十枚

右十四味，末之，蜜丸如梧子，饮服一丸，日二，渐加至三丸，以微利为度。《古今录验》无雄黄。

治卒心腹绞痛如刺，两胁支满，烦闷不可忍，**高良姜汤**方：

高良姜五两　厚朴二两　当归　桂心各三两

右四味，㕮咀，以水八升，煮取一升八合。分三服，日二，若一服痛止，便停，不须更服，若强人为二服，劣人分三服。

治心腹绞痛，诸虚冷气满痛，**当归汤**方：

当归　芍药　厚朴　半夏各二两　桂心　甘草　黄耆　人参各三两　干姜四两　蜀椒一两

右十味，㕮咀，以水一斗，煮取三升二合。分四服，羸劣人分六服。《小品方》云：大冷加附子一枚。

治心腹蕴蕴然痛方：

芍药六两　黄芩　朴硝　桔梗　柴胡各四两　当归　升麻各三两

右七味，㕮咀，以水八升，煮取二升半，分三服。

治虚冷腹痛，不下饮食，食复不消，胪胀，**当归汤**方：

当归　茯苓各五分　黄耆　紫菀各四分　高良姜　干姜各六分　肉苁蓉　鹿茸　桂心　昆布　橘皮各三分　甘草二两　桃仁一百枚　地骨皮　法曲　大麦蘖各一升　乌头一两　大枣四十枚

右十八味，㕮咀，以水一斗五升，煮取四升二合，分为五服。下利加赤石脂、龙骨各三分，渴加麦门冬一升。

治腹冷绞痛，**羊肉当归汤**方：

当归四分 干姜 橘皮 黄耆 芍药 芎藭 桂心 独活 防风各一分 人参 吴茱萸 甘草 干地黄 茯苓各一分 生姜六分 大枣三十枚 羊肉半斤

右十七味，㕮咀，以水一斗半煮肉，取一斗二升，出肉纳诸药，煮取三升，分三服，日三。覆取温暖。

治寒冷腹中痛，**当归汤**方：

当归二两 吴茱萸二升 甘草 人参 桂心各一两 生姜五两 半夏 小麦各一升

右八味，㕮咀，以水一斗五升，煮取三升。分三服，日三。亦治产后虚冷。《小品》名吴茱萸汤。

治腹痛，脐下绞结绕脐不止，**温脾汤**方：

当归 干姜各三两 附子 人参 芒硝各二两 大黄五两 甘草二两

右七味，㕮咀，以水七升，煮取三升。分服，日三。

治冷气，胁下往来冲胸膈，痛引胁背闷，**当归汤**方：

当归 吴茱萸 桂心 人参 甘草 芍药 大黄各二两 茯苓 枳实各一两 干姜三两

右十味，㕮咀，以水八升，煮取二升半，分三服，日三。治尸疰亦佳。《外台》仲景方无茯苓、枳实。

治久寒疾，胸腹中痛，时下痢，**当归汤**方：

当归二两 甘草 柑皮各二两 附子一两 干姜四两

右五味，㕮咀，以水八升，煮取二升。分三服，日三。

治久寒宿疾，胸腹中痛，短气，时滞下痢，**当归汤**方：

当归 桂心各三两 干姜四两 附子五两

右四味，㕮咀，以水八升，煮取二升。分三服，日三。《范汪》无附子，用甘草二两，云虚冷激痛甚者，加黄耆、芍药各二两。

治胸腹中卒痛，**生姜汤**方：

生姜一斤，取汁 食蜜八两 醍醐四两

右三味，微火上耗令相得。适寒温服三合，日三。

凡心腹冷痛，熬盐一斗熨，熬蚕沙烧砖石蒸熨，取其里温暖止。蒸土亦大佳。

邪在心，则病心痛，善悲，时眩仆，视有余不足而调其腧。

肾心痛，先取京骨、昆仑，发针不已，取然谷。

胃心痛，取大都、太白。

脾心痛，取然谷、太溪。

肝心痛，取行间、太冲。

肺心痛，取鱼际、太渊。

心痛引腰脊欲呕，刺足少阴。

心痛引背不得息，刺足少阴，不已，取手少阴。

心痛腹胀，濇濇然大便不利，取足太阴。

心痛，少腹上下无常处，溲便难，刺足厥阴。

心痛短气不足以息，刺手太阴。

心痛不可按，烦心，巨阙主之。

心痛有三虫，多涎，不得反侧，上脘主之。

心痛身寒，难以俯仰，心疝冲冒死不知人，中脘主之。

心痛如针锥，刺然谷及太溪主之。

心腹中卒痛，石门主之。

心疝暴痛，取足太阴。

心懊憹，微痛烦逆，灸心腧百壮。

心痛如锥刀刺，气结，灸膈腧七壮。

心痛冷气上，灸龙颔百壮，在鸠尾头上行一寸半，不可刺。

心痛恶气上，胁急痛，灸通谷五十壮，在乳下二寸。

心痛暴绞急绝欲死，灸神府百壮，在鸠尾正心，有忌。

心痛暴恶风，灸巨阙百壮。

心痛坚烦气结，灸太仓百壮。

心痛，灸臂腕横纹三七壮，又灸两虎口白肉际七壮。

# 胸痹第七

论二首　方十三首　灸法五首

论曰：胸痹之病，令人心中坚满，痞急痛，肌中苦痹，绞急如刺，不得俯仰，其胸前皮皆痛，手不得犯，胸中愊愊而满，短气，咳唾引痛，咽塞不利，习习如痒，喉中干燥，时欲呕吐，烦闷，白汗出，或彻引背痛，不治之，数日杀人。

论曰：夫脉当取太过与不及，阳微阴弦，即胸痹而痛。所以然者，责其极虚故也，今阳虚，知在上焦。所以胸痹心痛者，以其人脉阴弦故也。平人无寒热，短气不足以息者，实也。

治胸痹，心中痞气结在胸，胸满胁下逆抢心，**枳实薤白桂枝汤**方：

枳实四两　厚朴三两　薤白一斤　栝楼实一枚桂枝一两

右五味，㕮咀，以水七升，煮取二升半，分再服。仲景方厚朴用四两，薤白半斤，水五升，煮取二升。

胸痹之病，喘息咳唾，胸背痛，短气，寸脉沉而迟，关上小紧数，**栝楼汤**主之，方：

栝楼实一枚　薤白一斤　半夏半升　生姜四两　枳实二两

右五味，㕮咀，以白酨浆一斗，煮取四升，服一升，日三。仲景、《肘后》不用生姜、枳实、半夏。

胸痹之候，胸中愊愊如满，噎塞，习习如痒，喉中涩燥唾沫，宜此方：

橘皮一斤　枳实　四枚　生姜半斤

右三味，㕮咀，以水五升，煮取二升，去滓，分再服。

治胸痹，治中汤。方出第二十卷中。

治胸中气塞短气，**茯苓汤**方：

茯苓三两　甘草一两　杏仁五十枚

右三味，㕮咀，以水一斗三升，煮取六升，去滓。为六服，日三，未瘥，再合服。

治胸满短气噎塞，**通气汤**方：

半夏八两　生姜六两　橘皮三两　吴茱萸四十枚

右四味，㕮咀，以水八升，煮取三升，分三服。一方用桂二两，无橘皮。

治胸痹达背痛，短气，**细辛散**方：

细辛　甘草各二两　枳实　生姜　白术　栝楼实　干地黄各三两　桂心　茯苓各二两

右九味，治下筛。酒服方寸匕，日三。

治胸痹达背，**蜀椒散**方：

蜀椒　食茱萸各一两　桂心　桔梗各三两　乌头半两　豉六铢

右六味，治下筛。食后酒服方寸匕，日三。

**前胡汤**主胸中逆气，心痛彻背，少气不食，方：

前胡　甘草　半夏　芍药各二两　黄芩　当归　人参　桂心各一两　生姜三两　大枣三十枚　竹叶一升

右十一味，㕮咀，以水九升，煮取三升，分四服。

又方：

前胡　人参　生姜　麦门冬　饧　半夏　甘草　芍药　茯苓各三两　桂心　黄芩　当归各一两　大枣三十枚

右十三味，㕮咀，以水一斗四升，煮取三升，去滓，分为三服。

治胸背疼痛而闷，**熨背散**方：

乌头　细辛　附子　羌活　蜀椒　桂心各五两　芎䓖一两六铢

右七味，治下筛，帛裹，微火炙令暖，以熨背上。取瘥乃止。慎生冷如常法。

治胸腹背闭满，上气喘息，**下气汤**方：

大腹槟榔二七枚　杏仁四七枚

右二味，㕮咀，以童子小便三升，煮取一升半，分再服。曾患气发，辄合服之。

破胸背恶气，音声塞闭，**槟榔汤**方：

槟榔四枚，极大者　槟榔八枚，小者

右二味，㕮咀，以小儿尿二升半，煮减一升去滓。分三服。频与五剂永定。

胸痹引背时寒，间使主之。

胸痹心痛，天井主之。

胸痹心痛不得息，痛无常处，临泣主之。

胸痹心痛，灸膻中百壮，穴在鸠尾上一寸。忌针。

胸胁满，心痛，灸期门随年壮。穴在第二肋端乳直下一寸半。

## 头面风第八

方一百二首　拔白法一首

治脑风头重，颈项强，眼眧眧泪出，善欠，目欲眠睡，憎风，剧者耳鸣满，眉眼疼，闷瞀吐逆，眩倒不自禁，诸风乘虚经，五脏六腑皆为癫狂，诸邪病悉主之，**芎劳酒方**：

芎劳　辛夷　天雄　人参　磁石　石膏　茵芋　桂心　秦艽　天门冬　柏子仁　山茱萸　白头翁各三两　松萝　细辛　薯蓣　羚羊角　菖蒲　甘草各二两　云母一两，烧之令赤，末之为粉　防风四两

右二十一味，㕮咀，以酒二斗，渍之七日。初服二合，渐加至五合，日三。有女人少时患风眩，发则倒地；为妇积年无儿，服此酒并将紫石门冬丸服之，眩瘥，生儿子平复也。紫石门冬丸方出妇人方中。

治头眩屋转，眼不得开方：《翼》名人参汤。

人参　当归　防风　黄耆　芍药　麦门冬各二两　独活　白术　桂心各三两

右九味，㕮咀，以水一斗，煮取三升，分三服。

**防风汤**　治风眩呕逆，水浆不下，食辄呕，起即眩倒，发有时，手足厥冷，方：

防风　防己　附子　干姜　甘草各一两　蜀椒　桂心各二两

右七味，㕮咀，以水四升，煮取二升。分三服，日三。《古今录验》用白术一两。

治风虚眩眼暗，**茵芋汤方**：

茵芋一分　人参　甘草　苁蓉　黄耆　茯苓　秦艽　厚朴各一两　防风十两　乌喙

二两　松实　山茱萸各三两

右十二味，㕮咀，以水一斗，煮取二升半。分三服，强人令日夜尽，劣人分五服，二日尽。

治头风眩欲倒，眼旋屋转，脑痛，**防风汤**方：

防风　枳实　杏仁　芎䓖各三两　茯神　麻黄　前胡　生姜　半夏各四两　细辛二两　竹沥三升

右十一味，㕮咀，以水六升合竹沥，煎取二升七合。分三服，顿服三两剂。

治风头眩转，面上游风，**鸱头酒**方：

飞鸱头五枚　防风　芎䓖　薯蓣　茯神各四两，一方无　葛根　桂心　细辛　人参　天雄　干姜　枳实　贯众　蜀椒各二两　麦门冬一作天门冬　石楠各五两，一作石膏　山茱萸一升　独活二两

右十八味，㕮咀，绢囊盛，清酒四斗渍六宿。初服二合，日再服，稍加，以知为度。

治头风眩，口㖞目斜，耳聋，**大三五七散**方：

天雄　细辛各三两　山茱萸　干姜各五两　薯蓣　防风各七两

右六味，治下筛，清酒服五分匕，日再，不知稍加。《翼》云亦治面骨疼。

治头风目眩耳聋，**小三五七散**方：

天雄三两　山茱萸五两　薯蓣七两

右三味，治下筛，以清酒服五分匕，日再，不知稍增，以知为度。

治风眩倒屋转，吐逆，恶闻人声，**茯神汤**方：

茯神　独活各四两　黄耆　远志　防风五两　生姜各三两　甘草　人参　当归　牡蛎　白术　苁蓉　附子各二两

右十三味，㕮咀，以劳水一斗二升，煮取三升。服五合，昼夜尽。

治头面风在眉间，得热如虫行，或头眩，目中泪出，**防风散**方：

防风五两　桂心　天雄　细辛　朱砂　干姜　人参　乌头　附子各二两　莽草　茯苓　当归各二两

右十二味，治下筛。酒服方寸匕，日三。

治风头眩，恶风，吐冷水，心闷，**防风散**方：

防风二两 泽泻—本作泽兰 细辛 附子 薯蓣 茯苓 天雄各一两，《翼》作人参 白术二两半 桂心一两半 干姜半两

右十味，治下筛，酒服方寸匕，当令酒气相接，则脱巾帽，解发梳头百过，复投一升酒，便洗手足，须臾自热，解发以粉粉之，快然便熟眠愈，亦可洗头面汗出。《翼》云如服寒食散法。

治风眩翻倒无定方：

独活六两 枳实三两，一方用松实 石膏 菥蓂各四两

右四味，㕮咀，以清酒八升，煮取四升，顿服之。以药滓熨头，覆眠取汁，觉冷又纳铛中炒令热，熨之。

治患头眩运，经久得瘥后，四体渐羸，食无味，好食黄土方：

白术三斤 曲二斤

右二味，末之，酒和，并手丸和梧桐子，曝干。饮服三十丸，日三。断食土为效。

治头中五十种病方：

巴戟 菊花 芎䓖 干姜 防风 石楠 白术 乌头 附子 细辛 薯蓣 蜀椒 人参 桔梗 秦艽 栝楼根 泽泻 甘草 山茱萸 干地黄 天雄 羌活各等分

右二十二味，治下筛。以酒服方寸匕，日三。

治头面胀满，脑痹偏枯，发作有时，状似刀刺，失声，阴阴然疼，面目变青，**入顶散**方：

山茱萸 芎䓖 防风 独活各一两半 细辛 莽草 白术 薯蓣 牛膝 石楠 甘草各一两 乌头 通草 菖蒲 附子 麻黄 天雄 蜀椒 桔梗各一两六铢

右十九味，治下筛。酒服方寸匕，日三。

治上气头面风，头痛，胸中气满，奔豚，气上下往来，心下烦热，产妇金疮百病，**杏仁膏**方：

杏仁一升捣研，以水一斗，滤取汁令尽，以铜器煻火上从旦煮至日入，当熟如脂膏，下之。空腹酒服一方寸匕，日三。不饮酒者，以饮服之。

治头风**大豆酒**方：

大豆三升，炒令无声，先以一斗二升瓶盛清酒九升，乘豆热即倾著酒

中，密泥头七日，温服之。

治中风头痛，发热，耳颊急方：

麻黄 葛根 石膏 桂心各三两 附子 芍药 甘草 秦艽 防风各二两 生姜五两

右十味，㕮咀，以水一斗，煮取三升，分三服，覆取汗。

治头目有风，牵引目睛疼痛，偏视不明，**薯蓣散**方：

薯蓣三两 细辛一两半 秦艽 天雄各二两 独活 桂心 山茱萸各二两半

右七味，治下筛。酒服方寸匕，日三服。

治头中痛，身热风热方：

竹沥二升 升麻 生姜 杏仁各三两 芍药 柴胡各四两 石膏 生葛根各八两

右八味，㕮咀，以水六升，合竹沥，煮取二升七合，分三服。

治头面游风，**菊花散**方：

菊花一两 细辛 附子 桂心 干姜 巴戟 人参 石楠 天雄 茯苓 秦艽 防己各二两 防风 山茱萸 白术 薯蓣各三两 蜀椒五合

右十七味，治下筛。酒服方寸匕，日三。

治头风方：

服荆沥不限多少，取瘥止。

又方：

捣蒴藋根一升，酒二升渍服，汗出止。

又方：

末蔓荆子二升，酒一斗，绢袋盛，浸七宿。温服三合，日三。

又方：

腊月乌鸡屎一升，炒令黄，末之，绢袋盛，以酒三升浸，温服任性，常令醺醺。

又方：

七月七日，麻勃三斗，麻子一石，末，相和蒸之，沸汤一石五斗，三遍淋之，煮取一石，神曲二十斤，渍之令发，以黍米两石五斗酿之熟，封三七日。服清一升，百日身中涩皮八风、胸膈五脏骨髓伏风，百病悉去。

治头中五十种病，**摩头散**方：

茼茹 半夏 蜀椒各六分 乌头八分 莽草四分 桂心七分 附子 细辛各一两

右八味，治下筛，以大醋和摩头，记日数，三日头肤痛，四五日后，一著药如前，十日以醋浆洗头，复摩药即愈。若生息肉，并喉咽中息肉大如枣，欲塞，以药摩之即愈。耳鼻齿有疾，并用之良。

**头风散**方：

附子一枚，中形者 盐如附子大

右二味，治下筛，沐头竟，以方寸匕摩顶上，日三。

治头面上风方：

松脂 石盐 杏仁 蜜蜡各一两 熏陆香二两 蓖麻仁三两

右六味，熟捣作饼，净剃百会上发，贴膏，膏上安纸，三日一易，若痒刺药上，不久风定。

治卒中恶风头痛方：

捣生乌头，以大醋和涂故布上，薄痛上，须臾痛止，日夜五六薄，逐痛处薄之。去皮捣乌头。

又方：

油二升，盐一升末，油煎一宿令消尽，涂头。石盐尤良。

又方：

芥子末，醋和敷头一周时。

治肺劳热，不问冬夏老少，头生白屑，搔痒不堪，然肺为五脏之盖，其劳损伤肺，气冲头顶，致使头痒多生白屑，搔之随手起，人多患此，皆从肺来，世呼为头风也，**沐头汤**方：

大麻子 秦椒各三升 皂荚屑五合

右三味，熟研，纳泔中一宿渍，去滓，木匕搅百遍，取劳乃用沐头发际，更别作皂荚汤濯之，然后敷膏。《肘后》无皂荚。

又方：

菊花 独活 茵芋 防风 细辛 蜀椒 皂荚 杜蘅 莽草 桂心各等分

右十味，可作汤沐及熨之。

**风头沐汤**方：

猪椒根三两 麻黄根 防风各二两 细辛 茵芋各一两

右五味，㕮咀，以水三斗，煮取一斗，去滓，温以沐头。

又方：

葶苈子煮，沐不过三四度愈。

又方：

蜀椒二升，以水煮取汁，沐发良。

又方：

以桑灰汁沐头，去白屑，神良。

治头项强，不得顾视。方：

蒸好大豆一斗，令变色，纳囊中枕之。

又方：

常以九月九日取菊花作枕袋，枕头良。

又方：

八月后取荆芥铺床，又作枕枕头，立春日去之。

又方：

穿地作小坑，烧令赤，以水沃之，令小冷，纳生桃叶满其上，布席卧之。令项当药上，以衣著项两边，令气蒸病上，汗出良久愈。若病大者，作地坑亦大。

治风毒热头面肿，**犀角汤**方：

犀角 生姜各二两 栝楼根 苦参各一两 石膏六两 竹叶两撮 黄芩 升麻 青木香各三两 防己一两半 防风一两

右十一味，咬咀，以水七升，煮取二升。分三服，相去十里久，内消不利。

治头面遍身风肿，**防风散**方：

防风二两 白芷一两 白术三两

右三味，治下筛，酒服方寸匕，日三服。

治卒中风，头面肿方：

捣杏仁如膏，以鸡子黄合捣，令相得，敷帛上，厚裹之，自干，不过八九敷瘥。

令白发还黑方：

乌麻九蒸九曝，末之，以枣膏丸，久服之佳。

又方：

陇西白芷 旋复花 秦椒<sub>各一升</sub> 桂心<sub>一尺</sub>

右四味，治下筛。以井花水服方寸匕，日三，三十日白发还黑。禁房室。

治头发落不止，**石灰酒**方：

石灰三升，细筛，水拌令湿，极熟蒸之，炒令至焦，以木札投之火即著为候，停冷取三升，绢袋贮之，以酒三斗渍三宿，初服半合，日三四夜二，稍加至一合，甚神验。

治脉极虚寒，<u>鬓</u>发<u>堕</u>落，令发润泽沐头。方：

桑根白皮切三升，以水五升淹渍，煮五六沸，去滓，洗沐发，数数为之，自不复落。

又方：

麻子<sub>三升，碎</sub> 白桐叶<sub>切，一把</sub>

右二味，以米泔汁二斗，煮五六沸，去滓，以洗沐，则鬓不落而长，甚有验。

**鬓发堕落，令生长方：**

生柏叶<sub>切，一升</sub> 附子<sub>四枚</sub> 猪膏<sub>三升</sub>

右三味，末之，以膏和为三十丸，用布裹一丸，纳煎沐头泔汁中，沐发长不落。其药密收贮，勿令泄气。

又方：

麻叶 桑叶

右二味，以泔煮，去滓，沐发七遍，长六尺。

又方：

羊粪灰淋汁洗之，三日一洗，不过十洗，大生。

治头中二十种病，头眩，发秃落，面中风，以膏摩之，方：

蜀椒 莽草<sub>各二两</sub> 桂心 茴茹 附子 细辛<sub>各一两半</sub> 半夏 干姜<sub>各一两</sub>

右八味，㕮咀，以猪生肪二十两合捣，令肪消尽，药成。沐头令净，以药摩囟上，日一即愈。如非十二月合，则用生乌麻油和涂头皮，沐头令净乃揩之，一顿生如昔也。《必效方》无蜀椒、莽草、半夏、干姜。

治头中风痒白屑，**生发膏**方：

蔓荆子 附子 细辛 续断 皂荚 泽兰 零陵香 防风 杏仁 藿香 白芷各二两 松叶 石楠各三两 莽草一两 松膏 马鬐膏 猪脂各二升 熊脂二升

右十八味，㕮咀，以清醋三升渍药一宿，明旦以马鬐膏等微火煎，三上三下，以白芷色黄膏成，用以泽发。

治头风痒白屑，**生发膏**方：

乌喙三两 莽草 石楠 细辛 续断 皂荚 泽兰 白术 辛夷 防风 白芷各二两 竹叶 松叶 柏叶各半升 猪脂四升

右十五味，㕮咀，以清醋三升渍一宿，明旦微火以脂煎，三上三下，白芷色黄膏成。去滓滤取，沐发了涂之。一方用生油三大升。《千金翼》无石楠，用杏仁，不用白芷灰汁，洗头去白屑神良。

**生发膏**方：

丁香 甘松香各一两 零陵香 吴藿香 细辛 蜀椒各二两 白芷 泽兰 大麻子 桑白皮 桑寄生 牡荆子 苜蓿 辛夷仁 杏仁 芎䓖 防风 莽草各一两 胡麻油一升 竹叶 松叶 柏叶各半升 腊猪膏一升 乌鸡肪 雁肪各一合

右二十五味，㕮咀，以醋渍一宿，纳油膏中，微火三上三下，白芷色黄膏成，去滓，涂头上发生，日二夜一。

鬓发堕落，令生长方：

附子 蔓荆子 柏子仁各三分

右三味，以乌鸡膏和，捣三千杵，贮新瓷器中，封百日出。以马鬐膏和，以敷头讫，巾裹之，勿令见风，日三即生。《肘后》不用柏子仁，以酒渍泽沐。

发鬓秃落，**生发膏**方：

莽草一两 防风 升麻 白芷 荠苨各二两 蜈蚣四个 驴鬐膏 豹膏一作狗膏 马鬐膏 熊膏一作雄鸡膏 猪膏

右十一味，诸膏成煎各半升，合煎诸药，沸则下，停冷，复上火三五沸止，绞去滓，敷头当泽用之。

发落生发方：

白芷 附子 防风 芎䓖 莽草 辛夷 细辛 黄芩 当归各一两 大黄一两半

蔓荆子—升 蜀椒—两

右十二味，㕮咀，以马鬐膏五合，腊月猪膏三升，合诸药微火煎，白芷色黄膏成。先洗头，后用膏敷，如常泽法。勿近面，面生毛也。亦治眉落。

治风头毛发落不生方：

铁上生衣，研，以腊月猪脂和涂之，日三。亦治眉毛落。

发落不生令长方：

麻子一升熬黑，压取脂以敷头，长发妙。

又方：

雁肪敷之。

又方：

多取乌麻花，瓷瓮盛，密盖深埋之，百日出，用涂发，令发易长而黑。

生眉毛方：

墙上青衣　铁生衣

右二味，等分，末之，以水和涂即生。

又方：

七月乌麻花阴干，末之，以生乌麻油渍之，二日一涂。

眉毛鬓发火烧疮瘢，毛不生方：

蒲灰、正月狗脑和敷即生。

治秃顶方：

芜菁子末，醋和敷之，日三。

又方：

东行枣根长三尺，以中央安甑中心蒸之，以器承两头汁，涂头发即生。《肘后》作桑根。

又方：

麻子三升熬焦，末之，以猪脂和涂之，发生为度。

拔白发良日

正月四日 二月八日 三月十二日　　四月十六日　五月二十日　六

月 二十四日　七月二十八日　八月十九日　九月二十五日　一月十五日
十月十日　十一月十日　十二月十日

右并以日正午拔之，当日不饮酒、食肉五辛，经一拔黑者更不变。

令发不生方：

除日自拔毛，以鳖脂涂之。又猪狗胆涂之。又狗乳亦涂之。

又方：

用白蜜敷发孔，即不复生也。

又方：

蚌灰、鳖脂相和，新拔毛即涂毛孔上，永不生。

染须发方：

胡粉三两　石灰六两，绢筛，火熬令黄

右二味，以榆皮作汤，和之如粉，先以皂荚汤洗发，令极净，不得令有腻气，好曝干，夜即以药涂发上，令匀讫，取桑叶相缀，著头巾上遍，以裹发一夜，至旦取醋浆热暖三遍，净洗发。又以醋泔热暖洗发。又取生胡麻苗捣，取三升汁，和水煮一二沸，净滤以濯发讫。又用油汤濯之，百日黑如漆。

又方：

生油渍乌梅，常用敷头良。

又方：

黑椹水渍之，涂发令黑。

又方：

以盐汤洗沐，生麻油和蒲苇灰敷之。

发黄方：

腊月猪脂和羊屎灰、蒲灰等分封头，三日一为之。

又方：

大豆五升，醋浆水二斗，煮取五升，沐之。

治鬓发黄赤方：

烧梧桐作灰，用乳汁和涂敷鬓并肤肉，发鬓即黑。

鬓黄方：

剪爪甲搔令毛孔少血出，以蜜涂之，生黑毛。

治头疮及白秃，**松沥煎**方：

松沥七合 丹砂 雄黄 水银研，各二两 矾石一两，一云硝粉 黄连三两

右六味，治下筛，纳沥中搅研令调，以涂之。先以泔清洗发及疮，令无痂，然后敷药，二日一敷，三敷后当更作脓，脓讫更洗之。凡经三度脓出讫，以甘草汤洗去药毒，前后十度许洗，即瘥。

治白秃发落生白痂，终年不瘥方：

五味子 蛇床子 远志各三分 菟丝子五分 苁蓉 松脂各二分 雄黄 雌黄 白蜜各一分 鸡屎白半分

右十味，治下筛，以猪膏一升二合，先纳雄黄，次纳雌黄，次纳鸡屎白，次纳蜜、松脂，次纳诸药煎之，膏成，先以桑灰洗头，燥，敷之。

治白秃及头面久疮，去虫止痛，**王不留行汤**方：

王不留行 桃东南枝 东引茱萸根皮各五两 蛇床子 牡荆子 苦竹叶 蒺藜子各三升 大麻仁一升

右八味，㕮咀，以水二斗半，煮取一斗洗疮，日再。并疗痈疽、妒乳、月蚀疮烂。

治白秃及痈疽百疮，**松脂膏**方：

松脂六两 矾石 杜蘅一作牡荆 雄黄 附子 大黄 石楠 秦芁 真朱 苦参 水银 木兰各一两

右十二味，㕮咀，以醋渍一宿，猪膏一斤半煎之，以附子色黄，去滓，乃纳矾石、雄黄、水银更著火三沸，安湿地，待凝，以敷上，日三。

白秃方：

羊肉湿脯炙令香，及热速搭上，不过三四度，痒勿搔之。牛肉亦得。

又方：

新破猪肚去粪，及热速搭上，痒慎勿搔，当缚两手，日中卧半日去之。

又方：

皂荚汤净洗，干拭，以陈久油滓涂之，日三。

又方：

盐汤洗之，生油和故蒲苇灰敷之，日三。

治白秃方：

煮桃皮汁饮之，并洗。

又方：

曲、豆豉两种，治下筛，醋和薄上。

又方：

炒大豆令焦，末之，和腊月猪脂，热暖匙抄封上遍，即裹著，勿见风。

又方：

桃花末之，和猪脂封上。《必效方》与桑椹末同和敷之。

秃无发者方：

黑熟椹二升，纳罂中，日中曝三七日，化为水，洗疮上三七日，发生，神效。

治赤秃方：

捣黑椹，取三升服之，日三。

又方：

桑灰汁洗头，捣椹封之，日中曝头睡。

又方：

烧牛角灰和猪脂敷。

又方：

马蹄灰末，腊月猪脂和敷之。

治鬼舐头方：

烧猫儿屎，腊月猪脂和敷之。

又方：

猫儿毛灰膏和敷之。

又方：

砖末和蒜捣敷，日一。

# 备急千金要方卷第十四　小肠腑

朝奉郎守太常少卿充秘阁校理判登闻检院上护军赐绯鱼袋臣林亿等校正

## 小肠腑脉论第一

论曰：小肠腑者，主心也，舌是其候也。心合于小肠，小肠者，受盛之府也，号监仓吏。重二斤十四两，长二丈四尺，广二寸四分。《难经》、《甲乙》云长二丈二尺，大二寸半，径八分分之少半。后附脊，左回迭积，其注于回肠者，外傅脐上，回运环反十六曲，常留水谷二斗四升，其一斗二升是水，一斗二升是谷，应主二十四气也。《难经》云十六曲，盛谷二斗四升，水六升三合合之大半。《甲乙》云受三斗三合合之大半。唇厚，人中长，以候小肠。

小肠病者，少腹痛，腰脊控睾而痛，时窘之，复耳前热；若寒甚，独肩上热，及手小指次指之间热；若脉滑者《脉经》作陷，《甲乙》同，此其候也。

少腹控睾，引腰脊，上冲心，邪在小肠者，连睾系，属于脊，贯肝肺，络心系，气盛则厥逆上冲肠胃，动肝肺，散于肓，结于脐。故取之肓原以散之，刺太阴以与之，取厥阴以下之，取巨虚下廉以去之，按其所过之经以调之。

左手关前寸口阳绝者，无小肠脉也，苦脐痹，小腹中有疝瘕，主月即冷上抢心，刺手心主治阴，心主在掌后横纹中入一分。

左手关前寸口阳实者，小肠实也，苦心下急，热痹，小肠内热，小便赤黄，刺手太阳治阳，手太阳在手小指外侧本节陷中。

小肠有寒，其人下重，便脓血；有热，必痔。

小肠有宿食，常暮发热，明日复止。

小肠胀者，少腹䐜胀，引腹而痛。

心前受病，移于小肠，心咳不已，则气与咳俱出。

厥气客于小肠，梦聚邑街衢。

心应皮，皮厚者脉厚，脉厚者小肠厚；皮薄者脉薄，脉薄者小肠薄；皮缓者脉缓，脉缓者小肠大而长；皮薄而脉冲小者，小肠小而短；诸阳经脉皆多纡屈者，小肠结。

扁鹊云：手少阴与太阳为表里，所以表清里浊，清实浊虚，故食下肠实而胃虚，故腑实而不满。实则伤热，热则口张，口为之生疮；虚则伤寒，寒则便泄脓血，或发里水，其根在小肠，先从腹起。方在治水篇中。

小肠绝不治，六日死。何以知之？发直如干麻，不得屈伸，白汗不止。

手太阳之脉，是动则嗌痛，颔肿，不可以顾，肩似拔，臑似折。是主液所生病者，耳聋目黄，颊颔肿，颈肩臑肘臂外后廉痛。经脉支别已见心脏部中。

## 小肠虚实第二

脉二条　方三首　灸法三首

**小肠实热**

左手寸口人迎以前脉阳实者，手太阳经也。病苦身热，来去汗不出，心中烦满，身重，口中生疮，名曰小肠实热也。

治小肠热胀，口疮，**柴胡泽泻汤**方：

柴胡　泽泻　橘皮—方用桔梗　黄芩　枳实　旋复花　升麻　芒硝各二两　生地黄切，一升

右九味，㕮咀，以水一斗，煮取三升，去滓，下芒硝，分三服。

**大黄丸**　调小肠热结满不通方：

大黄　芍药　葶苈各二两　大戟　朴硝各三两杏仁五十枚　巴豆七枚

右七味，末之，蜜和丸，饮服如梧子大，大人七丸，小儿二三丸，日二，热去，日一服。

小肠热满，灸阴都随年壮，穴侠中脘两边相去一寸。

小肠泄痢脓血，灸魂舍一百壮，小儿减之。穴在侠脐两边相去各一寸。《翼》云相去一寸。

又，灸小肠俞七壮。

### 小肠虚寒

左手寸口人迎以前脉阳虚者，手太阳经也，病苦颅际偏头痛，耳颊痛，名曰小肠虚寒也。

小肠虚寒痛，下赤白，肠滑，肠中懊恼，补之方：

干姜三两当归 黄檗 地榆各四两黄连 阿胶各二两石榴皮三枚

右七味，㕮咀，以水七升，煮取二升五合，去滓下胶煮，取胶烊尽，分三服。

## 舌论第三

论曰：凡舌者，心主小肠之候也。舌重十两，长七寸，广二寸半，善用机衡，能调五味也。凡有所啖，若多食咸则舌脉凝而变色，多食苦则舌皮槁而外毛焦枯，多食辛则舌筋急而爪枯干，多食酸则舌肉肥而唇揭，多食甘则舌根痛而外发落。又曰：心欲苦，肺欲辛，肝欲酸，脾欲甘，肾欲咸，此五味内合五脏之气也。若脏热则舌生疮，引唇揭赤；若腑寒则舌本缩，口噤唇青，寒宜补之，热宜泻之，不寒不热，依脏腑调之。舌缩口噤唇青，升麻煎主之。方在第六卷中。

## 风眩第四

前卷既有头面风方，风眩不当分出，思邈盖以此是徐嗣伯方，不可以余方相思杂，故此特立风眩方条，专出徐氏方焉。叙论三首，方十首，灸禁法二首。

徐嗣伯曰：余少承家业，颇习经方，名医要治，备闻之矣。自谓风眩多途，诸家未能必验，至于此术，鄙意偏所究也，少来用之，百无遗策。今年将衰暮，恐奄忽不追，故显明证论，以贻于后云尔。

夫风眩之病，起于心气不定，胸上蓄实，故有高风面热之所为也。痰热相感而动风，风心相乱则闷瞀，故谓之风眩。大人曰癫，小儿则为痫，其实是一。此方为治，万无不愈，但恐证候不审，或致差违。大都忌食十二属肉。而奔豚为患，发多气急，气急则死，不可救。故此一汤是轻重之宜，勿因此便谓非患所治。风眩汤散丸煎，凡有十方。凡人初发，宜急与续命汤也。困急时但度灸穴，便火针针之，无不瘥者。初得针竟便灸，最良。灸法次列于后。余业之以来，三十余年，所救活者数十百人，无不瘥矣。后人能晓得此方，幸勿参以余术焉。

治风眩发，则烦闷无知，口沫出，四体角弓，目反上，口噤不得言，**续命汤**方：

竹沥一升二合 生地黄汁一升 龙齿 生姜 防风 麻黄各四两 防己三两 附子三分 石膏七两 桂心二两

右十味，㕮咀，以水一斗，煮取三升，分三服。有气加附子成一两，紫苏子五合，橘皮半两。已服续命汤，口开，四肢尚未好定，而心中尚不除者，紫石汤主之。方在下第五篇，紫石煮散是也。

治气奔急欲绝者，**贲豚汤**方：

吴茱萸一升桂心 芍药 生姜各四分石膏 人参 半夏 芎劳各三分 生葛根 茯苓各六分 当归四两 李根皮一斤

右十二味，㕮咀，以水七升，清酒八升，煮取三升，分作三服。

治语狂错，眼目霍霍，或言见鬼，精神昏乱，**防己地黄汤**方：

防己二两 生地黄五斤，别切，勿合药渍，疾小轻用二斤 甘草二两 桂心 防风各三两

右五味，㕮咀，以水一升渍之一宿，绞汁，著一面，取其滓，著竹箦上，以地黄著药滓上，于三斗米下蒸之，以铜器承取汁，饭熟，以向前药汁合绞取之，分再服。

治心中惊悸而四肢缓，头面热，心胸痰满，头目眩冒如欲摇动者，**薯**

薯蓣汤方：

薯蓣 人参 麦门冬各四两 前胡 芍药 生地黄各八分 枳实 远志 生姜各三分 茯苓六分 半夏五分 甘草 黄芩 竹叶各一分 茯神六分 秫米三合

右十六味，㕮咀，取江水，高举手扬三百九十下，量取三斗煮米，减一斗，纳半夏，复减九升，去滓下药，煮取四升，分四服。无江水处，以千里东流水代之，挍手令上头也。秦中无江，泾渭可用。诸旧灌剑，曰尚取之。

服前汤后，四体尚不凉冷，头目眩动者，**防风汤**主之。此汤大都宜长将服，但药中小小消息之，随冷暖耳，仍不除痉者，依此方：

防风 赤石脂 石膏 人参 生姜 白石脂 寒水石 龙骨 茯苓各三分 桂心二分 紫石一分

右十一味，㕮咀，以水八升，煮取三升，分三服。凡用井华水者，取清净也。今用江水，无泥又无砂秽。源泉远涉，顺势归海，不逆上流，用以治头，必归于下故也。

薯蓣煎方：

薯蓣二十分 甘草十四分 泽泻 人参 黄芩各四分 当归 白蔹 桂心 防风 麦门冬各三分 大豆黄卷 桔梗 芍药 山茱萸 紫菀 白术 芎藭 干姜 蜀椒 干地黄各二分，以上二十味捣筛 生地黄十八斤，捣绞取汁，煎令余半 麻子仁三升，研 大枣八十枚 蜜三升 獐鹿杂髓八两 鹿角胶八两 桑根皮五升，忌冈上自出土者，大毒，大忌近篱屋垣墙下沟渎边者，皆不中用。

右二十七味，以清酒二斗四升，煮桑白皮、麻子、枣得一斗，去滓，乃下地黄汁、胶、髓、蜜，煎减半，纳前诸药末煎之，令可丸如鸡子黄。饮服一枚，日三，稍加至三丸。

治头目眩冒，心中烦郁，惊悸狂癫，**薯蓣丸方**：

薯蓣二十八分 桂心 大豆黄卷 鹿角胶各七分 当归 神曲 人参 干地黄各十分 防风 黄芩 麦门冬 芍药 白术各六分 甘草二十分 柴胡 桔梗 茯苓 杏仁 芎藭各五分 白蔹 干姜各三分 大枣一百枚取膏

右二十二味，末之，合白蜜、枣膏丸如弹丸。先食服一丸，日三服。

治头目眩晕屋转旋倒者，**天雄散方**：

天雄 防风 芎劳 人参 独活 桂心 葛根<sub>各三分</sub>白术 远志 薯蓣 茯神 山茱萸<sub>各六分</sub>莽草<sub>四分</sub>

右十三味，治下筛，先食，以菊花酒服方寸匕，日二，渐加至三匕，以知为度。

**菊花酒**法：

九月九日，取邓州甘菊花曝干，作末，以米馈中蒸作酒。

治心中时恍惚不定者，**人参丸**方：

上党人参 铁精 牛黄 丹砂 雄黄 菖蒲 防风 大黄<sub>各一两</sub>赤足蜈蚣 蜥蜴<sub>各一枚</sub>鬼臼<sub>一两</sub>

右十一味，末之，蜜丸如梧子。一服七丸，日三夜一，稍增之。合药皆忌见妇人、青衣人、犬鼠，勿用青纸，凡合药皆忌浊秽、鸡犬六畜、丧孝、不具足人见之。用菊花酒下佳。

灸法：

以绳横度口至两边，既得口度之寸数，便以其绳一头更度鼻，尽其两边两孔间，得鼻度之寸数中屈之，取半，合于口之全度中屈之，先觅头上回发，当回发灸之，以度度四边左右前后，当绳端而灸，前以面为正，并依年壮多少，一年凡三灸，皆须疮瘥又灸，壮数如前。若连灸，火气引上其数处回发者，则灸其近当鼻也，若回发近额者，亦宜灸，若指面为瘢则阙其面处，然病重者亦不得计此也。

食禁：

虎、兔、龙、蛇、马、羊、猴、鸡、犬、猪、鼠、牛

右十二相属肉物，皆不得食，及以为药。牛黄、龙骨齿用不可废。

嗣伯启：嗣伯于方术岂有效益，但风眩最是愚衷小差者，常自宝秘，誓不出手。而为作治，亦不令委曲得法。凡有此病，是嗣伯所治，未有不瘥者，若有病此而死，不逢嗣伯故也。伏愿问人，立知非嗣伯之自夸。殿下既须此方，谨封上呈，嗣伯鄙志尚存，谨自书写，年老目暗，多不成字，伏愿恕亮，谨启。

# 风癫第五

论六首 方三十四首 针灸法四十八首

论曰：黄帝问曰：人生而病癫疾者，安所得之？岐伯对曰：此得之在腹中时，其母有所数大惊也，气上而不下，精气并居，故令子发为癫疾。病在诸阳脉，且寒且热，诸分且寒且热，名曰狂，刺之虚脉，视分尽热病已而止。病癫初发，岁一发；不治，月一发；不治，四五日一发：名曰癫疾，刺诸分。其脉尤寒者，以针补之，病已止。癫疾始生，先不乐，头重直视，举目赤，其作极已而烦心，候之于颜，取手太阳、阳明、太阴，血变而已。癫疾始发，而反强，因而脊痛，候之足太阳、阳明、太阴、手太阳血变而已。癫疾始作，而引口啼呼《甲乙》作喘悸者，候之手阳明、太阳，右强者攻其左，左强者攻其右，血变而止。治癫疾者，常与之居，察其所当取之处，病至视之有过者即泻之，置其血于瓠壶中。至其发时，血独动矣，不动，灸穷骨二十壮。穷骨者，尾骶也。

骨癫疾者，颌齿诸腧分肉皆满，而骨倨强直，汗出烦闷，呕多涎沫，气下泄，不疗。

筋癫疾者，身拳挛急，脉大，刺项大经之本杼。呕多涎沫，气下泄，不疗。

脉癫疾者，暴仆，四肢之脉皆胀而纵，脉满，尽刺之出血；不满，侠项灸太阳，又灸带脉，于腰相去三寸诸分肉本腧；呕多涎沫，气下泄，不疗。

治癫者，病发而狂，面皮厚敦敦者，死不疗。

凡癫发则卧地，吐涎沫，无知，若强掠起如狂，及遗粪者，难疗。

癫疾脉搏大滑，久自已；脉沉小急实，死不疗；小牢急亦不可治；脉虚可疗，实则死矣。

厥成为癫疾，五脏不平，六腑闭塞之所生也。厥成为癫，故附厥于此条也。阴衰发热厥，阳衰发寒厥。

论曰：黄帝问曰：厥之寒热者何也？岐伯对曰：阳气衰于下则为寒

备急千金要方校注

四二九

厥，阴气衰于下则为热厥。问曰：热厥必起于足下者何也？对曰：阳气起于足五指之表，集于足下而聚于足心，故阳胜则足下热也。问曰：寒厥必起于五指而上于膝者何？对曰：阴气起于五指之里，集于膝而聚于膝上，故阴气胜则从五指至膝上寒。其寒也，不从外，皆从内也。厥或令人腹满，或令人暴不知人，或至半日，远至一日乃知人者，何也？阴气盛于上则下虚，下虚则腹满，腹满则下气重上而邪气逆，逆则阳气乱，乱则不知人。巨阳之厥，肿首头重，足不能行，发为眴仆。阳明之厥，癫疾欲走呼，腹满不得卧，面赤而热，妄见而妄言。少阳之厥，暴聋，颊肿而热，胁痛，髀不可以运。太阴之厥，腹满膜胀，后不利，不欲食，食则呕，不得卧。少阴之厥，舌干尿赤，腹满心痛。厥阴之厥，少腹肿痛，腹胀，泾溲不利，好卧屈膝，阴缩，肿胻内—作外热。盛则泻之，虚则补之，不盛不虚，以经取之。上寒下热，先刺其项太阳，久留之，已则火熨项与肩胛，令热下冷乃止，所谓推而上之者也。上热下寒，视其虚脉而陷下于经络者，取之气下而止，所谓引而下之者也。刺热厥者，留针反为寒；刺寒厥者，留针反为热。刺热厥者二阴一阳，刺寒厥者二阳一阴。所谓二阴者，二刺阴也；所谓二阳者，二刺阳也。

论曰：温病热入肾中亦为痉。小儿病痫热盛亦为痉。凡风痓暴尸厥，及鬼魇不寤皆相似，宜精察之，故经言久厥则成癫，是以知似也。

论曰：癫病有五：一曰阳癫，发时如死人，遗尿，有顷乃解；二曰阴癫，坐初生小时脐疮未愈，数洗浴，因此得之；三曰风癫，发时眼目相引牵纵，反急强羊鸣，食顷方解，由执作汗出当风，因以房室过度，醉饮饱满行事，令心气逼迫，短气脉悸得之；四曰湿癫，眉头痛，身重，坐热沐发，湿结脑，汗未止得之；五曰马癫，发时反目口噤，手足相引，身皆热，坐小时膏气脑热不和得之。

治五癫方：

铜青 雄黄 空青 水银各一两 石长生 茯苓 猪苓 白芷 白蔹 白薇 人参各二两 卷柏 乌扇各半两 硫黄一两半 东门上鸡头一两

右十五味，末之，以青牛胆和著铜器中，于甑中五斗大豆上蒸之。药成服如麻子三十丸，日再夜一，服者先食。

治风癫掣疭，口眼张大，口中出白沫，或作声，或死不知人，**虎睛丸**方：

虎睛一具，酒浸一宿，炙之防风 秦艽 防葵 龙齿 黄芩 雄黄 防己 山茱萸 茯苓 铁精 鬼臼 人参 干地黄一方云干姜大黄 银屑 牛黄各四分独活 远志 细辛 贯众 麝香 白蔹一作白薇升麻 白鲜皮各三两茯神 石膏 天雄各五两鬼箭羽 露蜂房各二分寒水石六分蛇蜕一尺

右三十二味，末之，蜜和，酒服十五丸梧子大，日再，稍加至二十五丸，神方。《千金翼》名大镇心丸，主诸痫所不疗者。

凡癫发之候，其状多端，口边白沫，动无常者，方：

秦艽 人参 防葵一作防风茯神一作牡丹 甘草各二两铅丹二两贯众一枚

右七味，㕮咀，以水九升，煮取三升半，分三服。

治风癫失性，颠倒欲死，五癫惊痫，**雄雌丸**方：

雄黄 雌黄 真珠各一两 铅二两，熬令成屑 丹砂一分 水银八分

右六味，末之，以蜜捣三万杵，丸如胡豆。先食服二丸，日二，稍加，以知为度。《古今录验》云：疗五癫，牛癫则牛鸣，马癫则马鸣，狗癫则狗鸣，羊癫则羊鸣，鸡癫则鸡鸣。病五癫狂病者，腑脏相引，盈气起，寒厥不识人，气静瘛疭吐沫久而得苏者。

**续命风引汤** 治中风癫眩，不知人，狂言，舌肿出，方：

麻黄 芎䓖 石膏 人参 防风各三两甘草 桂心 独活各二两 防己 附子 当归各一两 杏仁三十枚 陈姜五两，一本无陈字

右十三味，㕮咀，以酒三升，水一斗，合煎取四升。分四服，日三夜一。

**紫石煮散** 治大人风引，小儿惊痫瘛疭，日数十发，医所不药者，方：

紫石英 滑石 白石脂 凝水石 石膏 赤石脂各六两大黄 龙骨 干姜各四两甘草 桂心 牡蛎各三两

右十二味，治下筛，为粗散，盛以韦囊，悬于高凉处，欲用取三指撮，以新汲井水三升，煮取一升二合。大人顿服，未百日儿服一合，未能者，绵沾著口中，热多者日四五服，以意消息之。《深师方》只龙骨、干姜、牡蛎、滑石、白石脂五味。

治百二十种风，癫痫惊狂，及发即吐沫不识人者，四月五月宜服煮散方：

紫石英 芍药 龙骨一本用黄芩 麻黄 青石脂 当归 甘草 桂心 人参 栝楼根 白鲜皮各二两 牡蛎三两 大黄五两

右十三味，治下筛，为粗散，分作七裹，每以大枣十枚，水三升，煮取二升半，下一裹大枣汁中，煎取一升，去滓。顿服，相去七日一服，服讫即瘥。

治癫痫厥时发作方：

防葵 代赭 人参 铅丹 钩藤 茯神 雷丸 虎骨 远志 桂心 防风 白僵蚕生猪齿各六分 卷柏 莨菪子 光明砂 升麻 附子 牡丹 龙齿各一分 牛黄二分 蚱蝉十四枚 蛇蜕皮 白马眼睛各一具 白蔹四分

右二十五味，治下筛。酒服方寸匕，日二。亦可为丸服，良验。

**芎劳汤** 治风癫引胁牵痛，发作则吐，耳如蝉鸣，方：

芎劳 藁本 蔄茹各五两

右三味，㕮咀，纳酒一斗，煮取三升。顿服之，羸者分再服，取大汗。

治风癫方：

葶苈子 铅丹 栝楼根 虎掌 乌头各三分 白术一分 蜀椒 大戟 甘遂 天雄各二分 鸱头一枚 铁精 蔄茹各一两

右十三味，末之，蜜丸如梧子。服二丸，日三，汤酒下之。《经心录》名鸱头丸。

治癫痫瘈疭方：

飞鸱头二枚 铅丹一斤

右二味，末之，蜜丸。先食服三丸，日三，剧者夜一，稍加之。

治风癫方：

莨菪子三升，捣筛，酒一斗，渍半日，绞去之，汤中煎之，可丸，先食服如小豆二丸，加至梧子二丸，以知为度。额上手中从纹理中赤起，是知也，无此候且服。病日发者三日愈，间日发者十日愈，五日发者二十日愈，半岁发者一月愈。

又方：

天门冬十斤 地黄三十斤

右二味，捣取汁作煎，服之瘥。

**天门冬酒** 通治五脏六腑大风洞泄虚弱，五劳七伤，癥结滞气，冷热诸风，癫痫恶疾，耳聋头风，四肢拘挛，猥退历节，万病皆主之。久服延年轻身，齿落更生，发白更黑方：

天门冬与百部相似，天门冬味甘两头方，百部细长而味苦，令人利。捣绞取汁一斗，渍曲二升，曲发，以糯米二斗，准家酝法造酒。春夏极冷下饭，秋冬温如人肌酘之，酒熟，取清服一盏，常令酒气相接，勿至醉吐。慎生冷、醋滑、鸡猪鱼蒜，特慎鲤鱼，亦忌油腻。此是一斗汁法，余一石二石亦准此为大率。服药十日觉身体隐疹大痒，二十日更大痒，三十日乃渐止，此皆是风气出去故也。四十日即觉身心朗然大快，似有所得，五十日更觉大快，当风坐卧，觉风不著人，身中诸风悉尽。

用米法：先净淘米，曝炕令干，临欲用时，更别取天门冬汁渍米，干漉炊之，余汁拌饭，甚宜密封。

取天门冬汁法：净洗天门冬，去心皮，干漉去水，切捣压，取汁三四遍，令滓干如草乃止。此酒初熟味酸，仍作臭泔腥气，但依式服之，久停则香美，余酒皆不及也。封四七日佳。凡八月九月即少少合，至十月多合，拟到来年五月三十日以来，相续服之。春三月亦得合，入四月不得合。服酒时若得散服，得力更倍速，散方如下：

天门冬去心皮，曝干，捣筛作末。以上件酒服方寸匕，日三，加至三匕，久服长生，凡酒亦得服。

大人癫，小儿惊痫，灸背第二椎及下穷骨两处，以绳度，中折绳端一处，是脊骨上也。凡三处毕，复断绳作三折，令各等而三合如"厶"字，以一角注中央灸，下二角侠脊两边，便灸之，凡五处也，故画图法以丹注所灸五处，各百壮。削竹皮为度，胜绳也。

卒癫，灸阴茎上宛宛中三壮，得小便通，即瘥。《千金翼》云当尿孔上是穴。

又，灸阴茎头三壮。

又，灸足大指上聚毛中七壮。

又，灸囊下缝二七壮。

又，灸两乳头三壮。

又，灸督脉三十壮，三报，穴在直鼻中上入发际。

又，灸天窗、百会，各渐灸三百壮，炷惟小作。

又，灸耳上发际各五十壮。

论曰：黄帝问曰：有病怒狂者，此病安生？岐伯对曰：生于阳。曰：阳何以使人狂？曰：阳气因暴折如难决，故善怒，病名曰阳厥。问曰：何以知之？对曰：阳明常动太阳，少阳不动，不动而动，大疾，此其候也。曰：治之奈何？曰：衰其食即已，夫食入于阴，长气于阳，故夺之食即已，使之服以生铁落为后饭，夫生铁落者下气疾。

论曰：凡发狂则欲走，或自高贤，称神圣，皆须备诸火灸，乃得永瘥耳，若或悲泣呻吟者，此为邪非狂，自依邪方治之。邪入于阳则为狂，邪入阴则为血痹。邪入于阳，传即为癫痉；邪入于阴，传则为痛痹。阳入于阴病静；阴入于阳病怒。

**鼍甲汤** 治邪气，梦寐寤时涕泣，不欲闻人声，体中酸削，乍寒乍热，腰脊强痛，腹中拘急，不欲饮食；或因疾病之后，劳动疲极；或触犯忌讳；众诸不节，妇人产生之后，月经不利，时下青赤白，肌体不生肉虚羸瘦，小便不利；或头身发热，旋复解散；或一度交接，弥日困极，药皆主之，方：

鼍甲七枚 甘草 白薇一作白芷 贝母 黄芩各二两 防风三两 麻黄 芍药 白术各二两半 凝水石 桂心 茯苓 知母各四两石膏六两

右十四味，㕮咀，以水二斗，煮取四升。温服一升，日三夜一。

治男子得鬼魅欲死，所见惊怖欲走，时有休止，皆邪气所为，不能自绝，**九物牛黄丸**方：

牛黄土精，一云火精 荆实人精 曾青苍龙精 玉屑白虎精 雄黄地精 空青天精 赤石脂朱雀精 玄参玄武精 龙骨水精，各一两

右九味，名曰九精，上通九天，下通九地，下筛，蜜和，服如小豆，先食吞一丸，日三服，稍加，以知为度。《千金翼》云：凡邪病，当服五邪汤、九

精丸瘥。

**十黄散** 治五脏六腑血气少，亡魂失魄，五脏觉不安，忽忽喜悲，心中善恐怖，如有鬼物，此皆发于大惊及当风，从高堕下落水所致，悉主之，方：

雄黄 人参各五分 黄芩 大黄 桂心 黄耆 黄檗 细辛各三分 黄连 黄昏 蒲黄 麻黄各一分 黄昏 泽泻 山茱萸各二分

右十五味，治下筛，未食温酒服方寸匕，日三，不知，加至二匕，赢劣者更加人参五分，合十分。一方有生黄二分。《崔氏》有蜀椒五分、干姜四分。

**别离散** 治男女风邪，男梦见女，女梦见男，悲愁忧恚，怒喜无常，或半年数月一发动者，方：

桑上寄生 白术各三两 桂心 茵芋 天雄 菖蒲 细辛 茜根 附子 干姜各一两

右十味，治下筛。酒服方寸匕，日三。合药勿令妇人、鸡犬及病者、病者家人知见，令邪气不去，禁之为验。

治鬼魅，**四物鸢头散**方：

东海鸢头是由跋根 黄牙石一名金牙 莨菪子 防葵各一分

右四味，治下筛。酒服方寸匕，欲令病人见鬼，加防葵一分，欲令知鬼主者，复增一分，立有验。防葵、莨菪并令人迷惑恍惚如狂，不可多服。

**五邪汤** 主邪气啼泣，或歌或哭，方：

禹余粮 防风 桂心 芍药 远志 独活 甘草 白术 人参 石膏 牡蛎 秦艽各二两防己 菖蒲 雄黄《深师》作黄丹茯神 蛇蜕各一两

右十七味，㕮咀，以水二斗，煮取四升，分四服。亦可如煮散法服之。

**茯神汤** 主五邪气入人体中，见鬼妄语，有所见闻，心悸跳动，恍惚不定，方：

茯神 人参 菖蒲 茯苓各三两 赤小豆四十枚

右五味，㕮咀，以水一斗，煮取二升半，分三服。

人参汤 主风邪鬼气，往来发作有时，或无时节，方：

人参 防风 乌头 干姜 泽泻 狗脊 远志 附子 栝楼根《千金翼》作桔梗 黄芩 独活各五分 秦艽 牡蛎 五味子 前胡 细辛 石膏 芎劳 蜀椒 牛膝 甘草 石楠 桂心 麻黄 竹皮 白术 山茱萸 橘皮 桑根 白皮各十八铢 茯苓 鬼箭各十二铢，《千金翼》作泽兰大枣十六枚

右三十二味，㕮咀，以水六升，酒六升合煮，取四升。分五服，日三夜二。

虎睛汤 主狂邪发无常，被头大唤欲杀人，不避水火，方：

虎睛一具 茯苓 桂心 防风各三两 独活 甘草 人参 天雄各一两 露蜂房一具 鸥头一具 石长生十分 枫上寄生五分

右十二味，㕮咀，以水一斗二升，煮取三升。分四服，日三夜一。

又方：

防葵 人参 贯众各五两 防风 桂心各三两

右五味，㕮咀，以水一斗，煮取三升。分四服，亦可稍服。

又方：

单服苦参五斤，蜜和丸，如酸枣十丸。

治风邪方：

商陆根三十斤，去皮细切；以水八斗，东向灶，煎减半，去滓更煎，令可丸，服如梧子一丸。勿令一切人见合时，莨菪方亦良，又服大豆紫汤，汗出佳。莨菪方出此篇前，紫汤方出第八卷中。

又方：

烧虾蟆末，水服方寸匕，日三。

又方：

烧人屎灰酒服。慎生冷，醋滑、猪鸡、鱼蒜等。

又方：

以水服伏龙肝方寸匕，日三。

治百邪鬼魅方：

服头垢小豆大。

治魅方：

水服鹿角末方寸匕，日三。

又方：

水服獭肝末，日三。

治狐狸诸色精魅与人作种种恶怪，令人恐怖狂癫风邪方：

雄黄六斤 油一斗二升

右二味，破雄黄如棋子大，铛中以盆合头作灶，微火九日九夜煎之，不得少时火绝，亦不得火冷火热，火微不绝，神验。

治卒发狂方：

卧其人著地，以冷水淋其面，终日淋之良。

### 治诸横邪癫狂针灸图诀

论曰：凡诸百邪之病，源起多途，其有种种形相，示表癫邪之端，而见其病，或有默默而不声；或复多言而漫说；或歌或哭，或吟或笑；或眠坐沟渠，啖食粪秽；或裸形露体；或昼夜游走；或嗔骂无度；或是蜚蛊精灵，手乱目急。如斯种类癫狂之人，今针灸与方药并主治之。凡占风之家，亦以风为鬼断。

扁鹊曰：百邪所病者，针有十三穴也。凡针之体，先从鬼宫起，次针鬼信，便至鬼垒，又至鬼心，未必须并针，止五六穴即可知矣。若是邪蛊之精，便自言说，论其由来，往验有实，立得精灵，未必须尽其命，求去，与之。男从左起针，女从右起针，若数处不言，便遍穴针也，依诀而行针灸等处并备主之。仍须依掌诀捻目治之，万不失一。黄帝掌诀，别是术家秘要，缚鬼禁劾五岳四渎，山精鬼魅，并悉禁之。有目在人两手中十指节间。第一针人中，名鬼宫，从左边下针右边出。第二针手大指爪甲下，名鬼信，入肉三分。第三针足大指爪甲下，名鬼垒，入肉二分。第四针掌后横纹，名鬼心，入半寸，即太渊穴也。第五针外踝下白肉际足太阳，名鬼路，火针七锃，锃三下，即申脉穴也。第六针大椎上入发际一寸，名鬼枕，火针七锃，锃三下。第七针耳前发际宛宛中，耳垂下五分，名鬼床，火针七锃，锃三下。第八针承浆，名鬼市，从左出右。第九针手横纹上三寸两筋间，名鬼路，即劳宫穴也。第十针直鼻上入发际一寸，名鬼堂，火针七锃，锃三下，<sub></sub>即上星穴也。第十一针阴下缝，灸三壮，女人即玉门头，名鬼藏。第十二针尺泽横纹外头接白肉际，名鬼臣，火针七锃，锃三下，<sub></sub>此即曲池。第十三针舌头一寸，当舌中下缝，刺贯出舌上，名鬼封，仍以一板横口吻，安针头，令舌不得动。以前若是手足皆相对针两穴，若是孤穴，即单针之。

邪鬼妄语，灸悬命十四壮，穴在口唇里中央弦弦者是也，一名鬼禄，又用刚力决断弦弦乃佳。

邪病卧，瞑瞑不自知，风府主之，一名鬼穴。

邪病大唤骂詈走，灸十指端，去爪一分，一名鬼城。

邪病鬼癫，四肢重，囟上主之，一名鬼门。

邪病犬唤骂走远，三里主之，一名鬼邪。

邪病四肢重痛诸杂候，尺泽主之。尺中动脉，一名鬼受。邪病语不止及诸杂候，人中主之。一名鬼客厅。凡人中恶，先押鼻下是也。

仓公法：狂痫不识人，癫病眩乱，灸百会九壮。

狂走瘈疭，灸玉枕上三寸，一法顶后一寸灸百壮。

狂走癫疾，灸顶后二寸十二壮。

狂邪鬼语，灸天窗九壮。

狂痫哭泣，灸手逆注三十壮，穴在左右手腕后六寸。

狂走惊痫，灸河口五十壮，穴在腕后陷中动脉是，此与阳明同也。

狂癫风痫吐舌，灸胃管百壮，不针。

狂走癫疾，灸大幽百壮。

狂走癫痫，灸季肋端三十壮。

狂言恍惚，灸天枢百壮。

狂邪发无常，被头大唤欲杀人，不避水火，及狂言妄语，灸间使三十壮，穴在腕后五寸，臂上两骨间。<sub></sub>亦灸惊恐歌哭。

狂走喜怒悲泣，灸臣觉<sub></sub>一作巨搅随年壮，穴在背上胛内侧反手所不及者，骨芒穴上捻之痛者是也。

狂邪鬼语，灸伏兔百壮。

悲泣鬼语，灸天府五十壮。

悲泣邪语，鬼忙歌哭，灸慈门五十壮。

狂邪惊痫病，灸承命三十壮，穴在内踝后上行三寸动脉上。亦灸惊狂走。

狂癫风惊厥逆心烦，灸巨阳五十壮。

狂癫鬼语，灸足太阳四十壮。

狂走惊恍惚，灸足阳明三十壮。

狂癫痫易疾，灸足少阳随年壮。

狂走癫厥如死人，灸足大指三毛中九壮。《翼》云灸大敦。

狂走易骂，灸八会随年壮，穴在阳明下五分。

狂癫惊走风，恍惚嗔喜，骂笑歌哭鬼语，悉灸脑户、风池、手阳明、太阳、太阴、足阳明、阳跷、少阳、太阴、阴跷、足跟，皆随年壮。

惊怖心忪，少力，灸大横五十壮。

狂疯骂詈挝斫人，名为热阳风，灸口两吻边燕口处赤白际各一壮。

又灸阴囊缝三十壮，令人立，以笔正注当下，已卧，核卵上灸之，勿令近前中卵核，恐害阳气也。

狂走刺人或欲自死，骂詈不息，称神鬼语，灸口吻头赤白际一壮，又灸两肘内屈中五壮。又灸背胛中间三壮，报灸之。仓公法，神效。

卒狂言鬼语，以甑带急合缚两手大指，便灸左右胁下对屈肋头两处火俱起，各七壮，须臾鬼自道姓名，乞去，徐徐问之，乃解其手焉。

卒中邪魅恍惚振噤，灸鼻下人中及两手足大指爪甲本，令艾丸半在爪上半在肉上，各七壮，不止，十四壮，炷如雀屎大。

卒狂鬼语，针其足大拇指爪甲下，入少许即止。

风邪，灸间使随年壮，又灸承浆七壮，又灸心腧七壮，及灸三里七壮。

鬼魅，灸入发一寸百壮，又灸间使、手心各五十壮。

狐魅，合手大指缚指，灸合间三七壮，当狐鸣，即瘥。

## 风虚惊悸第六

### 方二十三首

**远志汤** 主心气虚，惊悸喜忘，不进食，补心方：

远志 干姜 铁精 桂心 黄耆 紫石<sub>各三两</sub>防风 当归 人参 茯苓 甘草 芎

劳 茯神 羌活<sub>各二两</sub>麦门冬 半夏<sub>各四两</sub>五味子<sub>二合</sub>大枣<sub>十二枚</sub>

右十八味，㕮咀，以水一斗三升，煮取三升半。分五服，日三夜二。

**远志汤** 治中风心气不定，惊悸，言语谬误，恍惚愦愦，心烦闷，耳

鸣，方：

远志 黄耆 茯苓 甘草 芍药 当归 桂心 麦门冬 人参<sub>各二两</sub> 独活<sub>四两</sub>

生姜<sub>五两</sub> 附子<sub>一两</sub>

右十二味，㕮咀，以水一斗二升，煮取四升，服八合，人羸可服五

合，日三夜一。一方无桂。

**茯神汤** 治风经五脏，大虚惊悸，安神定志方：

茯神 防风<sub>各三两</sub> 人参 远志 甘草 龙骨 桂心 独活<sub>各二两</sub> 细辛 干姜<sub>各六</sub>

<sub>两</sub> 白术<sub>一两</sub> 酸枣<sub>一升</sub>

右十二味，㕮咀，以水九升，煮取三升，分三服。

治风虚满，颈项强，心气不定，不能食，**茯神汤**方：

茯神 麦门冬<sub>各四两</sub> 人参 羌活 远志 当归 甘草 紫石 五味子<sub>各一两</sub> 半

夏 防风 黄耆<sub>各三两</sub> 生姜<sub>五两</sub> 酸枣<sub>三升</sub>

右十四味，㕮咀，以水一斗三升煮酸枣，取一斗，去枣，纳余药，煎

取三升半。一服七合，日三夜二。

**补心汤** 主心气不足，其病苦惊悸汗出，心中烦闷短气，喜怒悲忧，悉

不自知，常苦咽喉痛，口唇黑，呕吐血，舌本强，不通水浆，方：

紫石英 茯苓 人参 远志 当归 茯神<sub>《深师》作桂</sub>甘草 紫菀<sub>各二两</sub>麦门冬

<sub>一升</sub>赤小豆<sub>三合</sub>大枣<sub>三十枚</sub>

右十一味，㕮咀，以水一斗二升，煮取三升，分三服。

**补心汤** 主心气不足，多汗，心烦喜独语，多梦不自觉，咽喉痛，时吐

血，舌本强，水浆不通，方：

紫石英<sub>研</sub> 茯苓 人参 桂心<sub>各二两</sub> 麦门冬<sub>三两</sub> 紫菀 甘草<sub>各一两</sub> 赤小豆

<sub>二十四枚</sub> 大枣<sub>七枚</sub>

右九味，㕮咀，以水八升，煮取二升半，分三服，春夏服之佳。

**补心汤** 治奄奄忽忽，朝瘥暮剧，惊悸，心中憧憧，胸满，不下食，阴

阳气衰，脾胃不磨，不欲闻人声，定志下气方：

人参 甘草 枳实 当归 龙齿 桔梗各三两 半夏 桂心各五两 黄耆四两 生姜六两 茯神二两 大枣二十枚 茯苓 远志各三两

右十四味，㕮咀，以水一斗二升，先煮粳米五合，令熟，去滓内药，煮取四升。分服八合，日三夜二。

**补心汤** 主心气不足，心痛惊恐，方：

远志 蒲黄一方用菖蒲 人参 茯苓各四两

右四味，㕮咀，以水一斗，煮取三升半，分三服。

**伤心汤** 治心气不足，腹背相引痛，不能俯仰，方：

茯神 黄芩 远志 干地黄各三两 甘草 阿胶糖各一两 半夏 附子 桂心 生姜各二两 石膏 麦门冬各四两 大枣三十枚

右十四味，㕮咀，以水一斗，煮取三升，去滓，纳糖、阿胶更煎，取二升二合，分三服。此方与前卷心虚实篇大补心汤方相重，分两不同。

**小定心汤** 治虚羸，心气惊弱，多魇，方：

茯苓四两桂心三两 甘草 芍药 干姜 远志 人参各二两 大枣十五枚

右八味，㕮咀，以水八升，煮取二升。分四服，日三夜一。

**大定心汤** 治心气虚悸，恍惚多忘，或梦寤惊魇，志少不足，方：

人参 茯苓 茯神 远志 龙骨 干姜 当归 甘草 白术 芍药 桂心 紫菀 防风 赤石脂各二两大枣二十枚

右十五味，㕮咀，以水一斗二升，煮取二升半。分五服，日三夜二。

治惊劳失志方：

甘草 桂心各二两 龙骨 麦门冬 防风 牡蛎 远志各一两 茯神五两 大枣二十枚

右九味，㕮咀，以水八升，煮取二升，分二服，相去如行五里许。

治心虚惊悸不定，羸瘦病，服荆沥方：

荆沥二升 白鲜皮 茯神各三两 人参二两 白银十两，以水一斗，煮取三升

右五味，㕮咀，以荆沥银汁中，煮取一升四合，分三服，相去如人缓行十里，更进一服。

又方：

荆沥二升，缓火煎之，取一升六合。分温一服四合，日三夜一。

**镇心汤** 主风虚劳冷，心气不足，喜忘恐怖，神志不定，方：

防风 当归 大黄各五分 泽泻四分 白蔹四分，一云三两 菖蒲 人参 桔梗各三分 白术 甘草各十分 紫菀 茯苓各二分，一云各三两 秦艽六分 桂心 远志 薯蓣 石膏各三分 大豆卷四分 麦门冬五分，一云五两 粳米五合 大枣十五枚 干姜二分 附子 茯神各二两

右二十四味，㕮咀，以水一斗二升，先煮粳米令熟，去滓纳药，煮取四升。分服八合，日三夜一。《翼》不用粳米，蜜丸，酒服梧子大十丸，加至二十丸。

**大镇心散** 治心虚惊悸，梦寤恐畏，方：

紫石英 茯苓 防风 人参 甘草 泽泻各八分 秦艽 白术 薯蓣 白蔹各六分 麦门冬 当归各五分 桂心 远志 大黄 石膏 桔梗 柏子仁各四分 蜀椒 芍药 干姜 细辛各三分 黄耆六分 大豆卷四分

右二十四味，治下筛，酒服二方寸匕，日三服。一方无紫石、茯苓、泽泻、干姜，有大枣四分，蜜丸如梧子，酒下十五丸，日三。

**大镇心散** 治风虚心气惊弱，恍惚失常，忽嗔忿悲，志意不乐，方：

紫石英 白石英 朱砂 龙齿 人参 细辛 天雄 附子 远志 干姜 干地黄 一本无茯苓 白术 桂心 防风各二两

右十五味，治下筛，酒服两方寸匕，日三。

**小镇心散** 治心气不足，虚悸恐畏，悲思恍惚，心神不定，惕惕然而惊，方：

人参 远志 白术 附子 桂心 黄耆 细辛 干姜 龙齿 防风 菖蒲 干地黄 赤小豆各二两 茯苓四两

右十四味，治下筛。酒服二方寸匕，日三。

**镇心丸** 治男子妇人虚损，梦寤惊悸，或失精神，妇人赤白注漏，或月水不利，风邪鬼注，寒热往来，腹中积聚，忧忿结气，诸病皆悉主之，方：

紫石英 茯苓 菖蒲 苁蓉 远志 大黄 大豆卷 麦门冬 当归 细辛 卷柏 干姜各三分 防风 人参 泽泻 秦艽 丹参各六分 石膏 芍药 柏子仁各三分 乌头 桂心 桔梗 甘草 薯蓣各七分 白蔹 铁精 银屑 前胡 牛黄各二分 白术 半夏各八分 干地黄十二分 䗪虫十二枚 大枣五十枚

右三十五味，末之，蜜枣和捣五千杵，酒服如梧子五丸，日三，加至二十丸。一本无大豆卷、大枣。

**大镇心丸** 所治与前方大同，凡是心病，皆悉主之，方：

干地黄六分牛黄五分，一方用牛膝 杏仁 蜀椒各五分泽泻 黄耆 茯苓 大豆卷 薯蓣 茯神 前胡 铁精 柏子仁各二分 羌活 桂心 秦艽 芎䓖 人参 麦门冬 远志 丹砂 阿胶 甘草 大黄 银屑各八分 桑螵蛸十二枚 大枣四十枚 白蔹 当归 干姜 紫石英 防风各八分

右三十二味，末之，白蜜、枣和丸。酒服七丸，日三，加至二十丸。

**小镇心丸** 治心气少弱，惊虚振悸，胸中逆气，魇梦参错，谬忘恍惚，方：

紫石英 朱砂 茯神 银屑 雄黄 菖蒲 人参 桔梗 干姜 远志 甘草 当归 桂心各二两防 风 细辛 铁精 防己各一两

右十七味，末之，蜜丸，饮服十丸如大豆，日三，渐加至二十丸。一方用茯苓二分，为十八味。

**定志小丸** 主心气不定，五脏不足，甚者忧愁悲伤不乐，忽忽喜忘，朝瘥暮剧，暮瘥朝发，狂眩，方：

菖蒲 远志各二两 茯苓 人参各三两

右四味，末之，蜜丸。饮服如梧子大七丸，日三，加茯神为茯神丸，散服亦佳。

**紫石酒** 主久风虚冷，心气不足，或时惊怖，方：

紫石英一斤钟乳四两麻黄 茯苓 白术各三两 防风 远志 桂心各四两 甘草三两

右九味，㕮咀，以酒三斗渍，春三日。服四合，日三，亦可至醉，常令有酒气。

# 好忘第七

方十六首

孔子大圣智枕中方：

龟甲 龙骨 远志 菖蒲

右四味，等分，治下筛，酒服方寸匕，日三，常服令人大聪。《翼》云食后水服。

令人不忘方：

菖蒲二分 茯苓 茯神 人参各五分 远志七分

右五味，治下筛。酒服方寸匕，日三夜一，五日后知，神良。

又方：

苁蓉 续断各一分 远志 菖蒲 茯苓各三分

右五味，治下筛。酒服方寸匕，日三，至老不忘。

**开心散** 主好忘方：

远志 人参各四分 茯苓二两 菖蒲一两

右四味，治下筛。饮服方寸匕，日三。

**菖蒲益智丸**方：

菖蒲 远志 人参 桔梗 牛膝各五分 桂心三分 茯苓七分 附子四分

右八味，末之，蜜丸如梧子。一服七丸，加至二十丸，日二夜一。主治喜忘恍惚，破积聚，止痛安神定志，聪明耳目，禁如药法。

养命开心益智方：

干地黄 人参 茯苓各二两 苁蓉 远志 菟丝子各三两 蛇床子二分

右七味，治下筛。服方寸匕，日二，忌兔肉，余无忌。

**北平太守八味散方：**

天门冬六分 干地黄四分 桂心 茯苓各一两 菖蒲 五味子 远志 石韦各三分

右治下筛，酒水任服方寸匕，后食服，三十日力倍，六十日气力强，志意足。

治健忘方：

天门冬 远志 茯苓 干地黄等分

右四味，末之，蜜丸，酒服二十丸如梧子，日三服，加至三十丸，常服之勿绝。

治好忘，久服聪明益智方：

龙骨 虎骨 远志各等分

右三味，治下筛。食后方寸匕，日三。

又方：

七月七日取菖蒲，酒服三方寸匕，饮酒不醉。又方：

常以甲子日取石上菖蒲一寸，九节者，阴干百日，治合下筛，服方寸匕，日三。耳目聪明不忘。出衢州石桥寺南山。

又方：

七月七日麻勃一升，人参二两，末之，蒸令气遍，夜欲卧，服一刀圭，尽知四方之事。

又方：

戊子日取东边桃枝二七枚，缚着卧床中枕之，不忘。

又方：

常以五月五日取东向桃枝，日未出时作三寸木人着衣带中，令人不忘。

又方：

丁酉日自至市买远志，裹着衣中角头还，末服之，不复忘。

治人心昏塞，多忘喜误方：

七月七日取蜘蛛网，着衣领中，勿令人知，不忘。

# 备急千金要方卷第十五上　脾脏上

朝奉郎守太常少卿充秘阁校理判登闻检院上护军赐绯鱼袋臣林亿等校正

## 脾脏脉论第一

论曰：脾主意。脾脏者，意之舍。意者，存忆之志也。为谏议大夫，并四脏之所受。心有所忆谓之意，意之所存谓之志，因志而存变谓之思，因思而远慕谓之虑，因虑而处物谓之智。意者，脾之藏也。口唇者，脾之官，脾气通于口，口和则能别五谷味矣。故云口为戊，舌唇为己，循环中宫，上出颐颊，次候于唇，下回脾中，荣华于舌，外主肉，内主味。脾重二斤三两，扁广三寸，长五寸，有散膏半斤。主裹血，温五脏，神名俾俾，主藏营—作意，秩禄号为意脏，随节应会，故曰脾藏营，营舍意，在气为噫，在液为涎。脾气虚则四肢不用，五脏不安；实则腹胀，泾溲不利。脾气虚，则梦食饮不足；得其时，则梦筑垣盖屋。脾气盛，则梦歌乐，体重，手足不举。厥气客于脾，则梦丘陵大泽，坏屋风雨。

凡脾脏象土，与胃合为腑，其经足太阴，与阳明为表里，其脉缓，相于夏，王于季夏。脾者土也，敦而福，敦者厚也。万物众色不同，故名曰得福者广。万物悬根住茎，其叶在巅，蜎蜚蠕动，蚑蟜喘息，皆蒙土恩。德则为缓，恩则为迟，故令太阴缓而迟，尺寸不同。酸咸苦辛，大妙而生，互行其时，而以各行，皆不群行，尽可常服。土寒则温，土热则凉。

土有一子，名之曰金，怀挟抱之，不离其身，金乃畏火，恐热来熏，遂弃其母，逃于水中，水为金子，而藏火神。闭门塞户，内外不通，此谓冬时，土失其子，其气衰微，水为洋溢，浸渍其地，走击皮肤，面目浮肿，归于四肢。愚医见水，直往下之，虚脾空胃，水遂居之。肺为喘浮，肝反畏肺，故下沉没，下有荆棘，恐伤其身，避在一边，以为水流。心衰则伏，肝微则沉，故令脉伏而沉。上医远—作来占，因转孔穴，利其溲便，遂通水道。甘液下流，停其阴阳，喘息则微，汗出正流。肝着其根，心气因起，阳行四肢，肺气亭亭，喘息则安。肾为安声，其味为咸，倚坐母败，污臭如腥，土得其子，即成为山，金得其母，名曰丘矣。

四时之序，逆顺之变异也。然脾脉独何主？脾脉者土也，孤脏以灌四旁者也。其善者不可得见，恶者可见。恶者何如其来？如水之流者，此谓太过；病在外，如鸟之喙者，此谓不及。病在中，太过则令人四肢沉重不举，不及则令人九窍壅塞不通，名曰重强。

脾脉来而和柔相离，如鸡践地，曰平。长夏以胃为本，脾脉来实而盈数，如鸡举足，曰脾病。脾脉来坚锐，如鸡之喙，鸡—作鸟。如鸟之距，如屋之漏，如水之流，曰脾死。

真脾脉至弱而乍疏乍散正作数，色黄青不泽，毛折乃死。

长夏胃微濡弱曰平，弱多胃少曰脾病，但代无胃曰死，濡弱有石曰冬病，石甚曰今病。

脾藏营，营舍意。愁忧不解则伤意，意伤则闷乱，四肢不举，毛悴色夭，死于春。

足太阴气绝，则脉不营其口唇；口唇者，肌肉之本也。脉弗营则肌肉濡，肌肉濡则人中满，人中满则唇反，唇反者肉先死。甲笃乙死，木胜土也。

脾死脏，浮之大缓—作坚，按之中如覆杯，絫絫状如摇者死。

六月季夏建未也，坤未之间，土之位，脾王之时，其脉大阿阿而缓曰平。反得浮大而洪者，是心之乘脾，母之归子，为虚邪，虽病易治。反得微涩而短者，是肺之乘脾，子之乘母，为实邪，虽病自愈。反得弦而长者，是肝之乘脾，木之克土，为贼邪，大逆，十死不治。反得沉濡而滑者，是肾之乘脾，水之陵土，为微邪，虽病即瘥。

右手关上阴绝者，无脾脉也，苦少气下利，腹满身重，四肢不欲动，善呕，刺足阳明治阳。

右手关上阴实者，脾实也，苦肠中伏伏如坚状，大便难，刺足太阴治阴。

脾脉长长而弱，来疏去概<sub>正作数</sub>，再至曰平，三至曰离经病，四至脱精，五至死，六至命尽，足太阴脉也。

脾脉急甚为瘛疭；微急为膈中满，食饮入而还出，后沃沫。缓甚为痿厥；微缓为风痿，四肢不用，心慧然若无疾。大甚为击仆；微大为脾疝，气裹大脓血在肠胃之外。小甚为寒热；微小为消瘅。滑甚为癞癃；微滑为虫毒、蛔肠鸣热。涩甚为肠癞；微涩为内溃，多下脓血。

脾脉搏坚而长，其色黄，当病少气。其软而散，色不泽者，当病足䯒肿，若水状。

黄脉之至也，大而虚，有积气在腹中，有厥气，名曰厥疝，女子同法，得之疾使四肢汗出当风。

扁鹊曰：脾有病则色萎黄，实则舌本强直，虚则多癖善吞，注利其实，若阳气壮则梦饮食之类。

脾在声为歌，在变动为噫，在志为思。思伤脾，精气并于脾则饥。音主长夏，病变于音者取之经。恐惧而不解则伤精，精伤则骨酸痿厥，精时自下则病精，是故五脏主藏精者也，不可伤，伤则守失而阴虚，虚则无气，无气则死。

病先发于脾，闭塞不通，身痛体重。一日之胃而腹胀；二日之肾，少腹腰脊痛，胫酸；三日之膀胱，背脊筋痛，小便闭；十日不已，死，冬人定，夏晏食。

病在脾，日昳慧，平旦甚，日中持，下晡静。《素问》作日出甚。王冰云：日中持者缪也。

假令脾病，东行若食雉兔肉及诸木果实得之，不者，当以春时发，得病以甲乙日也。

凡脾病之状，必身重，善饥，足痿不收，《素问》作善肌肉痿，足不收。

《甲乙》作苦饥，肌肉痿，足不收。行善瘈，脚下痛。虚则腹满，肠鸣飧泄，食不化，取其经足太阴、阳明、少阴血者。

脾脉沉之而濡，浮之而虚，苦腹胀烦满，胃中有热，不嗜食，食而不化，大便难，四肢苦痹，时不仁，得之房内，月使不来，来而频并。

脾病，其色黄，饮食不消，腹苦胀满，体重节痛，大便不利，其脉微缓而长，此为可治，宜服平胃丸、泻脾丸、茱萸丸、附子汤。春当刺隐白，冬刺阴陵泉，皆泻之；夏刺大都，季夏刺公孙，秋刺商丘，皆补之。又当灸章门五十壮，背第十一椎百壮。

邪在脾胃，肌肉痛，阳气有余，阴气不足，则热中；善饥，阳气不足，阴气有余，则寒中；肠鸣腹痛，阴阳俱有余；若俱不足，则有寒有热，皆调其三里。

有所击仆，若醉饱入房，汗出当风，则伤脾，脾伤则中气，阴阳离别，阳不从阴，故以三分候死生。

脾中风者，翕翕发热，形如醉人，腹中烦重，皮肉瞤瞤）而短气也。

脾中寒。

脾水者，其人腹大，四肢苦重，津液不生，但苦少气，小便难。

脾胀者，善哕，四肢急一作实，体重不能衣一作收。

趺阳脉浮而涩，浮则胃气强，涩则小便数，浮涩相搏，大便则坚，其脾为约。脾约者，其人大便坚，小便利，而反不渴。

脾气弱，病利下白，肠垢，大便坚，不能更衣，汗出不止，名曰脾气弱，或五液注下青黄赤白黑。

寸口脉弦而滑，弦则为痛，滑则为实，痛即为急，实即为踊，痛踊相搏，即胸胁抢急。

趺阳脉浮而涩，浮即胃气微，涩即脾气衰，微衰相搏，即呼吸不得，此为脾家失度。

寸口脉双紧即为入，其气不出，无表有里，心下痞坚。

趺阳脉微而涩，微即无胃气，涩则伤脾，寒在于膈而反下之，寒积不消，胃微脾伤，谷气不行，食已自噫，寒在胸膈，上虚下实，谷气不通，为秘塞之病。

寸口脉缓而迟，缓则为阳，其气长，迟则为阴，荣气促一云不足，荣卫俱和，刚柔相得，三焦相承，其气必强。

跌阳脉滑而紧，滑即胃气实，紧即脾气伤，得食而不消者，此脾不治也。能食而腹不满，此为胃气有余。腹满而不能食，心下如饥，此为胃气不行，心气虚也。得食而满者，此为脾家不治。

病人鼻下平者胃病也，微赤者病发痈，微黑者有热，青者有寒，白者不治，唇黑者胃先病，微燥而渴者可治，不渴者不可治。脐反出者此为脾先落一云先终。

凡人病脉已解，而反暮微烦者，人见病者瘥安而强与谷，脾胃气尚弱，不能消谷，故令微烦，损谷则愈。

诊得脾积，脉浮大而长，饥则减，饱则见膜起与谷争减，心下累累如桃李，起见于外，腹满呕泄肠鸣，四肢重，足胫肿，厥不能卧，是主肌肉损，色黄也。

脾之积名曰痞气，在胃脘覆如大盘，久久不愈。病四肢不收，黄瘅，食饮不为肌肤，以冬壬癸日得之。肝病传脾，脾当传肾，肾适以冬王，王者不受邪，脾复欲还肝，肝不肯受，因留结为积，故知痞气以冬得之。

脾病其色黄，体青失溲，直视，唇反张，爪甲青，饮食吐逆，体重节痛，四肢不举，其脉当浮大而缓，今反弦急，其色当黄，而反青者，此是木之克土，为大逆，十死不治。

宫音人者，主脾声也。脾声歌，其音鼓，其志愁，其经足太阴。厥逆阳明则荣卫不通，阴阳翻祚，阳气内击，阴气外伤，伤则寒，寒则虚，虚则举体消瘦，语音沉涩，如破鼓之声，舌强不转，而好咽唾，口噤唇黑，四肢不举，身重如山，便利无度，甚者不可治。依源麻黄汤主之。方在第八卷中。又言声忧惧，舌本卷缩，此是木克土，阳击阴，阴气伏，阳气起，起则实，实则热，热则闷乱，体重不能转侧，语声拖声，气深不转而心急，此为邪热伤脾，甚则不可治。若唇虽萎黄，语音若转，可治。

脾病为疟者，令人寒，腹中痛，热则肠中鸣，鸣已汗出，恒山丸主之。方在第十卷中。若其人本来少于瞋怒，而忽反常，瞋喜无度，正言而鼻笑不答于人，此脾病声之候也。不盈旬月，祸必至矣。阴阳之疾，经络之源，究寻其病，取其所理，然后行治，万无遗一也。

黄为脾，脾合肉，黄如鳝腹者吉。脾主口唇，唇是脾之余。其人土形，相比于上宫，黄色，大头，圆面，美肩，背大，腹好，股胻小，手足多肉，上下相称，行安地，举足心平，好利人，不喜权势，喜附人，耐秋冬，不耐春夏，春夏感而生病，主足太阴敦敦然。

脾应月，月有亏盈，脾小大随人唇大小。上唇厚，下唇薄，无腭龈，唇缺破，此人脾不正。揭耸唇者则脾高，高则实，实则热，热则季胁痛满。唇垂而大不坚者，则脾下，下则虚，虚则危，危则寒，寒则身重，不能行步。唇坚者则脾坚，坚则脏安，安则不病。唇上下好者则脾端正，端正则脾胃和，利人无病。唇偏举者，则脾偏痛好胀。

凡人分部中陷起者，必有病生。胃阳明为脾之部，而脏气通于内外，部亦随而应之。沉浊为内，浮清为外。若表病外入，所部则起，起则前泻阳，后补阴；若里病内出，所部则陷，陷则前治阴，后治阳。阳则实热，阴则虚寒，寒主外，热主内。

凡人死生休否，则脏神前变形于外。人脾前病，唇则焦枯无润；若脾前死，唇则于青白渐缩急，齿噤不开。若天中等分墓色应之，必死不治。看色厚薄，决判赊促，赊则不盈四百日内，促则旬朔之间。脾病少愈而卒死，何以知之？曰：青黑如拇指靥点见颜颊上，此必卒死。脾绝十二日死。何以知之？口冷足肿，腹热胪胀，泄利不觉其出时，一日五日死，面青目黄者五日死。病人着床，心痛气短，脾竭内伤，百日复愈，欲起傍徨，因坐于地，其亡倚床，能治此者，可谓神良。又面黄目赤不死，黄如枳实死。吉凶之色在于分部，霏霏而见，黑黄入唇，必病，不出其年。其穴在鼻上，当两眼，是其分部位也。若年上不应，三年之内，祸必应也。

季夏、土、脾脉、色黄，主足太阴脉也。其脉本在中封前上四寸之中，应在背俞与舌本。中封在内踝前一寸大筋里宛宛中，脉本从中封上四寸是也。其脉根于隐白，隐白在足大指端内侧是也。

其筋起于足大指之端，内侧上结于内踝，其直者上结于膝内辅骨上，循阴股结于髀，聚于阴器，上腹，结于脐，循腹里，结于胁，散于胸中，其内者著于脊。

其脉起于足大指之端，循指内侧白肉际，过核骨后，上内踝前廉，上腨内，循胻骨后，交出厥阴之前，上循膝股内前廉，入腹，属脾络胃，上膈侠咽，连舌本，散舌下。其支者，复从胃别上膈，注心中。合足阳明为表里。阳明之本，在厉兑，足跗上大指间上三寸骨解中也，同会于手太阴。

其足太阴之别，名曰公孙，去本节后一寸，别走阳明。其别者，入络肠胃。主脾生病，实则胃热，热则腹中切痛，痛则阳病，阳脉反大于寸口三倍。病则舌强，筋转卵缩，牵阴股，引髀痛，腹胀身重，食饮不下，烦心，心下急，注脾，脾病。虚则胃寒，寒则腹中鼓胀，胀则阴病，阴脉反小于寸口一倍。病则泄水，不能卧而烦，强立，股膝内痛，若筋折纽之，纽之者，脉时缀缀动也，发动甚者死不治。

四季之月，各余十八日，此为四季之余日，主脾胃黄肉随病也一作内阳病。其源从太阴阳明相格，节气相移。三焦寒湿不调，四时关格而起，则脏腑伤疴，随时受疬。阳气外泄，阴气内伏，其病相反。若腑虚则阴邪所加，头重颈直，皮肉强痹。若脏实则阳疫所伤，蕴而结核，起于喉颈之侧，布毒热于皮肤分肉之中，上散入发际，下贯颊颧，隐隐而热，不相断离，故曰黄肉随病也。

扁鹊曰：灸肝脾二腧，主治丹毒、四时随病，当依源补泻。虚实之疴，皮肉随热，则须镰破、薄贴、方咒促治，疾无逃矣。

## 脾虚实第二

论一首　脉四条　方二十三首　灸法一首

**脾实热**

右手关上脉阴实者，足太阴经也。病苦足寒胫热，腹胀满，烦扰不得卧，名曰脾实热也。

治舌本强直，或梦歌乐而体重不能行，宜**泻热汤**，方：

前胡　茯苓　龙胆　细辛　芒硝各三两　杏仁四两　玄参　大青各二两　苦竹叶切，

一升

右九味，㕮咀，以水九升，煮取三升。分三服，食后服。

**射干煎方**，主治同前。

射干八两 大青三两 石膏十两，一作一升 赤蜜一升

右四味，㕮咀，以水五升，煮取一升五合，去滓，下蜜，煎取二升，分三服。

治脾热面黄目赤，季胁痛满方：

半夏八两 枳实 栀子 茯苓 芒硝各三两 细辛五两 白术 杏仁各四两 生地黄切，一升 淡竹叶切，一升 母姜八两

右十一味，㕮咀，以水九升，煮取三升，去滓，下芒硝，分三服。

治脾横方：

若赤黑，发如瓜大，煎羊脂摩之。

又方：

末赤小豆和鸡子白敷之。

四肢寒热，腰疼不得俯仰，身黄，腹满，食呕，舌根直，灸第十一椎上，及左右各一寸五分，三处，各七壮。

## 脾胃俱实

右手关上脉阴阳俱实者，足太阴与阳明经俱实也。病苦脾胀腹坚，抢胁下痛，胃气不转，大便难，时反泄利，腹中痛，上冲肺肝，动五脏，立喘鸣，多惊，身热汗不出，喉痹精少，名曰脾胃俱实也。

泻热方：

大黄 麻黄 黄芩各四两 杏仁 赤茯苓 甘草 橘皮 芒硝 泽泻各三两

右九味，㕮咀，以水九升，煮取三升，绞去滓，纳大黄，煮两沸，去滓，下芒硝，分三服。

治脾脉厥逆大，腹中热切痛，舌强腹胀，身重，食不下，心注脾急痛，**大黄泻热汤方**：

大黄三两，细切，水一升半别渍一宿 泽泻 茯苓 黄芩 细辛 芒硝各二两 甘草三两 橘皮二两

右八味，㕮咀，以水七升，煮取三升三合，去滓，下大黄，更煎两沸，去滓，下芒硝，分三服。

治脾热胁痛，热满不歇，目赤不止，口唇干裂，方：

石膏一斤，碎 生地黄汁 赤蜜各一升 淡 竹叶切，五升

右四味，先以水一斗二升煮竹叶，取七升，去滓澄清，煮石膏，取一升五合，去滓，下地黄汁，两沸，次下蜜，煎取三升，细细服之。

治脾热，偏一边痛，胸满胁偏胀，方：

茯苓 橘皮 泽泻各三两 芍药 白术各四两 人参 桂心各二两 石膏八两 半夏六两 生姜切，一升 桑根白皮一升

右十一味，㕮咀，以水一斗二升，煮取三升，去滓，分三服。若须利下，加芒硝二两佳。

### 脾虚冷

右手关上脉阴虚者，足太阴经也。病苦泄注，腹满气逆，霍乱呕吐，黄瘅，心烦不得卧，肠鸣，名曰脾虚冷也。

治虚胀，胁痛肩息，有时发作，悉补之方：

五加根皮一斤 猪椒根皮二斤 丹参 橘皮各一斤 地骨皮 干姜 白术各八两 干地黄 芎䓖 附子各五两 桂心 桔梗各四两 大枣五十枚 甘草三两

右十四味，㕮咀，以酒四斗，渍五七日。服七八合，加至一升，日再服。

治脾寒，饮食不消，劳倦气胀，噫满，忧恚不乐，**槟榔散**方：

槟榔八枚，皮子并用 人参 茯苓 陈曲 厚朴 麦蘖 白术 吴茱萸各二两

右八味，治下筛。食后酒服二方寸匕，日再。一方用橘皮一两半。

**温脾丸** 治久病虚羸，脾气弱，食不消，喜噫，方：

黄檗 大麦蘖 吴茱萸 桂心 干姜 细辛 附子 当归 大黄 曲 黄连各一两

右十一味，末之，蜜丸如梧子。每服十五丸，空腹酒服，日三。

**麻豆散** 主脾气弱，不下食，饵此以当食方：

大豆黄二升 大麻子三升，熬令香

右二味，治下筛。饮和服一合，日四五，任情多少。

脾胃俱虚

右手关上脉阴阳俱虚者，足太阴与阳明经俱虚也。病苦胃中如空状，少气不足以息，四逆寒，泄注不已，名曰脾胃俱虚也。

治腹胀善噫，食则欲呕，泄澼溏下，口干，四肢重，好怒，不欲闻人声，忘误，喉痹，补之方：

黄连一两　禹余粮二两　白术三两　大麻子五两　干姜三两桑　白皮八两　大枣二十枚

右七味，㕮咀，以水一斗二升，煮取二升，分四服。

治脾胃俱虚，苦饥寒痛方：

人参　当归　桂心　茯苓　桔梗　芎䓖各五两厚朴　甘草　橘皮　吴茱萸各二两白术五两麦蘖一升

右十二味，㕮咀，以水一斗二升，煮取三升，分三服。

治脾胃俱虚冷，**白术散方**：

白术　厚朴　人参　吴茱萸　茯苓　麦蘖　曲　芎䓖各三两

右八味，治下筛。酒服方寸匕，食后，日三。一方加大腹橘皮。

凡身重不得食，食无味，心下虚满，时时欲下，喜卧者，皆针胃管、太仓，服建中汤及服此平胃丸方。建中汤方出第十九卷中。

杏仁五十枚　丹参三两　苦参　葶苈　玄参各二两　芎䓖　桂心各一两

右七味，末之，蜜丸如梧子。酒服五丸，日三，以知为度。

**崔文行平胃丸**　治丈夫小儿食实不消，胃气不调，或温壮热结，大小便不利者。有病冷者，服露宿丸热药后，当进此丸调胃，方：

大黄二两　小草　甘草　芍药　芎䓖　葶苈各一两　杏仁五十枚

右七味，末之，蜜丸，饮服如梧子五丸，日三，一岁儿二丸，渐加之。《千金翼》有菖蒲、当归、干姜、茯苓、麦门冬、细辛，为十三味，无杏仁。

论曰：凡病宿食，在上脘当吐之。脉数而滑者实也，有宿食不消，下之愈。胃中有澼，食冷物即痛。不能食，有热物即欲食，大腹有宿食。寒栗发热如疟状，宿食在小腹者，当暮发热，明旦复止，寸脉紧即头痛风寒，或腹中宿食不化。寸口脉紧者，如转索左右无常。脾胃中有宿食不消，寸口脉浮而大，按之反涩，尺中微而涩，故知宿食。

**大曲蘖丸** 主消谷断下，温和又寒冷者，长服不患霍乱，方：

大麦蘖 曲各一升 附子 干姜 当归 人参各三两 赤石脂一两桔梗 女萎各二两 吴茱萸 皂荚各五两 蜀椒二两半 乌梅五十枚

右十三味，末之，蜜醋中半渍梅一宿，蒸三斗米下，去核，捣如泥，和药蜜和捣三千杵。服十丸，日三。下甚者，加龙骨、阿胶、艾各三两。

**消食断下丸** 寒冷者常服之方：

曲 大麦蘖各一升 吴茱萸四两

右三味，末之，蜜和。服十五丸如梧子，日三。

**干姜散** 治不能食，心意冥然忘食方：

法曲 干姜 豉 蜀椒 大麦蘖各一升

右五味，合治下筛。食后服五方寸匕，日三，以能食为度。

**消食丸** 治数年不能食方：

小麦蘖 曲各一升 干姜 乌梅各四两

右四味，末之，蜜和。服十五丸，日再，加至四十丸。寒在胸中及反胃翻心者，皆瘥。

**曲蘖散** 主消谷能食，除肠中水气胪胀，方：

法曲 杏仁 麦蘖各五两

右三味，治下筛。食后酒服一合，日三。


# 脾劳第三

论一首 方二首

论曰：凡脾劳病者，补肺气以益之。肺王则感于脾，是以圣人春夏养阳气，秋冬养阴气，以顺其根本矣。肝心为阳，脾肺肾为阴。逆其根则伐其本，阴阳四时者，万物之终始也。

治脾劳实，四肢不用，五脏乖反胀满，肩息气急不安，**承气泄实热半夏汤**方：

半夏 宿姜各八两 茯苓 白术 杏仁各三两 竹叶切，一升橘皮 芍药各四两 大

枣二十枚

右九味，㕮咀，以水一斗，煮取三升，分四服。

治脾虚寒劳损，气胀噎满，食不下，**通噎消食膏酒方**：

猪膏三升 宿姜汁五升 吴茱萸一升 白术一斤

右四味，捣茱萸、术等二物，细细下筛为散，纳姜汁膏中煎，取六升。温清酒一升，进方寸匕，日再。

# 肉极第四

### 论一首 方六首

论曰：凡肉极者主脾也。脾应肉，肉与脾合。若脾病，则肉变色。又曰：至阴遇病为肌痹，肌痹不已，复感于邪，内舍于脾，体痒淫淫，如鼠走其身上，津液脱，腠理开，汗大泄，鼻端色黄，是其相也。凡风气藏于皮肤，肉色则败。以季夏戊己日伤于风为脾风，脾风之状多汗。阴动伤寒，寒则虚，虚则体重怠惰，四肢不欲举，不嗜饮食，食则咳，咳则右胁下痛，阴阴引肩背，不可以动转，名曰厉风，里虚外实。若阳动伤热，热则实，实则人身上如鼠走，唇口坏，皮肤色变，身体津液脱，腠理开，汗大泄，名曰恶风。而须决其纲纪，知其终始，阴阳动静，肉之虚实，实则泻之，虚则补之。能治其病者，风始入肉皮毛肌肤筋脉之间，即须决之。若入六腑五脏，则半死矣。

扁鹊曰：肉绝不治，五日死，何以知之？皮肤不通，外不得泄。凡肉应足太阴，太阴气绝，则脉不营其肌肉。唇反者，气尽则肉先死，使良医妙药终不治也。

治肉热极，肌痹淫淫，如鼠走身上，津液脱，腠理开，汗大泄，为脾风，风气藏于皮肤，肉色败，鼻见黄色，**麻黄止汗通肉解风痹汤方**：

麻黄 枳实 细辛 白术 防己各三两，一作防风生姜 附子各四两甘草 桂心各二两石膏八两

右十味，㕮咀，以水九升煮麻黄，去沫，下诸药，煮取三升，分三服。

治肉极虚热，肌痹淫淫，如鼠走身上，津液开泄，或痹不仁，四肢急痛，**西州续命汤**方：

麻黄 生姜各三两 当归 石膏各二两 芎䓖 桂心 甘草 黄芩 防风 芍药各一两 杏仁四十枚

右十一味，㕮咀，以水九升，先煮麻黄，除沫，下诸药，煮取三升，去滓。分四服，日再。

治肉极热，则身体津液脱，腠理开，汗大泄，厉风气下焦脚弱，越婢汤。方出第七卷中。

治肉热极，则体上如鼠走，或如风痹，唇口坏，皮肤色变，**石楠散**，主诸风大病方：

石楠三十铢 薯蓣 天雄 桃花一作桃仁 甘菊花 芍药各一两，一本作甘草 黄耆十八铢 山茱萸一两十八铢 真朱十八铢 石膏二两 升麻 菱蕤各一两半

右十二味，治下筛。酒服方寸匕，日再，食后服。

治肉极虚寒，为脾风，阴动伤寒，体重怠惰，四肢不欲举，关节疼痛，不嗜饮食，虚极所致，**大黄耆酒**方：

黄耆 桂心 巴戟天 石斛 泽泻 茯苓 柏子仁 干姜 蜀椒各三两 防风 独活 人参各二两 天雄 芍药 附子 乌头 茵芋 半夏 细辛 白术 黄芩 栝楼根 山茱萸各一两

右二十三味，㕮咀，绢袋贮，以清酒三斗渍之，秋冬七日，春夏三日。初服三合，渐渐加，微痹为度，日再。

治肉极虚寒，卒中风，口噤不能言，四肢缓纵，偏挛急痛，注五脏，恍惚喜怒无常，手脚不随，方：

独活 茵芋 黄芩各三两 甘草 防风 芍药 芎䓖 麻黄 葛根各二两 人参一两 乌头三枚

右十一味，㕮咀，以水一斗、竹沥四升合，煮取四升。分四服，日三夜一。

# 肉虚实第五

论曰：夫肉虚者，坐不安席，身危变动。肉实者，坐安不动，喘气。肉虚实之应，主于脾。若其腑脏有病从肉生，热则应脏，寒则应腑。

治肉虚坐不安席，好动，主脾病，寒气所伤，**五加酒**方：

五加皮　枸杞皮各二升　干地黄　丹参各八两　杜仲　石膏各一斤，一方作石床　干姜四两　附子三两

右八味，㕮咀，以清酒二斗，渍三宿。一服七合，日再。

治肉实，坐安席不能动作，喘气，主脾病，热气所加关格，**半夏汤**除喘方：

半夏　宿姜各八两　杏仁五两　细辛　橘皮各四两　麻黄一两　石膏七两　射干二两

右八味，㕮咀，以水九升，煮取三升，分三服。须利，下芒硝三两。

# 秘涩第六

论一首　方四十一首　灸法十五首

论曰：有人因时疾瘥后，得秘塞不通，遂致夭命，大不可轻之，所以备述。虽非死病，凡人不明药饵者，拱手待毙，深可痛哉。单复诸方，以虞仓卒耳。凡大便不通，皆用滑腻之物及冷水并通也。凡候面黄者，即知大便难。

趺阳脉浮而涩，浮则胃气强，涩则小便数，浮涩相搏，大便则坚，其脾为约。脾约者，其人大便坚，小便利而不渴，**麻子仁丸**方：

麻子仁二升　枳实八两　杏仁一升　芍药八两　大黄一斤　厚朴一尺

右六味，末之，蜜丸如梧子。饮服五丸，日三，渐加至十丸。《肘后》、《外台》无杏仁。

治关格，大便不通方：

芒硝二两　乌梅　桑白皮各五两　芍药　杏仁各四两　麻仁二两　大黄八两

右七味，㕮咀，以水七升，煮取三升，分三服。一本无乌梅，加枳实、干地黄各二两。

治大便秘塞不通，神方：

猪羊胆无在，以筒灌三合许，令深入即出矣，出不尽，须臾更灌。一方加冬葵子汁和之，亦妙。又椒豉汤五升，和猪膏三合灌之佳，临时易可得即用之。又煎蜜，成煎如人指大，深纳谷道佳。又无灰浓酒半升，盐三钱匕，炼成，如上法。

**三黄汤** 治下焦热结，不得大便方：

大黄三两 黄芩二两 甘草一两 栀子二七枚

右四味，㕮咀，以水五升，煮取一升八合。分三服。若大秘，加芒硝二两。

**淮南五柔丸** 治秘涩及虚损不足，饮食不生肌肤，三焦不调，和荣卫，利腑脏，补三焦，方：

大黄一升，蒸三斗米下 前胡二两半 夏 苁蓉 芍药 茯苓 当归 葶苈 细辛各一两

右九味，末之，蜜和，合捣万杵，为丸梧子大。食后服十五丸，稍增之，日再。《崔氏》云令人喜饭，消谷益气，有忧者加松实半两、菴闾半两，服之缓中，不如意便服之，又有黄芩一两。

**大五柔丸** 主脏气不调，大便难，通荣卫，利九窍，消谷益气力，方：

大黄 芍药 枳实 苁蓉 葶苈 甘草 黄芩 牛膝各二两 桃仁一百枚 杏仁四十枚

右十味，末之，蜜和丸如梧子。一服三丸，日三，加至二十丸，酒下。

**濡脏汤** 主大便不通六七日，腹中有燥屎，寒热烦迫，短气汗出，胀满方：

生葛根二升 猪膏二升 大黄一两

右三味，㕮咀，以水七升，煮取五升，去滓，纳膏，煎取三升，澄清。强人顿服，羸人再服。亦治大小便不通。

治大便不通方：

商陆 牛膝各三斤 大戟一斤大豆五升

右四味，㕮咀，以水五升，煮取二升，以大豆五升煎令汁尽，至豆干。初服三枚，以通为度。

又方：

蜜和胡燕屎，纳大孔中，即通。

又方：

水四升，蜜一升，合煮熟，冷，灌下部中，一食顷即通。

又方：

盐半合，蜜三合，合煎如饧，出之，著冷水中，丸如槟榔，形如指许大。深纳下部中，立通。

治大便难方：

单用豉清、酱清、羊酪、土瓜根汁灌之，立通。

又方：

以酱清渍乌梅，灌下部中。

又方：

桑根白皮 榆根白皮各一把

右二味，㕮咀，以水三升，煮取一升半，分三服。

又方：

桃皮三升，水五升，煮取一升，顿服。

又方：

水一升，煮羊蹄根一把，取半升，顿服。

又方：

常煮麻子取汁饮。

又方：

常服蜜煎五合。

又方：

猪脂和陈葵子末为丸，如梧子。每服十丸，通即止。

又方：

水服桃花方寸匕。无桃花，白皮亦得。

又方：

常服车前子及叶并良。

又方：

捣葵根汁生服。

又方：

好胶三寸 葱白一把

右二味，以水四升，煮取一升半，顿服之，即下。

又方：

葵子 牛酥各一升，猪脂亦用得

右二味，以水三升煮葵子，取一升，纳酥煮一沸，待冷，分二服。

又方：

葵子汁和乳汁等分服之，立出。

又方：

酱清三升麻油二升葱白三寸

右三味，合煮令黑，去滓待冷，顿服之。一方不用酱清。

**芒硝丸** 治胀满不通方：

芒硝 芍药各一两半 黄芩一两六铢 杏仁 大黄各二两

右五味，末之，蜜丸如梧子。饮服十五丸，加至二十丸，取通利为度，日三。

又方：

通草 朴硝各四两 郁李仁 黄芩 瞿麦各三两 车前子五合，一方六两，一方二升

右六味，㕮咀，以水八升，煮取二升半，分二服。一方用绢袋盛煮，顿服二升。

又方：

独头蒜烧熟去皮，绵裹，纳下部中，气立通。又削姜裹盐导之，及干姜、盐、杏仁捣丸导之，并佳。

治胀满闭不下方：

吴茱萸一升 干姜 大黄 当归 桂心 芍药 甘草 芎䓖各二两 人参 细辛各一两 桃白皮一把 真朱半两 雄黄十八铢

右十三味，㕮咀，以水一斗，煮取三升，去滓，纳雄黄、真朱末，酒一升，微火煮三沸。服一升，得下即止。

**走马汤** 主一切卒中恶，心痛腹胀，大便不通。方出第十三卷心腹痛篇。

**巴豆丸** 主寒癖宿食，久饮饱不消，大秘不通，方：

巴豆仁一升，清酒五升，煮三日三夕，碎，大熟，合酒微火煎，令可丸如胡豆，欲取吐下者，服二丸。

**练中丸** 主宿食不消，大便难，方：

大黄八两 葶苈 杏仁 芒硝各四两

右四味，末之，蜜丸如梧子，食后服七丸，日二，稍加。《肘后》名承气丸。

大便难，灸第七椎两旁各一寸，七壮。

又，灸承筋二穴各三壮，在腨中央陷内。

大便不通，灸侠玉泉相去各二寸，名曰肠遗，随年壮。一云二寸半。

又，灸大敦四壮，在足大指聚毛中。

大便闭塞，气结，心坚满，灸石门百壮。

后闭不通，灸足大都随年壮。

治老人小儿大便失禁，灸两脚大指去甲一寸，三壮。

又，灸大指歧间各三壮。

治大小便不通方：

葵子末，一升 青竹叶一把

右二味，以水三升，煮五沸，顿服。

又方：

葵子一升 榆皮切，一升

右二味，以水五升，煮取二升，分三服。

又方：

葵子一升，以水三升，煮取一升，去滓，纳猪脂一升，空腹分二服。

又方：

甑带煮取汁，和蒲黄方寸匕，日三服。

又方：

猪脂一斤，以水二升，煮三沸，饮汁立通。

治大小便不利方：

葵子一升 硝石二两

右二味，以水五升，煮取二升，分再服。

治小儿大小便不通方：

捣白花胡葵子末，煮汁服之。

又方：

末鸡屎白，服一钱匕。

大小便不利，欲作腹痛，灸荣卫四穴百壮，穴在背脊四面各一寸。

腹热闭时，大小便难，腰痛连胸，灸团冈百壮，穴在小肠俞下二寸，横三间寸，灸之。

大小便不通，灸脐下一寸三壮。

又，灸横纹百壮。

大小便不利，灸八窌百壮，穴在腰目下三寸，侠脊相去四寸，两边各四穴，计八穴，故名八窌音辽。

小儿大小便不通，灸口两吻各一壮。

小便不利，大便数注，灸屈骨端五十壮。

小便不利，大便注泄，灸天枢百壮，穴在侠脐相去三寸。魂魄之舍不可针，大法在脐旁一寸，合脐相去可三寸也。

# 备急千金要方卷第十五下　　脾脏下

朝奉郎守太常少卿充秘阁校理判登闻检院上护军赐绯鱼袋臣林亿等校正

## 热痢第七

论一首 脉证二十四条 方二十六首 灸法十首

论曰：余立身以来，二遭热痢，一经冷痢，皆日夜百余行，乃至移床就厕，其困笃如此，但率意自治者，寻手皆愈，乃知此疾天下易治。但中性之徒，率情骄倨，良药苦口，不能克己早饵，朝遇暮过，望其自瘥，疾势日增，胃气渐弱，心力俱微，食饮与药皆不能进，既不时愈，便称痢病难治，斯皆自误也，学者须深达斯旨。然此病随宜服一物，皆得瘥之，惟须力意苦己服食，以瘥为限，则无不愈也。又大须慎口味，重者瘥后百日，次者一月日。所以常哀骄恣者，不能自慎，兴言于此，以为至慨矣。古今痢方千万首，不可具载，此中但撮其效者七八而已。虽然，弘之在人也，何则？陟厘丸、乌梅丸、松皮散等，暴痢服之，何有不瘥；其温脾汤、健脾丸方出下冷痢篇，久下得之，焉能不愈？大凡痢有四种，谓冷、热、疳、蛊。冷则白；热则赤；疳则赤白相杂，无复节度，多睡眼涩；蛊则纯痢瘀血。热则多益黄连，去其干姜；冷则加以热药；疳则以药吹灌下部；蛊毒则以蛊法治之。药既主对相当，痢者复自勉励服饵，焉有不愈者也。

凡服止痢药，初服皆剧，愚人不解，即止其药不服，此特不可。但使药与病源的相主对，虽剧但服，不过再三服，渐渐自知，惟非其主对者本勿服也。

凡痢病，通忌生冷醋滑、猪鸡鱼油、乳酪酥干、脯酱粉咸。所食诸食，皆须大熟烂为佳。亦不得伤饱。此将息之大经也，若将息失所，圣人不救也。

下利脉滑而数，有宿食，当下之。

下利脉迟而滑者，实也，利为未止，急下之。

下利脉反滑，当有所去，下乃愈。

下利，不欲食者，有宿食，当下之。

下利而腹痛满为寒实，当下之。

下利，腹中坚者，当下之。

下利而谵语者，腹内有燥屎，宜下之。

下利，三部皆平—作浮，按其心下坚者，急下之。

下利瘥，至其年月日时复发者，此为下不尽，更下之愈。

风寒下者，不可下，下之后，心下坚痛脉迟—作浮，此为寒，但当温之。脉沉紧下之亦然。脉大浮弦，下之当已。下利脉浮大，此为虚，以强下之故也。设脉浮革者，因尔肠鸣，当温之。

下利，脉迟紧为痛，未欲止，当温之。得冷者，满而便肠垢。

下利，身躯疼痛，急救里，诸温之属，可与理中、四逆、附子汤热药辈。

下利，大孔痛者，当温暖之。

下利，腹胀满身体疼痛者，先温其里，乃攻其表。

下利清谷，不可攻其表，汗出必胀满。

下利气者，当利其小便。

下利，脉反浮数，尺中自涩，其人必清脓血。

下利，脉数而渴者，今自愈。设不瘥，必清脓血，有热故也。

下利，脉沉弦者下重，其脉大者为未止，脉微弱数者为欲自止，虽发热不死。

下利，脉沉而迟，其人面少赤，身有微热，下利清谷，必郁冒汗出而解，病人必微厥，所以然者，面戴阳下虚故也。

下利，有微热而渴，脉弱者，今自愈。

下利脉数，有微热，汗出，今自愈。设脉紧，为未解。

下利，脉反弦，发热身汗者，自愈。

下利，脉大浮弦，下当已。

下利，舌黄燥而不渴，胸中实，下不止者，死。

下利后脉绝，手足厥冷，晬时脉还，手足温者生，不还不温者死。

下利，手足厥冷无脉者，灸之不温，若脉不还，反微喘者死。少阴负跌阳者为顺。

凡六腑气绝于外者，手足寒，上气脚缩；五脏气绝于内者，下不自禁，下甚者手足不仁也。细寻取之，万不失一。下病体略例如此耳。

《素问》曰：春伤于风，夏为脓血，凡下多滞下也；夏伤于风，秋必洞泄，秋多下水也，患是冷也。夫积冷积热，及水谷实而下者，以大黄汤下之，强人勿过两剂，皆消息五六日，更进一剂。其补涩汤不效者，三两日可进一剂。

**陟厘丸** 治百病，下痢及伤寒身热，头痛目赤，四肢烦疼不解，协热下痢；或医已吐下之，腹内虚烦，欲得冷饮，饮不能消，腹中急痛，温食则吐，乍热乍冷，状如温疟；或小便不利，气满呕逆，下痢不止，方：

水中陟厘五两汉中木防己六两紫石英三两厚朴一两陇西当归四两黄连二两三岁醇苦酒五升上好豉三升

右八味，皆取真新者。以苦酒二升渍防己，极令润出之，留苦酒，置以利刀切防己，厚令一分，使厚薄悉等，以板瓦覆著炭火上，以厚纸藉瓦上，布成切防己著纸上讫，从头依次反，周而复始，令色槁燥，复渍向余苦酒中，更出，著瓦上熬之，如此尽苦酒止，勿令火猛，徐徐熬令极燥，各捣下筛毕，都合捣千杵。以余二升苦酒渍豉一宿，明旦以瓦盆盛之，以一盆覆之，蒸五升土下，须土气通流，熟出之，于盆中研豉，以新布绞取其浓汁，如枣膏法以和药，捣三千杵，顿丸皆如水中鸡头子大，分著数囊中，悬令阴干，取燥，乃更盛著，亟以蜡密封其际，勿令见风尘。此药以三丸为一剂，平旦以井华水服一剂，昼服一剂，暮服一剂，皆以水服之，初服宁少食，当馇食水飧；欲服药若食饮消，腹中调和者，日可一服；若已瘥者，二三日可一服，消息以意；若病重药力未行者，但益服之，日可四五剂；或时下不止者，当复更增，令腹中有药力，饮食消，是其效也。新服药未安调，当水飧助药力，心中了然，然后可作羹臛，但当冷食之耳；若有时不喜冷食者，正是药力尽耳，复益服药，至一宿许，则复欲进冷也，若欲不复药者，但稍温食，药力自尽矣。服药不必须强多饮水也，自随体调耳。久下虚，服之如法。禁热食生鱼、猪肉、蒜、生菜、酒，缘酒发药力，令病者烦热也。又禁辛物，及诸肥腻难消物，皆勿食也。若有风病，加防风一两；人虚羸，可加石斛一两；若宿有下痢，肠胃损弱者，可加太一余粮二两半，取石中黄软香者；若妇人产后疾，加石硫黄二两；小便黄赤不利，加蒲黄一两，依方消息之，无不得效也。《胡洽》云：旧有五石：赤石脂、白石英、钟乳、矾石并禹余粮各四两，常以二月合之。

下痢热，诸治不瘥，方：

乌梅一升　黄连一斤，金色者

右二味，末之，蜜和。服如梧子二十丸，日三夜二，神妙。

治积久三十年常下痢神方：

赤松皮去上苍皮，切一斗，为散，面粥和一升服之，日三，瘥即止，不过服一斗永瘥，三十年痢服之，百日瘥。

治热毒痢，**苦参橘皮丸**方：

苦参　橘皮　独活　阿胶　蓝青　黄连　鬼臼一作鬼箭羽　黄檗　甘草

右九味，等分，末之，以蜜烊胶和，并手丸之如梧子，干之。饮服十丸，日三，稍加之，卒下注痢者大良。

治诸热毒下黄汁，赤如烂血，滞如鱼脑，腹痛壮热，方：

黄檗　黄芩　升麻　石榴皮各六分白头翁　寄生　当归　牡蛎　犀角　甘草各一两黄连二两艾叶二分

右十二味，㕮咀，以水六升，煮取三升，分三服。

**龙骨丸**　主下血痢，腹痛方：

龙骨　当归　龙胆　附子　干姜　黄连　羚羊角各三十铢　赤石脂　矾石各一两半犀角　甘草　熟艾各十八铢

右十二味，末之，蜜和。先食，服如小豆十五丸，日三，加至二十丸。

又方：

牛角䚡　当归　龙骨　干姜　熟艾各三两附子　黄檗　赤石脂　芎藭　阿胶　厚朴　甘草　橘皮　芍药　石榴皮各二两大枣二十枚　黄连五合　升麻一两半蜀椒一两

右十九味，㕮咀，以水一斗三升，煮取四升，去滓，纳牛角䚡末，阿胶消，以绵绞去滓。分七服，日四夜三。《千金翼》无橘皮。

治血痢方：

蒲黄三合 干地黄 桑耳 甘草 芒硝 茯苓 人参 柏叶 阿胶 艾叶各二两 赤石脂五分 禹余粮 黄连各一两生姜二两

右十四味，㕮咀，以水一斗，煮取四升，分温五服，神效。

治下杂血方：

干蓝 犀角 地榆各二两 蜜二合

右四味，㕮咀，以水五升，煮取一升半，去滓下蜜，煎取五合，分三服。此治热毒蛊，妙。

治热毒下黑血，五内绞切痛，日夜百行，气绝欲死，方：

黄连一升 龙骨 白术各二两 阿胶 干姜 当归 赤石脂各三两 附子一两

右八味，㕮咀，以水一斗，煮取五升，分五服。余以贞观三年七月十二日，忽得此热毒痢，至十五日，命将欲绝，处此方药，入口即定。

治下血，日夜七八十行方：

黄连 黄檗各四两

右二味，㕮咀，淳醋五升，煮取一升半，分再服。

**白头翁汤** 治赤滞下血，连月不瘥，方：

白头翁 厚朴 阿胶 黄连 秦皮 附子 黄檗 茯苓 芍药各二两 干姜 当归 赤石脂 甘草 龙骨各三两大枣三十枚 粳米一升

右十六味，㕮咀，以水一斗二升，先煮米令熟，出米纳药，煮取三升，分四服。

治下赤连年方：

地榆 鼠尾草各一两

右二味，㕮咀，以水二升，煮取一升，分二服。如不止，取屋尘水渍去滓，一升分二服。《古今录验方》云服屋尘汁一小杯。

又方：

鼠尾草 蔷薇根 秦皮如无，用檞皮代之

右三味，等分，㕮咀，以水淹煎，去滓，铜器重釜煎，成丸如梧子。

服五六丸，日三，稍增，瘥止，亦可浓汁服半升。

治大热毒纯血痢不可瘥者，方：

黄连六两，㕮咀，以水七升，煮取二升半，夜露著星月下。旦起，空腹顿服之，卧将息，即止。不瘥，加黄芩二两，更作服之，仍不瘥者，以疳痢法治之。

治下久赤白连年不止，及霍乱，脾胃冷实不消，**温脾汤**方：

大黄四两 人参 甘草 干姜各二两 附子一枚，大者

右五味，㕮咀，以水八升，煮取二升半，分三服。临熟，下大黄，与后温脾汤小异，须大转泻者，当用此方神效。

治热痢水谷方：

黄连 阿胶各二两 乌梅四十枚 黄檗一两 栀子三十枚

右五味，㕮咀，以水五升，煮取二升半，分三服。亦治蟹，神良。

治下痢绞痛，肠滑不可瘥，方：

黄连六两阿胶 鼠尾草 当归 干姜各三两

右五味，㕮咀，若大冷白多，以清酒一斗，煮取三升，分三服；若热及不痛者，去干姜、当归，以水煮之。

**黄连汤** 治赤白痢方：

黄连 黄檗 干姜 石榴皮 阿胶各三两 当归二两 甘草一两

右七味，㕮咀，以水七升，煮取三升，分三服。

**茯苓汤** 治因下空竭欲死，滞下脓血，日数十行，羸笃垂死，老少并宜服，方：

茯苓 黄檗 黄连 龙骨 人参 干姜 黄芩 桂心 芍药 当归 栀子仁 甘草各半两赤石脂一两大枣十二枚

右十四味，㕮咀，以水五升，煮取二升。分再服，不瘥，满三剂。此方主风虚冷痢最佳。

**女萎丸** 治热病时气，下赤白痢，遂成蟹，方：

女萎三分 乌头 桂心各四分 黄连 云实各二分 藜芦三分 代赭一分

右七味，末之，蜜和为丸，如梧子大，服二丸。大下痢，宿勿食，清旦以冷水服之，勿饮食，至日中过后，乃饮食。若得药力，明旦更服如

前。亦可长服。虚羸，昼夜百行脓血，亦瘥。亦名云实丸。

治赤白下痢，大孔虫生，悉皆瘥，此名**圣汤**，方：

鼠尾草二两豉一升 生姜 栀子仁各六两 桃皮一握

右五味，㕮咀，以水七升，煮取二升半，分三服。一本单用桃皮，以酒煮服之。

治赤白滞下方：

成煎猪膏三合 清酒五合

右二味，缓火煎十沸。适寒温，顿服之，取瘥止。

又方：

酒四升，煮钱四十文，取二升，分三服。

又方：

乱发鸡子大，烧末水服，不过三服。

治冷热不调，或水或脓，或五色血者，方：

醋石榴五枚，合壳子捣，绞取二升汁。服五合，瘥止。

泄痢食不消，不作肌肤，灸脾腧随年壮。

泄注五痢，便脓血，重下腹痛，灸小肠腧百壮。

泄痢久下，失气劳冷，灸下腰百壮，三报。穴在八魁正中央脊骨上，灸多益善也。三宗骨是，忌针。

泄痢不禁，小腹绞痛，灸丹田百壮，三报。穴在脐下二寸，针入五分。

泄痢不嗜食，食不消，灸长谷五十壮，三报。穴在侠脐相去五寸，一名循际。

泄痢赤白漏，灸足太阴五十壮，三报。

久泄痢，百治不瘥，灸足阳明下一寸高骨之上陷中，去大指歧三寸，随年壮。

又，屈竹量正当两胯脊上点讫，下量一寸，点两旁各一寸，复下量一寸当脊上，合三处，一灸三十壮。灸百壮以上，一切痢皆断，亦治湿𧏿冷。脊上当胯点处不灸。

又，灸脐中稍稍二三百壮。

又，灸关元三百壮，十日灸。并治冷痢腹痛。在脐下三寸也。

赤白下，灸穷骨，惟多为佳。

## 冷痢第八

论一首　方三十二首

论曰：旧治痢，于贵胜用建脾丸多效。今治积久冷痢，先以温脾汤下讫，后以建脾丸补之，未有不效者。贫家难以克办，亦无可将息也。

**温脾汤**　治积久冷热赤白痢者方：

大黄　桂心各三两附子　干姜　人参各一两

右五味，咬咀，以水七升，煮取二升半。分三服。与前温脾汤小异。

**建脾丸**　治虚劳羸瘦，身体重，脾胃冷，饮食不消，雷鸣腹胀，泄痢不止，方：

钟乳粉三两　赤石脂　好曲　大麦蘖　当归　黄连　人参　细辛　龙骨　干姜　茯苓　石斛　桂心各二两　附子一两　蜀椒六两

右十五味，末之，白蜜丸如梧子。酒服十丸，日三，加至三十丸，弱者饮服。此方通治男女。《集验》无细辛、龙骨。

**增损建脾丸**　治丈夫虚劳，五脏六腑伤败受冷，初作滞下，久变五色，赤黑如烂肠极臭秽者，方：

钟乳粉　赤石脂各三两　礜石一方用矾石　干姜　苁蓉　桂心　石斛　五味子　泽泻　远志　寄生　柏子仁　人参　白头翁　天雄　当归　石榴皮　牡蛎　龙骨　甘草各二两

右二十味，末之，蜜丸。酒服二十丸，日三，加至四十丸。此二方止痢神验。

**驻车丸**　治大冷，洞痢肠滑，下赤自如鱼脑，日夜无节度，腹痛不可堪忍者，方：

黄连六两　干姜二两　当归　阿胶各三两

右四味，末之，以大醋八合，烊胶合之，并手丸如大豆许，干之。大人饮服三十丸，小儿百日以还三丸，期年者五丸，馀以意加减，日三服。

**大桃花汤** 治冷白滞痢腹痛方：

赤石脂 干姜 当归 龙骨 牡蛎各三两 附子二两 白术一升 甘草 芍药各一两 人参一两半

右十味，㕮咀，以水一斗二升煮术，取九升，纳诸药，煮取二升，分三服。胀者加厚朴三两，呕者加橘皮三两。

又方：

龙骨六两厚朴 当归各二两赤石脂五两

右四味，㕮咀，以水七升，煮取二升半，分三服。热加白头翁二两半，牡蛎三两。

**桃花丸** 治下冷，脐下搅痛方：

赤石脂 干姜各十两

右二味，蜜丸如豌豆。服十丸，日三服，加至二十丸。

**仓米汤** 治小腹冷气积聚，结成冷痢，日夜三四十行，方：

仓粳米半升，净淘干漉 薤白一握，去青切细 羊脂一升，熬 香豉三升，以水一斗，煎取五升，澄清

右四味，先以羊脂煎薤白令黄，并米纳豉汁中煎，取四升。旦空腹温服一升，如行十里，更进一升，得快利止，若利不止，更服如前，利后进粳米豉粥，若复作，更服一剂，永瘥。

**附子汤** 治暴下积，且不住，及久痢，方：

龙骨 甘草 芍药 干姜 黄连各一两 石榴皮一具，大者 阿胶二两 附子一枚 黄芩半两 粳米三合

右十味，㕮咀，以水八升，煮取三升，分三服。

治卒下痢汤方：

黄连五两 生姜一斤

右二味，㕮咀，以水五升，煮取一升，顿服。未止，更合服，必定。

治久冷痢下纯白者，此由积卧冷处，经久病发，遂令脾胃俱冷，日夜五六十行，大小腹痛不可忍，凡白痢属冷，赤痢属热，方：

好曲末五升，微熬令香，粥清、淳酒令热，和曲末一升，空腹顿服之，日三服。若至食时，捣蒜一升，令至熟，下姜椒末，调和如常食之

法，惟须稠，勿加盐；以水和曲二升，作馎饼，极烂煮之，干漉，热纳蒜齑，臼中相和，一顿食之，少与余食。至饥时，仍准前食曲末酒，比至瘥来，少食余食。以此法治，不过两日，无有不差。

治久冷，或痢不痢，但患腰腹苦冷，方：

上新蜀椒三升，醋宿渍之，以曲三升，和椒一升，紧拌煮作粥，空腹顿服之，加葱豉盐任性调和，不瘥更作，以瘥为限，不过三升椒即愈。此不但治冷，大治诸虚损冷，极有所益，久当自知耳。

**马蔺子丸** 治积冷痢，下白脓，方：

马蔺子一升，熟熬之 附子二两 干姜 甘草各二两半 神曲 麦糵 阿胶各五两 黄连三两 蜀椒五合

右九味，末之，蜜丸如梧子。服二十丸，日二，以知为度。酒调散服方寸匕，亦佳。

治三十年痢不止，**厚朴汤**方：

厚朴 干姜 阿胶各二两 黄连五两 石榴皮 艾叶各三两

右六味，㕮咀，以水七升，煮取二升。分再服。

**四续丸** 治三十年注痢，骨立痿黄，肠滑不瘥方。一名**蜡煎丸**。

云实五合，熬令香 龙骨三两 附子 女萎各二两 白术二两半

右五味，末之，以蜡煎烊，以丸药如梧子大。服五丸，日三，不过五六服瘥。

**椒艾丸** 治三十年下痢，所食之物皆不消化，或青或黄，四肢沉重，起即眩倒，骨肉消尽，两足逆冷，腹中热，苦筋转，起止须扶，阴冷无子，方：

蜀椒三百粒 熟艾一升 干姜三两 赤石脂二两 乌梅一百枚

右五味，椒、姜、艾下筛，梅著一斗米下蒸，令饭熟，去核，纳姜、椒末，合捣三千杵，蜜和丸如梧子。服十丸，日三服。不瘥，至二十丸，加黄连一升。

**下痢丸** 治数十年痢，下气消谷，令人能食，夏月长将服之不霍乱，方：

法曲一升 附子 干姜 黄连 黄檗 桂心各三两 蜀椒半两 乌梅二升半 大麦糵

一升 吴茱萸四两

右十味，末之，蜜和。食后服如梧子十丸，日三，加至二十丸，三食三服，亦可至四十丸。

**曲蘖丸** 治数十年下痢不止，消谷下气，补虚羸，方：

好曲 大麦蘖各一升 附子 当归 桂心各二两 蜀椒一两 黄连 吴茱萸 乌梅肉 干姜各四两

右十味，末之，蜜丸如梧子，食已二十丸，日三服。

**乌梅丸** 治久痢，诸药不瘥数十年者，消谷下气补虚，方：

乌梅肉四两 当归三两 桂心二两 黄连 吴茱萸 干姜各四两 蜀椒一两半

右七味，末之，蜜丸如梧子。食后服十丸，日三。

治下痢肠滑，饮食及服药俱完出，**猪肝丸**方：

猪肝一斤，熬令干 黄连 乌梅肉 阿胶各二两 胡粉七棋子

右五味，末之，蜜丸如梧子。酒服二十丸，日三。亦可散服方寸匕。

**乌梅丸** 治冷痢久下方：

乌梅三百枚 干姜 黄连各十两 当归 蜀椒各四两 细辛 附子 桂心 黄檗一方用麦蘖 人参各六两

右十味，末之，以苦酒渍乌梅一宿，去核，蒸五升米下，别捣如泥，盘中搅令相得，蜜和捣二千杵。食前服如梧子十丸，日三服，稍增至二十丸。

**七味散** 治痢下久不瘥，神验方：

黄连八分 龙骨 赤石脂 厚朴各二分 乌梅肉二分 甘草一分 阿胶三分

右治下筛，浆水服二方寸匕，日二，小儿一钱匕。

**羊脂煎** 大治诸久痢不瘥方：

乱发灰汁洗去垢腻，烧末 黄连末，各一升 乌梅肉二两 醋七合，煎取稠 白蜡两棋子 羊脂一棋子 蜜七合，煎取五合

右七味，合纳铜器中，汤上煎之，搅可丸，饮服如梧子大三十丸，日三，棋子大小，如方寸匕。

又方：

黍米二升 蜡 羊脂 阿胶各二两

右四味，合煮作粥，一服令尽，即瘥。

治大下后腹中空竭，胸中虚满，不下食，方：

芍药 甘草 半夏<sub>各一两</sub> 厚朴 当归<sub>各三两</sub> 生姜<sub>五两</sub> 桂心<sub>三两</sub>

右七味，㕮咀，以水八升，煮取三升。分三服，服二剂最佳。

治下痢，心胸满不快，腹中雷鸣，或呕吐，方：

黄连<sub>五两</sub>橘皮 甘草<sub>各二两</sub> 龙骨<sub>三两</sub>大枣<sub>十五枚</sub> 人参<sub>一两</sub> 生姜 半夏<sub>各三两</sub>

右八味，㕮咀，以水一斗，先煮水一大沸，乃纳药，煮取三升，分四服。并妊身良。

**断痢汤** 治胸心下伏水方：

半夏<sub>一升</sub> 生姜<sub>五两</sub> 茯苓 甘草 龙骨<sub>各二两</sub> 附子<sub>一两</sub> 人参 黄连<sub>各三两</sub> 大枣<sub>十二枚</sub>

右九味，㕮咀，以水八升，煮取三升。分三服。

治下后烦气暴上，**香苏汤**方：

香豉<sub>五两</sub> 生苏<sub>一把，冬用苏子三两</sub>

右二味，以水五升，煮取二升，顿服之。

治卒大下痢热，唇干口燥，呕逆引饮，**泻心汤**方：

人参 甘草 黄芩 橘皮 栝楼根<sub>各一两</sub> 黄连<sub>二两</sub> 半夏<sub>三两</sub> 干姜<sub>一两半</sub>

右八味，㕮咀，以水六升，煮取二升，分三服。《胡洽》云治老小利，水谷不化，腹中雷鸣，心下痞满，干呕不安，无橘皮、栝楼。若寒加附子一枚，渴加栝楼一两，呕加橘皮一两，痛加当归一两。仲景用大枣十二枚。

治夏月暴冷，忽则壮热泄痢，引饮热汤，下断变通身浮肿，成冷下结，脉沉细小数，方：

泽漆<sub>一两半</sub> 吴茱萸 茯苓 白术 桔梗 当归 犀角 青木香 海藻 芍药 大黄<sub>各二两</sub>

右十一味，㕮咀，以水九升，煮取三升，分三服。下后消息五六日许，可与女曲散。

**女曲散** 治利后虚肿、水肿者，服此药小便利得止，肿亦消，方：

女曲<sub>一升</sub> 干姜 细辛 椒目 附子 桂心<sub>各一两</sub>

右六味，治下筛。酒服方寸匕，不知，加至二三匕，日三。产后虚满者大良。

治卒暴冷下，下部疼闷，方：

烧砖令热，大醋沃之，三重布覆，坐上即瘥。崥

## 痔湿痢第九

论二首　方十首

论曰：凡痔湿之病，皆由暑月多食肥浓油腻，取冷眠睡之所得也。《礼》云：君子盛暑之月，薄滋味，无食肥浓煮饼。此以不利人也，养生者宜深戒之。不尔，多患痔湿耳。

凡所患处，或著口龈咽喉，下部痔与月蚀并不痛，令人不觉。其治用五月五日虾蟆、角蒿、救月木、寒食泔淀，但得一事单用之，烧作灰，和腊月猪脂敷之，逐手便瘥，极须慎口味耳。

凡痔，在慎盐、酱、醋、酥、油、枣等，一切皆忌。惟白饭、豉、苜蓿、苦苣、芜菁，不在禁限。

凡吹药入下部，没中指许深，即止。

治痔湿下黑，医不能治，垂死者，方：

髑髅灰　熏黄　朱砂　青黛　石盐　丁香　麝香　矾石　栀子　莨菪子　铁衣　干姜　故靴底灰　干虾蟆五月五日者　细辛　土瓜根　芥子　蜀椒　葶苈　菖蒲各等分

右二十味，治下筛，以竹筒吹杏仁大著大孔中，所有患痔疮上悉敷之。其丁香、麝香别研捣，著药中合之。一方有寒食泔淀、救月木、楸叶，为二十三味。若病大者用灌方如下：

麝香　丁香　甘草　犀角各三分

右四味，治下筛，合和以盐三合，蜀椒三合，豉二合，以水二升，煮取一升，去滓，纳四味散合和。分作二分，灌大孔，旦一灌，酉一灌之。凡久下一月不瘥，成痔候，大孔必宽者是，以此主之。

凡下血者是蛊也，以八物茜根汤主之。在蛊方中。

治痔湿久下痢赤白，百疗不瘥者，方：

兔头骨　蛇头　蕲蓂子　故绯并灰　葶苈子　狸骨一作狐骨　蜣螂　百草五月五日

收 倒挂草 床中桃木 青黛 晚蚕蛾 青矾 丁香 蝎虫屎 麝香 苦参 黄檗 干姜 角蒿 朱砂 印成盐 救月木 桂心 铁衣 芒硝 虾蟆 黄矾 荏子各等分

右二十九味，治下筛。以筒子纳下部吹着，日三度，神方。

治痔湿不能食，身重心热，脚冷，百节疼痛，方：

黄芩 芍药 苦参 甘草 当归 蜀椒 甘松—作甘淀 青黛 熏黄 豉各二两 葱白—握 东引桃根—握 盐—合 麝香半两 猪胆二枚

右十五味，㕮咀，以水一斗八升，煮取四升，分为二份。一度灌一份，汤如人体，然后著麝香、猪胆一枚，即灌，灌了作葱豉粥食之，后日更将一份如前灌之。七日忌生冷毒物等，但是油腻、酱、乳、醋，三十日忌之大佳。

治痔蚀人诸处，但是赤血痢久不瘥，立著即瘥，秘之，方：

五月五日虾蟆—枚，作灰末 金银土埚 人屎灰各五两，—作发灰 麝香—分 银末小豆许

右五味，治下筛。敷疮上，即瘥。三七日忌如前。痢者，吹下部。

治痔痢不止方：

苦参 甘草 熏黄各二两 豉—升半 葱白五茎 蜀椒三十粒

右六味，以苦参等三物各捣下筛，以水五升煮葱白、豉、椒，取三升，以三指撮苦参末等各一撮，纳汁中，冷暖如人体。先饮少许豉汁，食一口饭，乃侧卧，徐徐灌之讫，多时卧不出为佳。大急，乃出之于净地，当有痔湿虫如白马尾状，头黑，是其效也。其重者，肛大难瘥，当取桃枝绵裹头，用前件汁，适寒温烙之，近脊烙之，一上三十度烙乃瘥，神验。

又方《崔氏》云：晋代之地多五痔蚀人五脏，通见脊骨，下脓血，手足烦疼，四肢无力，夜卧烦躁不安，面失血色，肩胛疼，面及手足有浮气或下血乃死，治之方：

雄黄 青葙各二两 苦参三两 矾石 雌黄 铁衣 藜芦各一两 麝香二分，别研

右八味，治下筛。以竹管纳大孔中酸枣许，吹纳下部中，日一，不过三，小儿以大豆许。此方极救死。

又方：

大麻子 胡麻各—升半

右二味，并熬令黄，以三升瓦瓶，泥表上，厚一寸，待泥干，纳大麻

等令满，以四五枚苇管插口中，密泥之，掘地作灶，倒立灶口，底著瓦器承之，密填灶孔中地平，聚炭瓶四面，著墼垒之，日没，放火烧之，至明旦开取，适寒温，灌痔湿者下部中一合，寻觉咽中有药气者为佳，亦不得过多，多则伤人，隔日一灌之，重者再三灌之，旦起灌至日夕，极觉体中乏，勿怪也，非但治痔湿，凡百异同疮疥癣并洗涂之。

论曰：凡日月蚀时，忌食饮，腹中生蟹虫；及房室，生子不具足，必患月蚀疮；亦不得与儿乳。日月生后，乃不忌，令人口臭，齿龈宣露，常有血出，舌上生疮者，皆由犯此所致耳。日月蚀时须救，不救出行，逢暴雨。其救月杖须收取，治蟹之神药，预备患此者施之救疗。

治月蚀恶疮息肉方：

硫黄 蔄茹 斑蝥各等分

右三味，治下筛。敷疮上，干者以猪脂和敷之，日三夜一。

又方：

吴茱萸根 蔷薇根 地榆根各三两

右三味，治下筛，以盐汤洗疮，敷之，日三。

# 小儿痢第十

方三十七首

**温中汤** 治小儿夏月积冷，洗浴过度，及乳母亦将冷洗浴，以冷乳饮儿，儿壮热忽值暴雨，凉加之，儿下如水，胃虚弱，则面青肉冷，眼陷干呕者，宜先与此调其胃气，下即止，方：

干姜 厚朴各一分 当归 桂心 甘草各三分 人参 茯苓 白术 桔梗各三分

右九味，㕮咀，以水二升，煮取九合，六十日至百日儿服二合半，余皆随儿大小。

**温中大黄汤** 治小儿暴冷，水谷下；或乳冷下青结不消；或冷实吐下，干呕烦闷，及冷滞赤白下者良。若已服诸利汤去实，胃中虚冷，下如水，干呕眼陷，烦扰，不宜利者，可除大黄；若中乳，乳母洗浴水气末消，饮儿为霍乱者，但用大黄也；小儿诸霍乱宜利者，便用大黄；不须利，宜温和者，则除之。方：

干姜 桂心 厚朴 甘草各一分 当归 人参 茯苓 白术各二分 大黄六分 桔梗三分

右十味，㕮咀，以水二升半，煮取八合。凡儿三十日至六十日，一服二合；七十日至一百日，一服二合半；二百日以来，一服三合。

**黄檗汤** 治小儿夏月伤暴寒，寒折大热，热入胃，下赤白滞如鱼脑，壮热头痛，身热，手足烦，此太阳之气外伤寒，使热气便入胃也，服此方良。若误以利药下之，或以温脾汤下之，则热痢以利药下之，便数去赤汁如烂肉者；或下之不瘥，后以涩热药断之，下既不止，倍增壮热者，服之即效；或是温病热盛，复遇暴寒折之，热入腹中，下血如鱼脑者，服之良。方：

黄檗 黄连 白头翁一作白薇 升麻 当归 牡蛎 石榴皮 黄芩 寄生 甘草各二分 犀角 艾叶各一分

右十二味，㕮咀，以水三升，煮取一升二合。百日儿至二百日，一服三合；二百余日至期岁，一服三合半。

**治中结阳丸** 断冷滞下赤白青色如鱼脑，脱肛出积，曰腹痛经时不断者，方：

赤石脂五分 吴茱萸三分 干姜 附子 当归 厚朴 白术 木兰皮 白头翁 黄连 黄檗 石榴皮各一分

右十二味，末之，蜜丸如大豆。三岁儿服五丸，三岁以上服十丸，十岁以上二十丸。暴下者服少许，便瘥；积下者，尽一剂，更合之。

治少小热痢不止，**栀子丸**方：

栀子七枚 黄檗三分 黄连五分 矾石四分 大枣四枚，炙令黑

右五味，末之，蜜丸如小豆大，服五丸，日三夜二，服不知，稍加至十丸。

治少小泄清痢，**藜芦丸**方：

藜芦二分 黄连二分 附子一分

右三味，末之，蜜丸如麻子大。以粥饮服二丸，立验。

治少小泄注，**四物粱米汤**方：

粱米 稻米 黍米各三升 蜡如弹子大

右四味，以水五升，东向灶煮粱米三沸，去滓；复以汁煮稻米三沸，去滓；复以汁煮黍米三沸，去滓；以蜡纳汁中和之，蜡消取以饮之，数试有效。

治少小壮热，渴引饮，下痢，**龙骨汤**方：

龙骨 甘草 大黄 赤石脂 石膏 桂心寒水石 栝楼根各二两

右八味，治下筛，以酒水各五合，煮散二合，二沸，去滓，量儿大小服之。

治少小下痢，若热不食，伤饱不乳，**大黄汤**方：

大黄 甘草 麦门冬各一两

右三味，㕮咀，以水二升，煮取一升。二三岁儿，分三四服。

**生金牛黄汤** 主小儿积下不止，因发痫，方：

生金二铢，一方用六铢，无生金用熟金亦得，法应作屑，今方用成器者牛黄三铢干姜一分细辛半分人参一分麻黄二分黄连一分甘草一分

右八味，㕮咀，以水一升六合，煮取八合，去滓。临服，研牛黄以煮汤中。嫌儿热者，用生姜代干姜。今世乏生金，但用成器金亦善，二三两皆得用也。

**泽漆茱萸汤** 治小儿夏月暴寒，寒入胃则暴下如水，四肢被寒所折，则壮热经日，热不除，经月许日变，通身虚满，腹痛，其脉微细，服此汤一剂，得数后渐安，神方：

泽漆 海藻 青木香各二分 吴茱萸三分 茯苓 白术 桔梗 芍药 当归各五分 大黄一分

右十味，㕮咀，以水四升，煮取一升半。二百日至一岁儿，一服二合半；一岁以上至二岁，一服四合。

治少小久痢淋沥，水谷不调，形羸不堪大汤药者，宜此**枳实散**方：

枳实二两，治下筛。三岁以上饮服方寸匕，若儿小以意服，日三。

治少小洞注下痢方：

蒺藜子二升，捣汁温服，以瘥为度。

又方：

木瓜取汁饮之。

又方：

炒仓米末饮服之。

又方：

酸石榴烧灰，末，服半钱匕，日三服。

又方：

狗头骨灰，水和服之。

又方：

羊骨灰 鹿骨灰

右二味，并水和服之，随得一事，即用之。

又方：

炒豉令焦，水淋汁服之，神验，冷则酒淋服。

又方：

五月五日百草末，吹下部。

治小儿赤白滞下方：

薤白一把 豉一升

右二味，以水三升，煮取二升，分三服。

又方：

柏叶一升 麻子末，一升

右二味，以水五升，煮取三沸，百日儿每服三合。

又方：

捣石榴汁服之。

又方：

乱发灰 鹿角灰等分

右二味，三岁儿以水和服三钱匕，日三。

又方：

牛角䚡灰，水和服三方寸匕。

又方：

烧蜂房灰，水和服之。

治小儿赤白痢方：

白蘘荷根汁 生地黄汁<small>各五合</small>

右二味，微火上煎一沸，服之。

又方：

单服生地黄汁一合。

又方：

五月五日虾蟆灰，饮服半钱匕。

治小儿热痢方：

煮木瓜叶饮之。

治小儿冷痢方：

蓼菜捣汁，量大小饮之。一作芥菜。

又方：

捣蒜，薄两足下。

治小儿暴痢方：

小鲫鱼一头，烧末服之，亦治大人。

又方：

烧鲤鱼骨末服之。一方作龙骨。

又方：

赤小豆末，酒和，涂足下，旦三，油和亦得。

治小儿蛊毒痢方：

蓝青汁一升二合，分为四服。

治小儿渴痢方：

单捣冬瓜汁饮之。

# 备急千金要方卷第十六　胃腑

朝奉郎守太常少卿充秘阁校理判登闻检院上护军赐绯鱼袋臣林亿等校正

## 胃腑脉论第一

论曰：胃腑者，主脾也。口唇者，是其候也。脾合气于胃，胃者，水谷之腑也，号仓库守内啬吏。重二斤十四两，迂曲屈伸，长二尺六寸，大一尺五寸，径五寸，受水谷三斗五升，其中当留谷二斗、水一斗五升。广胲、大颈、张胸，五谷乃容而满，上焦泄气，出其精微，慓悍滑疾。下焦下溉，泄诸小肠。此肠胃所受水谷之数也。平人则不然，胃满则肠虚，肠满则胃虚，更满更虚，气得上下，五脏安定，血脉和利，精神乃居。故神者，水谷精气也。五脏不足调于胃，故肠胃之中，当留谷二斗四升，水一斗一升。故人一日再至后《甲乙》作圊，后二升半，一日中五升，七日，五七三斗五升，而留水谷尽。故平人不饮不食七日而死者，水谷精气津液皆尽，故七日而死矣。

右手关上阳绝者，无胃脉也，苦吞酸头痛，胃中有冷，刺足太阴治阴，在足大指本节后一寸。

右手关上阳实者，胃实也，苦肠中伏伏一作幅幅，不思食，得食不能消，刺足阳明治阳，在足上动脉。

脉浮而芤，浮则为阳，芤则为阴，浮芤相搏，胃气生热，其阳则绝。

趺阳脉浮大者，此胃家微虚烦，圊必日再行，动作头痛重，热气朝者，属胃。

胃脉搏坚而长，其色赤，当病折髀。其软而散者，当病食痹髀痛。病先发于胃，胀满，五日之肾，少腹腰脊痛，胫酸；三日之膀胱，背膂筋痛，小便闭。五日上之心脾，心痛闭塞不通，身痛体重，《灵枢》云上之心。三日不已，死，冬夜半后，夏日昳。

胃病者，腹䐜胀，胃脘当心而痛，上支两胁，膈咽不通，饮食不下，下取三里。

饮食不下，膈塞不通，邪在胃脘。在上脘，则抑而刺之；在下脘，则散而去之。

胃胀者，腹满，胃脘痛，鼻闻焦臭，妨于食，大便难。

胃疟，令人且病也，善饥而不能食，食而支满腹大，刺足阳明、太阴横脉出血。

胃中有癖食冷物者，痛不能食，食热则能食。

脾前受病移于胃，脾咳不已，呕吐长虫。

厥气客于胃，则梦饮食。

诊得胃脉，病形何如？曰：胃脉实则胀，虚则泄。

脾应肉䐃，肉䐃坚大者胃厚；肉䐃麽者胃薄；肉䐃小而麽者胃不坚；肉䐃不称其身者胃下，胃下者脘约；肉䐃不坚者胃缓；肉䐃无小果累标紧者胃急；肉䐃多小果累者胃结，胃结者，胃上脘约不利。

扁鹊云：足太阴与阳明为表里，脾胃若病，实则伤热，热则引水浆，常渴；虚则伤寒，寒则苦饥常痛，发于风水，其根在胃，先从四肢起，腹满大，通身肿。方在治水篇中。

胃绝不治五日死，何以知之？舌肿，溺血，大便赤泄。

足阳明之脉，起于鼻，交频中，旁约太阳之脉，下循鼻外，入上齿中，还出侠口，环唇，下交承浆，却循颐后下廉，出大迎，循颊车，上耳前，过客主人，循发际，至额颅。其支者，从大迎前下人迎，循喉咙，入缺盆，下膈，属胃络脾。其直者，从缺盆下乳内廉，下侠脐，入气街中。其支者，起胃下口，循腹里，下至气街中而合，以下髀关，抵伏兔，下膝入膑中，下循胻外廉，下足跗，入中指内间。其支者，下膝三寸而别，以下入中指外间。其支者，跗上入大指间，出其端。是动则病凄凄振寒，善伸数欠，颜黑，病至恶人与火，闻木音则惕然而惊，心动，欲独闭户牖而处，甚则欲上高而歌，弃衣而走，贲响腹胀，是为骭厥。是主血所生病者，狂疟温淫，汗出鼽衄，口㖞唇紧，颈肿喉痹，大腹水肿，膝膑肿痛，循膺乳、气街、股、伏兔、骭外廉、足跗上皆痛，中指不用。气盛则身以前皆热，其有余于胃，则消谷善饥，溺色黄；气不足则身以前皆寒栗，胃中寒则胀满，盛者则人迎大三倍于寸口，虚者则人迎反小于寸口。

## 胃虚实第二

脉二条　方三首　灸方一首

### 胃实热

右手关上脉阳实者，足阳明经也，病苦头痛《脉经》作腹中坚痛而热，汗不出，如温疟，唇口干，善哕，乳痈，缺盆腋下肿痛，名曰胃实热也。

**泻胃热汤**方：

栀子仁　射干　升麻　茯苓各二两　芍药四两　白术五两　生地黄汁　赤蜜各一升

右八味，㕮咀，以水七升，煮取一升半，去滓，下地黄汁，煮两沸，次下蜜，煮取三升，分三服。老小以意加减。

胃中热病，灸三里三十壮，穴在膝下三寸。

### 胃虚冷

右手关上脉阳虚者，足阳明经也，病苦胫寒不得卧，恶风寒洒洒，目急，腹中痛，虚鸣《外台》作耳虚鸣，时寒时热，唇口干，面目浮肿，名曰胃虚冷也。

治少气口苦，身体无泽，**补胃汤**方：

防风　柏子仁　细辛　桂心　橘皮各二两　芎䓖　吴茱萸　人参各三两　甘草一两

右九味，㕮咀，以水一斗，煮取三升，分为三服。

补胃虚寒，身枯绝，诸骨节皆痛，**人参散**方：

人参 甘草 细辛各六两 麦门冬 桂心 当归各七分 干姜二两 远志一两 吴茱萸二分 蜀椒三分

右十味，治下筛。食后温酒服方寸匕。

## 喉咙论第三

论曰：喉咙者，脾胃之候也，重十二两，长一尺二寸，广二寸，其层围十二重，应十二时，主通利水谷之道，往来神气。若脏热，喉则肿塞，气不通，乌翣膏主之。方在第六卷中。若腑寒，喉则耿耿如物常欲窒，痒痹涎唾。热则开之，寒即通之，不热不寒，依脏调之。其方具第六卷中。

## 反胃第四

脉三条　方十六首　灸法三首

寸紧尺涩，其人胸满，不能食而吐，吐出者，为下之，故不能食。设言未止者，此为胃反，故尺为之微涩。

趺阳脉浮而涩，浮即为虚，涩即伤脾，脾伤即不磨，朝食暮吐，暮食朝吐，宿谷不化，名为胃反，趺阳脉紧而涩，其病难治。

治胃虚反，食下喉便吐方：

人参一两 泽泻 甘草 桂心各二两 橘皮 干姜各三两 茯苓四两 青竹茹五两 大黄六两

右九味，㕮咀，以水八升，煮取三升。一服七合，日三夜一。已利者，去大黄。

治反胃而渴方：

茯苓 泽泻 半夏各四两 桂心 甘草各三两

右五味，㕮咀，以水五升，煮取二升，分三服。一方入生姜四两。

治胃反吐逆，不消食，吐不止，方：

人参 泽泻 桂心各二两 茯苓四两 橘皮 甘草 黄耆各三两 大黄一两半 生姜八两 半夏一升 麦门冬三升

右十一味，㕮咀，以水一斗二升，煮取三升二合。一服八合，日三夜一，羸人六合。已利，去大黄。

治胃反，朝食暮吐，食讫腹中刺痛，此由久冷，方：

橘皮三两 甘草 厚朴 茯苓 桂心 细辛 杏仁 竹皮各二两 槟榔十枚 前胡八两 生姜五两 人参一两

右十二味，㕮咀，以水一斗三升，煮取三升，分三服。一方有甘皮二两。

又方：

橘皮三两 白术 人参各二两 蜀椒一百二十粒 桂心一两 薤白一握

右六味，㕮咀，以水二升渍二宿，纳羊肚中缝合，以三升水煮，水尽出之，决破去滓，分三服。

治反胃大验方：

前胡 生姜各四两 阿胶一两 大麻仁五合 橘皮三两 吴茱萸四合 桂心三寸 甘草五寸 大枣十枚

右九味，㕮咀，以水三升、酒二升，煮取一升七合，分二服。

华佗治胃反：胃反为病，朝食暮吐，心下坚如杯升，往来寒热，吐逆不下食，此为关上寒澼所作，将成肺痿，治之方：

真珠 雄黄 丹砂各三两 朴硝五两 干姜十累

右五味，末之，蜜丸。先食服如梧子三丸。若小烦者，饮水即解。然无所忌，神良无比。一方用桂心一两。

治胃反，食即吐，方：

捣粟米作面，水和作丸，如楮子大七枚，烂煮，纳醋中，细细吞之，得下便已。面亦得用之。

治胃反不受食，食已即呕吐，**大半夏汤**方：

半夏三升 人参二两 白蜜一升 白术一升 生姜三两

右五味，㕮咀，以水五升，和蜜，扬之二三百下，煮取一升半，分三服。

治胃反，食即吐出，上气，方：

芦根 茅根各二两，细切

右二味，以水四升，煮取二升。顿服之，得下良。

又方:

烧先死鸡膇胫灰,酒服,男雄女雌。

又方:

饮白马尿即止。

又方:

淘小芥子,曝干为末。酒服方寸匕,日三。

反胃,食即吐出,上气,灸两乳下各一寸,以瘥为度。

又,灸脐上一寸,二十壮。

又,灸内踝下三指稍斜向前有穴,三壮。《外台秘要》三指作一指

治醋咽方:

曲末一斤 地黄三斤

右二味,合捣,日干。以酒服三方寸匕,日三服。

治噫醋咽方:

吴茱萸半斤 生姜三两 人参二两 大 枣十二枚

右四味,㕮咀,以水六升,煮取二升。先食服一升,日再。

治食后吐酸水,**治中散方**:

干姜 食茱萸各二两

右二味,治下筛,酒服方寸匕,日二。胃冷服之,立验。

# 呕吐哕逆第五

脉一条 论一首 方二十七首 灸法十五首

夫吐家,脉来形状如新卧起,阳紧阴数,其人食已即吐,阳浮而数亦
为吐。寸口脉紧而芤,紧即为寒,芤即为虚,寒虚相搏,脉为阴结而迟,
其人即噎。关上数,其人则吐。趺阳脉微而涩,微即下利,涩即吐逆,谷
不得入。趺阳脉浮者,胃气虚,寒气在上,忧气在下,二气并争,但出不
入,其人即呕而不得食,恐怖如死,宽缓即瘥。呕而脉弱,小便复利,身
有微热,见厥难治。

论曰:凡服汤呕逆不入腹者,先以甘草三两,水三升,煮取二升服

之，得吐，但服之，不吐益佳。消息定，然后服余汤，即流利更不吐也。凡呕者，多食生姜，此是呕室圣药。

**半夏汤**主逆气，心中烦闷，气满，呕吐气上，方：

半夏一升 生姜一斤 茯苓 桂心各五两

右四味，㕮咀，以水八升，煮取二升半，分三服，若少气，加甘草二两。一名小茯苓汤。

**前胡汤** 主寒热呕逆，少气，心下结聚，彭亨满，不得食，寒热消渴，补不足方：

前胡 生姜各二两 甘草 朴硝各二两 大黄别浸，各二两 茯苓 麦门冬 当归半夏 芍药 滑石 石膏 栝楼根 黄芩 附子 人参各一两

右十六味，㕮咀，以水一斗二升，煮取六升，分四服。

治呕吐，四肢痹冷，上气腹热，三焦不调，方：

前胡 芎䓖 甘草 当归 石膏 人参 桂心 橘皮各二两 芍药三两 半夏四两 生姜五两 大枣三十枚

右十二味，㕮咀，以水一斗三升，下黄芩三两合煮，取三升，分三服。一方不用黄芩。

治呕吐不止，**小麦汤**方：

小麦一升 人参 厚朴各四两 甘草一两 生姜汁三合 青竹茹二两半 茯苓三两

右七味，㕮咀，以水八升，煮取三升，去滓，分三服。

治呕而膈上寒，**猪苓散**方：

猪苓 茯苓 白术各三两

右三味，治下筛，以饮服方寸匕，日三。渴者多饮水。

治呕逆，胃气虚邪风热，不下食，**犀角人参饮子**方：

犀角 人参各三两 薤白五两 粟米一合

右四味，㕮咀，以水四升半，煮取一升七合，下米煮令米熟。分四服，相去七里久进一服。

治春夏时行伤寒，寒伤于胃，胃冷变哕，方：

白茅根一升 橘皮 桂心 葛根各二两

右四味，㕮咀，以水六升，煮取三升。分三服，数进服，尽更合。有

热去桂。

治诸呕哕，心下坚痞，膈间有水痰，眩悸者，小半夏加茯苓汤。方出第十八卷中。

治呕哕方：

人参一两 胡麻仁八合 橘皮一分 枇杷叶八两

右四味，㕮咀，以水一斗，煮枇杷叶，取五升，下药，煮取三升，纳麻仁，稍饮之。

治气厥呕哕不得息方：

豉一升 半夏八两 生姜二两 人参 前胡 桂心 甘草各一两

右七味，㕮咀，以水九升，煮取三升，分三服。

又方：

大枣十五枚 橘皮二两 豉一升 附子一枚 生姜 甘草各一两

右六味，㕮咀，以水九升，煮取二升。分三服，日三。

治呕哕方：

芦根切三升，以水一斗，煮取四升，分四服。

治卒呕哕，厥逆方：

饮新汲冷水三升佳。

治干呕哕，若手足厥冷者，**橘皮汤**方：

橘皮四两 生姜半斤

右二味，㕮咀，以水七升，煮取三升。分三服，不止，更合服之。

治伤寒后哕，干呕不下食，方：

生芦根切，一升 青竹茹一升 粳米三合 生姜一两

右四味，㕮咀，以水五升，煮取二升。分三服，不止，服三剂。

又方：

通草 橘皮各二两 生芦根切，一升 粳米三合

右四味，㕮咀，以水四升，煮取一升半，分三服。

治干呕吐逆，涎沫出者，方：

半夏 干姜各等分

右二味，㕮咀，以浆水一升半，煮取七合。顿服之，日三。

治病人干呕方：

取羊乳汁，饮一杯。

治干呕方：

酒浸马屎一宿，取汁服之。

干呕不止，粥食、汤药皆吐不停，灸手间使三十壮。若四厥，脉沉绝不至者，灸之便通，此起死人法。

干呕，灸心主，尺泽亦佳。

又，灸乳下一寸三十壮。

治哕方：

煮豉三升，饮汁佳。

又方：

空腹饮姜汁一升。

又方：

浓煮芦根汁饮之。

哕，灸承浆七壮，炷如麦大。

又，灸脐下四指七壮。

治恶心方：

苦瓠穰并子一升，碎，以酒水三升，煮取一升，顿服。须臾吐，并下如虾蟆衣三升。

又方：

服小便百日，佳。

又方：

麻子一升，熬令香，熟捣，取酒三升，熟研，滤取一升，饮尽，日二服，尽一石瘥。一切病自能食饮，不能酒，任性多少。

治食已吐其食方：

大黄四两甘草二两

右二味，㕮咀，以水三升，煮取一升半，分再服。

治食饮辄吐方：

顿服生熟汤三升，即止。

吐逆呕不得食，灸心腧百壮。

吐呕逆不得不食，今日食，明日吐者，灸膈腧百壮。

吐变不得下食，灸胸堂百壮。

吐逆不得食，灸巨阙五十壮。

吐逆食不住，灸胃管百壮，三报。

吐逆，饮食却出，灸脾募百壮，三报。章门穴也。

吐呕宿汁，吞酸，灸神光，一名胆募，百壮，三报。《甲乙经》云：日月，胆募也，在期门下五分。

吐逆，霍乱吐血，灸手心主五十壮。

噫哕，膈中气闭塞，灸腋下聚毛下附肋宛宛中五十壮。

哕噫呕逆，灸石关百壮。

## 噎塞第六

论一首　方三十八首

**五噎丸**　主胸中久寒，呕逆逆气，食饮不下，结气不消，方：《古今录验》云：五噎者，气噎、忧噎、劳噎、食噎、思噎。气噎者，心悸，上下不通，噫哕不彻，胸胁苦痛。忧噎者，天阴苦厥逆，心下悸动，手足逆冷。劳噎者，苦气膈胁下支满，胸中填塞，令手足逆冷，不能自温。食噎者，食无多少，惟胸中苦塞，常痛，不得喘息。思噎者，心悸动、喜忘，目视晾晾。此皆忧恚嗔怒，寒气上入胸胁所致也。

干姜　蜀椒　食茱萸　桂心　人参各五分　细辛　白术　茯苓　附子各四分　橘皮六分

右十味，末之，蜜和丸如梧子大。以酒服三丸，日三服；不知，稍加至十丸。

**五噎丸**　主五种之气皆令人噎方：

人参　半夏　桂心　防风一作防葵　小草　附子　细辛　甘草各二两　紫菀　干姜　食茱萸　芍药　乌头各六分　枳实一两

右十四味，末之，蜜丸。以酒服如梧子五丸，日三，不知，加至十五丸。乌头、半夏相反，但去一味合之。

**竹皮汤** 治噎声不出方：

竹皮一方用竹叶 细辛各二两 甘草 生姜 通草 人参 茯苓 麻黄 桂心 五味子各一两

右十味，㕮咀，以水一斗煮竹皮，减二升，去竹皮，下药，煮取三升，分三服。

**干姜汤** 主饮食辄噎方：

干姜 石膏各四两 栝楼根《集验》作桔梗 人参 桂心各二两 半夏一升 吴茱萸二升 小麦一升 甘草一两 赤小豆三十粒

右十味，㕮咀，以酒五升，水一斗，煮枣二十枚，去滓，合煮取三升，分三服。《集验》名半夏汤。

**通气汤** 主胸满气噎方：

半夏八两 生姜六两 桂心三两 大枣三十枚

右四味，㕮咀，以水八升，煮取三升。分五服，日三夜二服。

**羚羊角汤** 治噎不通，不得食方：

羚羊角 通草 橘皮各二两 厚朴 干姜 吴茱萸各三两 乌头五枚

右七味，㕮咀，以水九升，煮取三升。分三服，日三。

又方：

杏仁 桂心各三两

右二味，末之，蜜丸如枣大。稍稍咽之，临食先含，弥佳。

治卒噎方：

满口著蜜，食之即下。

又方：

捻取饭盆边零饭一粒，食之即下。

又方：

刮舂杵头细糠，含之即下，神验。

治诸噎方：

常食干粳米饭，即不噎。

又方：

末火炭，蜜丸如弹子大。含，少少咽，即下。

又方：

老牛涎枣核大，水中饮之，终身不复噎。

论曰：凡疗病者，皆以其类。至如治哽之法，岂宜以鸬鹚主骨哽，狸虎治鱼哽耶？至于竹篾、薤白、爵筋、绵、蜜等事，乃可通为诸哽用耳。

治诸哽方：

取鹿筋，渍之令濡，合而萦之，大如弹丸，以线系之，持筋端吞之入喉，推至哽处，徐徐引之，哽著筋出。

又方：

作竹篾，刮令滑，绵裹，纳咽中，令至哽处，可进退引之，哽即随出。

又方：

用绵二两，以蜜煎，使热的的尔，从外薄哽所在处，灼瓠以熨绵上。若故未出，复煮一段绵，以代前，并以皂荚屑，少少吹鼻中，使得嚏，哽出。《肘后方》云治哽百日不出者。

又方：

煮薤白令半熟，小嚼之，以线系薤中央，捉线吞薤，下喉至哽处，牵引，哽即出矣。

治哽咽方：

以虎骨末，若狸骨，服方寸匕。

又方：

瞿麦末，服方寸匕。

治鱼骨哽方：

鸬鹚屎，服方寸匕。

又方：

口称"鸬鹚，鸬鹚"，则下。

又方：

服橘皮汤。

又方：

服砂糖水。

又方：

烧鱼网灰，服方寸匕。《必效方》云：取鱼网覆头，立下。

治骨鲠在喉，众治不出，方：

取饴糖，丸如鸡子黄，吞之。不去更吞，渐大作丸，可至十丸止。

又方：

烧虎狼屎服之。

又方：

吞猪膏如鸡子。不瘥更吞，瘥止。

治食中吞发，咽不去，绕喉方：

取乱发烧末，酒服一钱匕。

治吞钱方：

艾蒿五两，以水五升，煮取一升。顿服之，即下。

又方：

末火炭，酒服方寸匕。水服亦得。

又方：

服蜜二升，即出。

治吞金银环及钗方：

白糖二斤，一顿渐渐食之，多食益佳也。

又方：

吞水银一两，再服之。

误吞环及指弧方：

烧雁毛二七枚，末，服之。鹅羽亦得。

误吞钗方：

曝韭令萎，蒸熟，勿切，食一束，即出。或生麦叶筋缕，如韭法，皆可用，但力意多食自消。

误吞铜铁而哽者方：

烧铜弩牙令赤，纳酒中，饮之立愈。

误吞钉、针及箭镞等方：

但多食脂肥肉，令饱，自裹出。

治误吞针方：

取悬针磁石末，饮服方寸匕，即下。《古今录验》云：今吞针在喉中而服磁石末入腹，若含磁石口中，或吸针出耳。

# 胀满第七

论一首　方八首　灸法十一首

论曰：病者腹满，按之不痛者为虚，按之痛者为实也。夫腹中满不减，减不惊人，此当下之。舌黄未下者，下之黄自去。腹满时减，复如故，此为寒，当得温药。腹满，口中苦干燥，腹间有水，是饮。跗阳脉微弦，法当腹满；不满者，必下部闭塞，大便难，两胠下疼痛，此虚寒，气从下向上，当以温药服之取瘥。腹满转痛，来趋少腹，为欲自下利也。一云腹中痛，若转气，下趋少腹，为欲自利。

**温胃汤**　主胃气不平，时胀咳，不能食，方：

附子　当归　厚朴　人参　橘皮　芍药　甘草各一两　干姜五分　蜀椒三合

右九味，㕮咀，以水九升，煮取三升，分三服。

**大半夏汤**　主胃中虚冷，腹满塞，下气方：

半夏一升　大枣二十枚　甘草　附子　当归　人参　厚朴各二两　桂心五两　生姜八两　茯苓　枳实各二两　蜀椒二百粒

右十二味，㕮咀，以水一斗，煮取三升，分三服。

**附子粳米汤**　主腹中寒气胀满，肠鸣切痛，胸胁逆满，呕吐，方：

附子一枚　半夏　粳米各半升　甘草一两大枣十枚

右五味，㕮咀，以水八升，煮米熟，去滓。一服一升，日三。《集验》加干姜二两。

**厚朴七物汤**　治腹满气胀方。仲景云治腹满发热数十日，脉浮数，饮食如故者。

厚朴半斤　甘草　大黄各三两　大枣十枚　枳实五枚　桂心二两　生姜五两

右㕮咀，以水一斗，煮取五升，去滓，纳大黄，煮取四升。服八合，日三。呕逆者，加半夏五合；利者，去大黄；寒多者，加生姜至半斤。

**厚朴三物汤**　治腹满发热数十日，脉浮而数，饮食如故，方：

厚朴半斤 大黄四两 陈枳实大者五枚

右㕮咀，以水一斗二升，煮取五升，纳大黄，煎取三升，去滓。服一升，腹中转动者，勿服；不动者，更服。一方加芒硝二两。

治久寒，胸胁逆满，不能食，**吴茱萸汤**方：

吴茱萸 半夏 小麦各一升 甘草 人参 桂心各一两 大枣二十枚 生姜八两

右八味，㕮咀，以酒五升、水三升，煮取三升，分三服。

治虚羸，胸膈满，**大桂汤**方：

桂心一斤 半夏一升 生姜一斤 黄耆四两

右四味，㕮咀，以水一斗半，煮取五升。分五服，日三夜二。

治男子卒劳内伤，汗出中风，腹胀，大饥，食不下，心痛，小便赤黄，时白，大便不利，方：

大黄 葶苈 寒水石 栝楼根 苦参 黄连各等分

右六味，末之，蜜丸。以豉汁和饮服，如梧子二丸，日三，加至十丸。

胪胀，胁腹满，灸膈腧百壮，三报。

胸满，心腹积聚，痞痛，灸肝腧百壮，三报。

胀满，水肿，灸脾腧，随年壮，三报。

腹中气胀，引脊痛，食欲多，身羸瘦，名曰食晦，先取脾腧，后取季胁。

脏腑积聚，胀满，羸瘦，不能饮食，灸三焦腧，随年壮。

胀满，雷鸣，灸大肠腧百壮，三报。

胀满，气聚寒冷，灸胃脘百壮，三报。穴在鸠尾下三寸。

腹胀满，绕脐结痛，坚不能食，灸中守百壮，穴在脐上一寸，一名水分。

胀满瘕聚，滞下疼冷，灸气海百壮，穴在脐下一寸。忌不可针。

胀满气，如水肿状，小腹坚如石，灸膀胱募百壮，穴在中极脐下四寸。

胀满肾冷，瘕聚泄利，灸天枢百壮，穴在脐旁相对，横去脐两旁各二寸。

# 痼冷积热第八

论四首　方三十首　灸法一首

论曰：凡人中寒者，喜欠，其人清涕出，发热，色和者，善嚏。凡瞻病者，未脉望之，口燥，清涕出，善嚏欠，此人中寒，其人下利，以里虚故也。欲嚏不能，此人腹中痛，凡寒，脉沉弦。脉双弦者，寒也。弦脉，状如张弓弦，按之不移。脉数弦者，当下其寒。脉双弦而迟者，心下坚。脉大而紧者，阳中有阴，可下之，右手寸口脉弦者，即胁下拘急而痛，其人濇濇恶寒。师曰：迟者为寒，涩为无血。寸口脉微，尺中紧而涩，紧即为寒，微即为虚，涩即为血不足，故知发汗而复下之。大露宿丸主寒冷百病。方在第十七卷中。

**匈奴露宿丸** 治寒冷积聚方：

礜石 桂心 附子 干姜各二两

右四味，末之，蜜丸如梧子。一服十丸，日三服，稍加之。

**露宿丸** 主遇冷气，心下结紧，呕逆，寒食不消，并主伤寒，晨夜触寒冷恶气，方：

附子 乌头 桂心 礜石各四两

右四味，末之，蜜丸。以酒服如胡豆三丸，日三，加至十丸。药耐寒冷，忌热食、近火，宜冷食饮。

治痼冷风眩，寒中手足冷，胃口寒，脐下冷，百病，五劳七伤。第一令人能食，二强盛，三益气，四有子，神验方：

生地黄十五斤，取汁 乌头一百五十枚 大豆三升半

右三味，以除日㕮咀乌头，以酒一斗半，和地黄汁，浸乌头，至破日，绞去滓，纳豆药汁中，至除日出，曝之；有汁，更浸而曝之，至汁尽药成。初服，从二豆起，可至二十豆，酒服之；有病，空腹服；无病，食后服。四时合并得，二月三月为上时。药令人能食，益气，强盛，有子，发白更黑，齿落更生。先病热人不可服。

治心腹痼冷，百治不瘥，方：

曲末三升 白术五两 干姜 桂心各三两 吴茱萸 蜀椒各二两

右六味，治下筛。以米饮服方寸匕，日二。不过五剂，诸冷顿愈。无忌，空腹服之。

治积年冷病方：

蜀椒二两 香豉一升

右二味，捣椒为末，和豉，更捣三千杵。酒服如弹丸大七丸，日一服，食前服。

治诸冷极，医所不治方：

马蔺子九升，净治去土。空腹服一合，日三，饮及酒下之，服讫须臾，以食压之，服取瘥乃止。

**赤丸** 主寒气厥逆方：

茯苓 桂心各四两细辛一两乌头 附子各二两射罔如大枣一枚

右六味，末之，纳真朱为色，蜜丸，如麻子，空腹酒服一丸，日再夜一服，不知，加至二丸，以知为度。一方用半夏四两，而不用桂。

治胸满有气，心腹中冷，**半夏汤**方：

半夏一升 桂心四两 生姜八两

右三味，㕮咀，以水七升，煮取二升。一服七合，日三服。

温中下气，**生姜汤**方：

生姜一斤甘草三两桂心四两

右三味，㕮咀，以水六升，煮取一升半。服五合，日三服。

**甘草汤** 主虚羸惙惙，气欲绝，方：

甘草 生姜 五味子各二两 人参一两 吴茱萸一升

右五味，㕮咀，以水四升煮茱萸，令小沸，去滓纳药，煮取一升六合。分二服，服数剂佳。

**茱萸硝石汤** 主久寒，不欲饮食，数十年澼饮，方：

吴茱萸八合 硝石一升 生姜一斤

右三味，以酒一斗，水解令得二斗，煮药取四升。服二升，病即下，去勿更服也。初下如泔，后如污泥，若如沫滓。吐者，更可服之。养如乳妇法。

**大建中汤** 主心胁中大寒大痛，呕不能饮食，饮食下咽，自知偏从一面下流，有声决决然。若腹中寒气上冲皮起，出见有头足，上下而痛，其头不可触近，方：

蜀椒二合 干姜四两 人参二两 饴糖一升

右四味，㕮咀，以水四升，煮取二升，去滓纳糖，微火煮，令得一升半。分三服，服汤如炊三斗米久，可饮粥二升许，更服。当一日食糜，温覆之。

**大黄附子汤** 治胁下偏痛，发热，其脉紧弦，此寒也，当以温药下之，方：

大黄三两 附子三枚 细辛三两

右三味，㕮咀，以水五升，煮取二升，分再服。

论曰：寸口脉弦而紧，弦即卫气不行，卫气不行即恶寒；紧则不欲饮食；弦紧相搏，即为寒疝。趺阳脉浮而迟，浮即为风虚，迟即为寒疝。凡瘦人绕脐痛，必有风冷，谷气不行而反下之，其气必冲。不冲者，心下则痞。

寒疝绕脐苦痛，发即白汗出，手足厥寒，其脉沉弦，**大乌头汤**主之，方：

乌头十五枚，熬黑，不切，以水三升，煮取一升，去滓，纳白蜜二斤，煎令水气尽，得二升。强人服七合，羸人五合，一服未瘥，明日更服，日止一服，不可再也。仲景名二物乌头煎。

**乌头桂枝汤** 主大寒疝，腹中痛，逆冷，手足不仁，若一身尽痛，灸刺、诸药不能治，方：

秋干乌头实中者五枚，除去角 白蜜一斤

右二味，以蜜煎乌头，减半，去滓，以桂枝汤五合解之，令得一升许。初服二合，不知，更进三合，复不知，加至五合。其知者，如醉状，得吐者，为中病也。其桂枝汤方在伤寒中。《外台》方云：以水二升半煮桂，取一升，以桂汁和蜜煎，合煎之，得一升许服。又云：《范汪方》云以桂枝汤和前乌头煎服。

论曰：凡人患大热，皆须候脉。若大大热者，不得一准方用药，皆准病用药。大热不可那者，当两倍、三倍。大大热者，乃至十倍用之，乃可制之尔。有人苦热不已，皆由服石所致，种种服饵不能制止，惟朴硝煎可以定之。武德中有贵高人师市奴谓之金石凌，非也。此方直用二硝、寒水石、石膏可也，即不劳金。有金者，贵高人所加也。

朴硝煎方：

朴硝一斤芒硝八两寒水石四两石膏二两金二两

右五味，先纳二硝于八升汤中，搅之令消，以纸密封一宿，澄取清，纳铜器中，别捣寒水石、石膏，碎如豆粒，以绢袋盛之，纳汁中，以微火煎之，候其上有沫起，以箸投中，著箸如凌雪凝白，急下泻著盆中，待凝取出，烈日曝干。积热困闷不已者，以方寸匕，白蜜一合，和冷水五合，搅和令消，顿服之，日三。热定即止。

五石汤 主胃间热，热病后不除，烦闷，口中干渴，方：

寒水石 硝石 赤石脂 龙骨 牡蛎 甘草 黄芩 栝楼根各五分 知母 桂心 石膏各三分 大黄二分

右十二味，咬咀，以水七升，煮取三升。分四服，日三夜一。诸本只有四石。

竹叶汤 主五心热，手足烦疼，口干唇燥，胸中热，方：

竹叶 小麦各一升 知母 石膏各三两 黄芩 麦门冬各二两 人参一两半 生姜五两甘草 栝楼根 半夏各一两 茯苓二两

右十二味，咬咀，以水一斗二升，煮竹叶、小麦，取八升，去滓纳药，煮取三升。分三服，老小五服。

半夏汤 主胸中客热，心下烦满气上，大小便难，方：

半夏一升 生姜八两 前胡四两 茯苓五两 甘草一两 黄芩 人参各二两 杏仁 枳实各三两 白术五两

右十味，咬咀，以水九升，煮取三升，分三服。胸中大热者，沉冷服之。大小便涩，加大黄三两。一方用栀子仁二两，为十一味。

承气汤 主气结胸中，热在胃脘，饮食呕逆，渴，方：

前胡 枳实 桂心 大黄 寒水石 知母 甘草各一两 硝石 石膏 栝楼根各二两

右十味，咬咀，以水一斗，煮取三升，分三服。

治热气，手足心烦热如火，方：

竹叶二升 枳实三两 青葙子 白前各一两 吴茱萸 黄芩各二分 栝楼根 麦门冬各二两 生姜六两前胡一作芍药 半夏各五两

右十一味，㕮咀，以水八升，煮取二升，分三服。

**地黄煎** 主热方：

地黄汁四升三合 茯神 知母 葳蕤各四两 栝楼根五两 竹沥三合，一方用竹叶 生姜汁 白蜜 生地骨皮切，各二升 石膏八两 生麦门冬汁，一升

右十一味，㕮咀，以水一斗二升，先煮诸药，取汁三升，去滓，下竹沥、地黄、麦门冬汁，微火煎四五沸，下蜜、姜汁，微火煎，取六升。初服四合，日三夜一，加至六七合。四月、五月作散服之。

治积热方：

枳实 黄芩 大黄 黄连各三两 芒硝二两

右五味，末之，蜜丸。空心酒服如梧子大三十丸，加至四十丸，日一服。

治膈上热方：

苦参十两 玄参五两 麦门冬三两 车前子二两

右四味，末之，以蜜丸和梧子。一服十五丸，日二服。

**细丸** 主客热结塞不流利方：

大黄 葶苈各三两 香豉三合 杏仁 巴豆各三分

右五味，末之，蜜丸。饮服如梧子二丸，日一服，以利为度。

治骨蒸热，羸瘦，烦闷短气，喘息鼻张，日西即发，方：

龙胆 黄连 栝楼根各四分 芒硝二分栀子十枚 苦参 大黄 黄芩 芍药 青葙子各二两

右十味，末之，蜜丸。饮服如梧子二丸，日二，以知为度。一方无苦参以下，只五味。张文仲为散，饮服方寸匕。

治骨蒸方：

天灵盖如梳大，炙令黄，碎，以水五升，煮取二升，分三服。起死人。神方。

又方：

水服芒硝一方寸匕，日二服，神良。

又方：

取人屎灰，以酒服方寸匕，日二服。

五脏热及身体热，脉弦急者，灸第十四椎，与脐相当，五十壮。老小增损之。若虚寒，至百壮，横三间寸灸之。

# 备急千金要方卷第十七　肺脏

朝奉郎守太常少卿充秘阁校理判登闻检院上护军赐绯鱼袋臣林亿等校正

肺脏脉论第一　　　　　　　肺虚实第二肺与大肠俱虚实附

肺劳第三　　　　　　　　　气极第四气虚实附

积气第五七气 五膈 奔豚附　　肺痿第六

肺痈第七　　　　　　　　　飞尸鬼疰第八

## 肺脏脉论第一

论曰：肺主魄，魄脏者，任物之精也，为上将军使，在上行，所以肺为五脏之华盖。并精出入谓之魄，魄者，肺之藏也。鼻者，肺之官，肺气通于鼻，鼻和则能知香臭矣，循环紫宫，上出于颊，候于鼻，下回肺中，荣华于发，外主气，内主胸，与乳相当，左乳庚，右乳辛。肺重三斤三两，六叶两耳，凡八叶，有十四童子、七女子守之，神名鸟鸿。主藏魄，号为魄脏，随节应会，故云肺藏气，气舍魄，在气为咳，在液为涕。肺气虚则鼻息利少气；实则喘喝，胸凭仰息。肺气虚则梦见白物，见人斩血藉藉，得其时则梦见兵战；肺气盛则梦恐惧哭泣。厥气客于肺，则梦飞扬，见金铁之器奇物。

凡肺脏象金，与大肠合为腑，其经手太阴，与阳明为表里。其脉浮，相于季夏，王于秋。秋时万物之所终，宿叶落柯，萋萋枝条，其机然独在。其脉为微浮，卫气迟，荣气数，数则在上，迟则在下，故名曰毛。阳当陷而不陷，阴当升而不升，为邪所中二气感激，故为风寒所中。阳中邪则卷，阴中邪则紧；卷则恶寒，紧则为栗，寒栗相薄，故名曰疟。弱则发热，浮乃来出，旦中旦发，暮中暮发。脏有远近，脉有迟疾，周有度数，行有漏刻。迟在上，伤毛采；数在下，伤下焦。中焦有恶则见，有善则匿，阳气下陷，阴气则温，阳反在下，阴反在巅，故名曰长而且留。

秋脉如浮，秋脉肺也，西方金也，万物之所以收成也，故其气来轻虚而浮，来急去散，故曰浮，反此者病。何如而反？其气来毛而中央坚，两旁虚，此谓太过，病在外。其气来毛而微，此谓不及，病在中。太过则令人气逆而背痛，愠愠然。不及则令人喘，呼吸少气而咳，上气见血，下闻病音。

肺脉来，厌厌聂聂，如落榆荚，曰肺平。秋以胃气为本，肺脉来，不上不下，如循鸡羽，曰肺病。《巢源》无不字。肺脉来，如物之浮，如风吹毛，曰肺死。

真肺脉至大而虚，如以毛羽中人，肤色白赤不泽，毛折乃死。

秋胃微毛曰平，毛多胃少曰肺病，但毛无胃曰死，毛而有弦曰春病，弦甚曰今病。

肺藏气，气舍魄，喜乐无极则伤魄，魄伤则狂。狂者意不存，人皮革焦、毛悴、色夭，死于夏。

手太阴气绝，则皮毛焦。太阴者，行气温皮毛者也，气弗营则皮毛焦，皮毛焦则津液去，津液去则皮节伤，皮节伤者则爪一作皮枯毛折，毛折者则气先死，丙笃丁死，火胜金也。

肺死脏，浮之虚，按之弱如葱叶，下无根者死。

秋金肺王，其脉微涩而短曰平。反得大而缓者，是脾之乘肺，母之归子，为虚邪，虽病易治。反得沉濡而滑者，是肾之乘肺，子之乘母，为实邪，虽病自愈。反得浮大而洪者，是心之乘肺，火之克金，为贼邪，大逆，十死不治。反得弦细而长者，是肝之乘肺，木之陵金，为微邪，虽病即瘥。肝乘肺，必作虚。

右手关前寸口阴绝者，无肺脉也，苦短气咳逆，喉中塞，噫逆，刺手阳明治阳。

右手关前寸口阴实者，肺实也，苦少气，胸中满膨膨，与肩相引，刺手太阴治阴。

肺脉来，泛泛轻如微风吹鸟背上毛，再至曰平，三至曰离经病，四至脱精，五至死，六至命尽，手太阴脉也。

肺脉急甚为癫疾，微急为肺寒热，怠惰，咳唾血，引腰背胸，若鼻息肉不通。缓甚为多汗，微缓为痿、漏风—作偏风，头以下汗出不可止。大甚为胫肿，微大为肺痹，引胸背，起腰内。小甚为飧泄，微小为消瘅。滑甚为息贲上气，微滑为上下出血。涩甚为呕血，微涩为鼠瘘，在颈肢腋之间，下不胜其上，其能喜酸。

肺脉搏坚而长，当病唾血。其濡而散者，当病漏—作灌汗，至今不复散发。

白脉之至也，喘而浮，上虚下实，惊有积气在胸中。喘而虚，名曰肺痹寒热，得之醉而使内也。

黄帝问曰：经脉十二，而手太阴之脉独动不休何也？手太阴本在寸口中。岐伯对曰：足阳明，胃脉也。胃者，五脏六腑之海，胃脉在足趺上大指间，上行三寸骨解中是。其精气上清，注于肺，肺气从太阴而行之。其行之也，以息往来，故人一呼脉再动，一吸脉亦再动，呼吸不已，脉动不止。

黄帝问曰：气口何以独为五脏主？岐伯曰：胃者，水谷之海，六腑胃居其大，五味入于口，藏于胃，以养五脏气。气口者，太阴是也，脏腑之气味皆出于胃，变见于气口，气口属腑脏主，即呼寸口者也。

扁鹊曰：肺有病则鼻口张，实热则喘逆，胸凭仰息。其阳气壮，则梦恐惧等。虚寒则咳息下利少气。其阴气壮，则梦涉水等。肺在声为哭，在变动为咳，在志为忧。忧伤肺，精气共于肺则悲。味主秋，结满而血者，病在胸，及以饮食不节得病者，取之合，故命曰味主合。

病先发于肺，喘咳。三日之肝，胁痛支满；一日之脾，闭塞不通，身痛体重；五日之胃，腹胀；十日不已，死，冬日入，夏日出。

病在肺，下晡慧，日中甚，夜半静。

假令肺病，南行若食马肉及獐肉得之，不者，当以夏时发，得病以丙丁日也，宜赤药。

凡肺病之状，必喘咳逆气，肩息背痛，汗出，尻阴股膝挛，髀腨胻足皆痛。虚则少气不能报息，耳聋嗌干。取其经手太阴，足太阳之外，厥阴内，少阴血者。

肺脉，沉之而数，浮之而喘，苦洗洗寒热，腹满，肠中热，小便赤，肩背痛，从腰以上汗出，得之房内汗出当风。

肺病其色白，身体但寒无热，时时咳，其脉微迟，为可治，宜服五味子大补肺汤、泻肺散。春当刺少商，夏刺鱼际，皆泻之；季夏刺大渊，秋刺经渠，冬刺尺泽，皆补之。又当灸膻中百壮，背第三椎二十五壮。

邪在肺，则皮肤痛，发寒热，上气气喘，汗出，咳动肩背。取之膺中外俞，背第三椎之旁，以手痛按之快然，乃刺之，取之缺盆中以越之。

形寒寒饮则伤肺，以其两寒相感，中外皆伤，故气逆而上行。肺伤，其人劳倦，则咳唾血，其脉细紧浮数，皆吐血，此为躁扰嗔怒得之，肺伤气拥所致也。

肺中风者，口燥而喘，身运而重，冒而肿胀。

肺中寒者，其人吐浊涕。

肺水者，其人身体肿而小便难，时时大便鸭溏。

肺胀者，虚而满，喘咳，目如脱状，其脉浮大。

跌阳脉浮缓，少阳脉微紧，微为血虚，紧为微寒，此为鼠乳。

诊得肺积，脉浮而毛，按之辟易，胁下时时痛，逆背相引痛，少气，善忘，目瞑，结痛，皮肤寒，秋愈夏剧，主皮中时痛，如虱缘之状，甚者如针刺之状，时痒，色白也。

肺之积名曰息贲，在右胁下，覆大如杯，久久不愈。病洒洒寒热，气逆喘咳，发肺痈。以春甲乙日得之，何也？心病传肺，肺当传肝，肝适以春王，王者不受邪，肺复欲还心，心不肯受，因留结为积，故知息贲以春得之。

肺病，身当有热，咳嗽短气，唾出脓血，其脉当短涩，今反浮大，其色当白而反赤者，此是火之克金，为大逆，十死不治。

商音人者，主肺声也，肺声哭，其音磬，其志乐，其经手太阴，厥逆阳明，则荣卫不通，阴阳反祚，阳气内击，阴气外伤，伤则寒，寒则虚，虚则厉风所中，嘘吸战掉，语声嘶塞而散，下气息短惫，四肢僻弱，面色青葩，遗矢便利，甚则不可治，依源麻黄续命汤主之。方在第八卷中。

又言音喘急，短气，好唾，此为火克金，阳击阴，阴气沉，阳气升，升则实，实则热，热则狂，狂则闭眼，悸，言非常所说，口赤而张，饮无时度，此热伤肺，肺化为血，不治。若面赤而鼻不欹，可治也。

　　肺病为疟者，令人心寒，寒甚则热，热间善惊，如有所见者，恒山汤主之。方在第十卷中。若其人本来语声雄烈，忽尔不亮，拖气用力方得出言，而反于常，人呼共语，直视不应，虽曰未病，势当不久，此则肺病声之候也，察观疾病，表里相应，依源审治，乃不失也。

　　白为肺，肺合皮，白如豕膏者吉。肺主鼻，鼻是肺之余，其人金形，相比于上商，白色，小头，方面，小肩背，小腹，小手足，发动身轻，精瘦，急心静悍，性喜为吏。耐秋冬不耐春夏，春夏感而生病，主手。太阴廉廉然，肩膺厚薄正辣，则肺应之。正白色小理者则肺小，小则少饮，不病喘喝；粗理者则肺大，大则虚，虚则寒，喘鸣，多饮，善病胸喉痹，逆气；巨肩反膺陷喉者，则肺高，高则实，实则热，上气肩急，咳逆；合腋张胁者则肺下，下则逼贲迫肝，善胁下痛，鼻塞，或壅而涕，生息肉；好肩背厚者则肺坚，坚则不病咳上气；肩背薄者则肺脆，脆则易伤于热，喘息，鼻衄；肩膺好者则肺端正，端正则和利难伤；膺偏欹者则肺偏倾，偏倾则病胸偏痛，鼻亦偏疾。

　　凡人分部陷起者，必有病生。大肠阳明为肺之部，而脏气通于内外，部亦随而应之。沉浊为内，浮清为外。若外病内入，则所部起；内病里出，则所部陷。外入，前治阳，后治阴；内出，前治阴，后治阳，实泻虚补。阳主外，阴主内。

　　凡人死生休否，则脏神前变形于外。人肺前病，鼻则为之孔开焦枯。若肺前死，鼻则为之梁折孔闭，青黑色。若天中等分墓色应之，必死不治。看色深浅斟酌赊促，远不出一年，促不延时月。肺疾少愈而卒死，何以知之？曰：赤黑如拇指靥点见颜颊上，此必卒死。肺绝三日死，何以知之？口张，但气出而不还，面白目青，是谓乱经。饮酒当风，风入肺经，胆气妄泄，目则为青，虽有天救，不可复生。面黄目白如枯骨，死。吉凶之色，在于分部，顺顺而见，赤白入鼻，必病，不出其年，若年上不应，三年之中祸必应也。

　　秋、金、肺脉、色白，主手太阴脉也，秋取经腧，秋者金始治，肺将收杀，金将胜火。阳气在合，阴气初胜，湿气及体，阴气未盛，未能深入，故取腧以泻阴邪，取合以虚阳邪。阳气始衰，故取于合。其脉本在寸口之中，掌后两筋间二寸中，应在腋下动脉，其脉根于太仓，太仓在脐上三寸，一夫是也。

其筋起于手大指之上，循指上行，结于鱼后，行寸口外侧，上循臂，结肘中，上臑内廉，入腋下，上出缺盆，结肩髃前，上结缺盆，下结胸里，散贯贲下，抵季胁。

其脉起于中焦，下络大肠，还循胃口，上膈属肺。从肺系横出腋下，下循臑内，行少阴心主之前，下肘中，后循臂内上骨下廉，入寸口，上鱼，循鱼际，出大指之端。其支者，从腕后直次指内廉，出其端。合手阳明为表里。阳明之本在肘骨中，同会于手太阴。

太阴之别名列缺，起于腕上分间，并太阴之经直入掌中，散入于鱼际，别走手阳明，主肺生病，病实则大肠热，热则手兑掌起，起则阳病，阳脉反逆大于寸口三倍，病则咳，上气喘喝，烦心胸满，臑臂内前廉痛，掌中热。气盛有余，则肩背痛风，汗出中风。虚则大肠寒，寒则欠㰦，小便遗数，数则阴病，阴脉反小于寸口一倍，病则肩背寒痛，少气不足以息，季胁空痛，尿色变，卒遗矢无度。

秋三月者，主肺大肠白气狸病也，其源从太阳击手太阴，太阴受淫邪之气，则经络拥滞，毛皮紧竖；发泄邪生，则脏腑伤温，随秋受疠，其病相反。若腑虚，则为阴邪所伤，乍寒乍热，损肺伤气，暴嗽呕逆。若脏实，则为阳毒所损，体热生斑，气喘引饮，故曰白气狸病也。

扁鹊云：灸心肺二腧，主治丹毒白狸病。当依源为疗，调其阳，理其阴，则脏腑之病不生矣。